W0255903

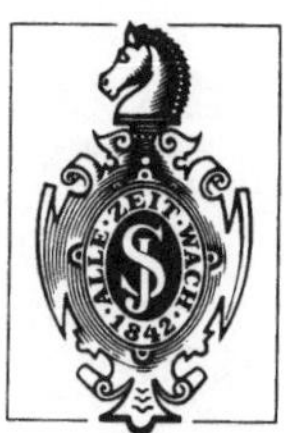

W.-D. Heiss C. Beil
K. Herholz G. Pawlik R. Wagner
K.Wienhard

Atlas der Positronen-Emissions-Tomographie des Gehirns

Atlas of Positron Emission Tomography of the Brain

Mit 232, zum größten Teil farbigen, Abbildungen

With 232 Figures, Most in Color

Springer-Verlag
Berlin Heidelberg New York Tokyo

Prof. Dr. Wolf-Dieter Heiss
Dr. Curt Beil
Dr. Karl Herholz
Dr. Günter Pawlik
Dr. Rainer Wagner
Priv.-Doz. Dr. Klaus Wienhard

Max-Planck-Institut für neurologische Forschung,
Ostmerheimer Straße 200
D-5000 Köln 91 (Merheim)

Umschlagbild: s. Seite 59, Abbildung 56a

Cover photo: see page 59, Figure 56a

ISBN-13:978-3-642-82567-5   e-ISBN-13:978-3-642-82566-8
DOI: 10.1007/978-3-642-82566-8

Library of Congress Cataloging-in-Publication Data
Main entry under title:
Atlas der Positronen-Emissions-Tomographie des Gehirns = Atlas of positron emission tomography of the brain.
Bibliography: p. 117. Includes index.
1. Tomography, Emission — Atlases. 2. Brain — Radiography — Atlases. 3. Brain — Diseases — Diagnosis. I. Heiss, W.-D. (Wolf-Dieter), 1939–
II. Title: Atlas of positron emission tomography of the brain.
RC386.T65A86 1985   616.8′04757   85-14809

Das Werk ist urheberrechtlich geschützt. Die dadurch begründeten Rechte, insbesondere die der Übersetzung, des Nachdrucks, der Entnahme von Abbildungen, der Funksendung, der Wiedergabe auf photomechanischem oder ähnlichem Wege und der Speicherung in Datenverarbeitungsanlagen bleiben, auch bei nur auszugsweiser Verwertung, vorbehalten. Die Vergütungsansprüche des § 54, Abs. 2 UrhG werden durch die „Verwertungsgesellschaft Wort", München, wahrgenommen.

© Springer-Verlag Berlin Heidelberg 1985
Softcover reprint of the hardcover 1st edition   1985

Die Wiedergabe von Gebrauchsnamen, Handelsnamen, Warenbezeichnungen usw. in diesem Werk berechtigt auch ohne besondere Kennzeichnung nicht zu der Annahme, daß solche Namen im Sinne der Warenzeichen und Markenschutz-Gesetzgebung als frei zu betrachten wären und daher von jedermann benutzt werden dürften.

Produkthaftung: Für Angaben über Dosierungsanweisungen und Applikationsformen kann vom Verlag keine Gewähr übernommen werden. Derartige Angaben müssen vom jeweiligen Anwender im Einzelfall anhand anderer Literaturstellen auf ihre Richtigkeit überprüft werden.

This work is subject to copyright. All rights are reserved, whether the whole or part of the material is concerned specifically those of translation, reprinting, re-use of illustrations, broadcasting, reproduction by photocopying machine or similar means, and storage in data banks. Under § 54 of the German Copyright Law where copies are made for other than private use, a fee is payable to „Verwertungsgesellschaft Wort", Munich.

© by Springer-Verlag Berlin Heidelberg 1985
Softcover reprint of the hardcover 1st edition   1985

The use of registered names, trademarks, etc. in this publication does not imply, even in the absence of a specific statement, that such names are exempt from the relevant protective laws and regulations and therefore free for general use.

Product Liability: The publisher can give no guarantee for information about drug dosage and application thereof contained in this book. In every individual case the respective user must check its accuracy by consulting other pharmaceutical literature.

2125/3130-543210

Vorwort

Preface

Der hier vorgelegte Atlas der Positronen-Emissions-Tomographie (PET) des Gehirns soll anhand von Bildbeispielen einen Überblick über die Leistungsfähigkeit dieser aufwendigen Technik bei der Darstellung von physiologischen und pathologischen Veränderungen im Zentralnervensystem vermitteln. Wegen der raschen und vielseitigen Entwicklung der PET mußte von vornherein auf Vollständigkeit der Darstellung aller in Entwicklung oder erster Erprobung befindlicher Anwendungen verzichtet werden. Es wurde daher ein Schwerpunkt auf die Methoden gesetzt, die schon breiter klinisch angewandt werden und relevante Befunde über Pathogenese und Verlauf von Erkrankungen des Gehirns liefern. Die Darstellung der Untersuchungen und Befunde mit ^{15}O (Durchblutung, Sauerstoffverbrauch und Blutvolumen) und mit ^{18}F-markierter Deoxyglukose (Glukosestoffwechsel) nehmen daher im Vergleich zu den anderen Kapiteln einen breiten Raum ein.

Die entscheidende Voraussetzung für die Zusammenstellung der in diesem Atlas enthaltenen Bilder war die selbstlose und hervorragende Mitarbeit von Wissenschaftlern mehrerer Zentren, die in großzügiger Weise Ergebnisse ihrer Arbeiten und Abbildungen zur direkten Verwendung zur Verfügung gestellt haben. Wir möchten diesen Kollegen hier namentlich unseren Dank aussprechen, und zwar Prof. Dr. M.M. TER-POGOSSIAN und Prof. Dr. M.E. RAICHLE, Mallinckrodt-Institute of Radiology, St. Louis, Miss., USA; Prof. Dr. D. KUHL, Prof. Dr. M.E. PHELPS und Dr. J. MAZZIOTTA, UCLA Medical Center, Los Angeles, USA; Prof. Dr. Y.L. YAMAMOTO, Neurological Institute, Montreal, Canada; Prof. Dr. H.E. WAGNER, Jr., John Hopkins Medical Institutions, Baltimore, USA; Dr. G. FIRNAU, McMaster University, Dept. of Nuclear Medicine, Hamilton, Canada; Prof. Dr. T. JONES und Dr. R. FRACKOWIAK, Medical Research Council Cyclotron Unit, Hammersmith Hospital, London, England; Dr. J.C. BARON und Dr. P. BUSTANY, Service Hospitalier Frédéric Joliot, Orsay, Frankreich; und Prof. Dr. L. WIDÉN, Dept. of Clinical Neurophysiology, Stockholm, Schweden. Bei den

This atlas of positron emission tomography (PET) of the brain, with its many illustrations, is designed to give an overall impression of the efficiency of this method in demonstrating physiologic and pathologic changes in the central nervous system. In view of the rapid and multifaceted development of PET, it seemed unrealistic to attempt a comprehensive review of all the applications still in developmental or even in experimental stages. Attention has therefore been focused on those methods which are already in relatively widespread clinical use and which are providing relevant findings on the pathogenesis and development of diseases of the brain. Investigations and findings with ^{15}O (blood flow, oxygen consumption, and blood volume) and with ^{18}F-labeled deoxyglucose (glucose metabolism) are therefore dealt with at greater length than other studies.

Compilation of the graphic material contained in this atlas would not have been possible without the selfless and excellent cooperation of scientists at several centers, who generously placed the results of their work and their photographic records directly at our disposal. We therefore express our gratitude to these colleagues: Prof. Dr. M.M. TER-POGOSSIAN and Prof. Dr. M.E. RAICHLE, Mallinckrodt Institute of Radiology, St. Louis, Miss, USA; Prof. Dr. D. KUHL, Prof. Dr. M.E. PHELPS, and Dr. J. MAZZIOTTA, UCLA Medical Center, Los Angeles, USA; Prof. Dr. Y.L. YAMAMOTO, Neurological Institute, Montreal, Canada; Prof. Dr. H.E. WAGNER, Jr., John Hopkins Medical Institution, Baltimore, USA; Dr. G. FIRNAU, McMaster University, Department of Nuclear Medicine, Hamilton, Canada; Prof. Dr. T. JONES and Dr. R. FRACKOWIAK, Medical Research Council Cyclotron Unit, Hammersmith Hospital, London, England; Dr. J.C. BARON and Dr. P. BUSTANY, Service Hospitalier Frédéric Joliot, Orsay, France; and Prof. Dr. L. WIDÉN, Department of Clinical Neurophysiology, Stockholm, Sweden. The sources of this material are indicated in the legends to the illustrations, and attention is drawn at this point to copyright on the pictures.

zur Verfügung gestellten Abbildungen und im Text ist auf die Quellen hingewiesen, die Urheberschaft der Ergebnisse soll hier nochmals betont werden. Die in den eigenen Studien angewandten Radionuklide und markierten Verbindungen wurden im Institut für Chemie (Prof. Dr. G. STÖCKLIN) der Kernforschungsanlage Jülich hergestellt. Die bei den eigenen Patienten zum Vergleich mit PET herangezogenen Computer-Tomogramme wurden von Dr. H.G. SCHMITZ-DRÄGER und Dr. H.A. DREESBACH, Röntgen-Institut des Krankenhauses Köln-Merheim, die Kernspin-Tomogramme von Prof. Dr. G. FRIEDMANN und Dr. W. STEINBRICH, Radiologisches Institut der Universität Köln, und Dr. ASSHEUER, Köln, zur Verfügung gestellt.

Eine weitere Voraussetzung war für die Realisierung des Atlas notwendig: die finanzielle Unterstützung durch die Firma UCB, Kerpen, mit deren Hilfe erst die Drucklegung dieses umfangreichen Bandes möglich wurde. Dieser Firma, insbesondere Herrn P. HANSEN, der dieses Vorhaben durch persönliches Engagement förderte, und dem Verlag, der die aufwendige Publikation übernahm, sind wir zu Dank verpflichtet. Nicht vergessen wollen wir aber auch die Hilfe unserer Mitarbeiter, Frau W. LÜDER, Frau U. JUCHELLEK und Herrn W. WEBER als technische Assistenten im Laboratorium, Frau L. WAGENER, Frau M. DREWS und Frau G. GÖLDNER bei der Ausarbeitung und Korrektur des Manuskripts und Herrn H. GÖLDNER und Frau I. MÜHLHÖVER für die Erstellung und Reproduktion der Abbildungen.

Wir sind uns bewußt, daß der vorliegende Atlas ohne diese breite ideelle, materielle und tatkräftige Unterstützung nicht realisiert worden wäre.

Köln, April 1985   Die Autoren

The radionuclides and labeled compounds used in the own studies were produced at the Institute of Chemistry (Prof. Dr. G. STÖCKLIN) of the Kernforschungsanlage Jülich. The computed tomograms used for comparison with PET in our own patients were supplied by Dr. H.G. SCHMITZ-DRÄGER and Dr. H.A. DREESBACH, Radiological Institute of Cologne-Merheim Hospital, and the magnetic resonance tomograms by Prof. Dr. G. FRIEDMANN and Dr. W. STEINBRICH, Radiological Institute of the University of Cologne, and Dr. ASSHEUER, Cologne.

A further indispensable factor in the production of this atlas was the financial support provided by UCB Company, Kerpen. Sincere thanks are thus also due to this company, in particular Mr. P. HANSEN, who has promoted this project with great personal commitment, and to the publishing house, which has assumed the costly and elaborate business of publication. Nor must we forget the assistance of our coworkers, Mrs. W. LÜDER, Mrs. U. JUCHELLEK and Mr. W. WEBER, technical assistants in the laboratory, Mrs. L. WAGENER, Mrs. M. DREWS and Mrs. G. GÖLDNER who prepared and corrected the manuscript, and Mr. H. GÖLDNER and Mrs. I. MÜHLHÖVER, who accepted responsibility for preparation and reproduction of the illustrations.

We are aware that without this wide-ranging moral, financial, and practical support this atlas could never have been produced.

Cologne, April 1985   The Authors

Inhaltsverzeichnis

Contents

1	**Historischer Überblick**	1
2	**Physikalische Grundlagen**	4
2.1	Kernphysikalische Grundlagen	4
2.2	Produktion der Isotope	5
2.2.1	Kernreaktionen	5
2.2.2	Zyklotron	6
2.3	PET-Meßverfahren	7
2.3.1	Tomograph	7
2.3.2	Datenerfassung und -verarbeitung	10
2.3.3	Bildrekonstruktion	10
2.3.4	Korrekturen	11
2.3.5	Auflösungsvermögen	12
2.4	Strahlenbelastung	12
3	**Chemische Voraussetzungen zur PET**	14
4	**Darstellung pathologischer zerebraler Prozesse mit gestörter Blut-Hirn-Schranke**	17
4.1	Isotope	17
4.2	Verteilung bei intakter Blut-Hirn-Schranke	17
4.3	Hirninfarkt	18
4.4	Maligne Gliome	19
4.5	Meningeome	19
4.6	Metastasen	20
4.7	Quantifizierung und Kinetik der Traceraufnahme	20
5	**Messung des Sauerstoffverbrauchs, der Durchblutung und des Blutvolumens**	22
5.1	Darstellung der Tracer	22
5.2	Meßprinzip	22
5.2.1	Gleichgewichtsmodelle mit Tracerinhalation	22
5.2.2	Durchblutungsmessung mit Bolusinhalation oder i.-v.-Injektion	24
5.3	Normalbefunde	25

1	**Historical Review**	1
2	**Physical Principles**	4
2.1	Nuclear Physical Principles	4
2.2	Production of Isotopes	5
2.2.1	Nuclear Reactions	5
2.2.2	Cyclotron	6
2.3	PET Measurement Techniques	7
2.3.1	Tomograph	7
2.3.2	Recording and Processing of Data	10
2.3.3	Image Reconstruction	10
2.3.4	Corrections	11
2.3.5	Resolution	12
2.4	Radiation Exposure	12
3	**Necessary Chemical Conditions for PET**	14
4	**Detection of Pathologic Cerebral Processes with Disturbed Blood Brain Barrier**	17
4.1	Isotopes	17
4.2	Distribution with Intact Blood-Brain Barrier	17
4.3	Cerebral Infarction	18
4.4	Malignant Gliomas	19
4.5	Meningeomas	19
4.6	Metastases	20
4.7	Quantification and Kinetic of Tracer Uptake	20
5	**Measurement of Oxygen Consumption, Blood Flow, and Blood Volume**	22
5.1	Production of Tracers	22
5.2	Principle of Measurement	22
5.2.1	Equilibrium Models with Tracer Inhalation	22
5.2.2	Blood Flow Measurement with Bolus Inhalation or i.v. Injection	24
5.3	Normal Values	25

5.4 Funktionelle Aktivierung 26
5.5 Fokale Epilepsie 27
5.6 Psychische Störungen 28
5.7 Zerebrale Durchblutungsstörungen 28

5.8 Perinatale Asphyxie und intrazerebrale Blutungen 34
5.9 Demenzen 34
5.10 Hirntumoren 36
5.11 Extrapyramidale Syndrome . . . 36

**6 Andere Verfahren zur Durchblutungs-
messung** 38

6.1 Krypton-77 38

6.1.1 Darstellung des Tracers und Prinzip
der Messung 38
6.1.2 Normalwerte 39
6.1.3 Ischämische Insulte 39
6.1.4 Intraarterielle ^{77}Kr-Injektion . . . 40

6.2 [^{18}F]-Fluor-Methan 40

6.2.1 Darstellung des Tracers und Prinzip
der Messung 40
6.2.2 Normalwerte 42
6.2.3 Ischämische Insulte 42
6.2.4 Arteriovenöse Angiome 42
6.2.5 Hirntumoren 44

6.3 [^{13}N]-Ammoniak 44

6.3.1 Darstellung des Tracers und Prinzip
der Messung 44
6.3.2 Normalwerte 45
6.3.3 Ischämische Insulte 46
6.3.4 Hirntumoren 46

7 Messung des Glukosestoffwechsels 47

7.1 Synthese von [^{18}F]-2-Fluor-
2-Deoxy-D-Glukose 47
7.2 Bestimmung der regionalen zerebralen metabolischen Rate für
Glukose (rCMRGl) 48
7.3 Stoffwechselstudien bei gesunden
Versuchspersonen 52
7.4 Funktionelle Aktivierung 55
7.5 Schlaf und Traum 60
7.6 Anfallsleiden 62
7.7 Demenzen 64
7.8 Extrapyramidale Syndrome . . 68

7.8.1 Chorea Huntington 68
7.8.2 Morbus Parkinson 68
7.8.3 Morbus Wilson 68

7.9 Akute zerebrovaskuläre Erkrankungen (Insulte) 72
7.10 Tumoren 84
7.11 Psychiatrische Erkrankungen . . . 86

5.4 Functional Activation 26
5.5 Focal Epilepsy 27
5.6 Disturbances of Mental Function 28
5.7 Disturbances of Cerebral Blood
Flow 28

5.8 Perinatal Asphyxia and Intracerebral
Hemorrhage 34
5.9 Dementias 34
5.10 Brain Tumors 36
5.11 Extrapyramidal Syndromes 36

**6 Other Methods of Blood Flow
Measurement** 38

6.1 Krypton-77 38

6.1.1 Production of Tracer and Principle
of Measurement 38
6.1.2 Normal Values 39
6.1.3 Ischemic Insults 39
6.1.4 Intraarterial Injection of ^{77}Kr . 40

6.2 [^{18}F]Fluoromethane 40

6.2.1 Production of Tracer and Principle
of Measurement 40
6.2.2 Normal Values 42
6.2.3 Ischemic Insults 42
6.2.4 Arterial Venous Angiomas 42
6.2.5 Brain Tumors 44

6.3 [^{13}N]Ammonia 44

6.3.1 Production of Tracer and Principle
of Measurement 44
6.3.2 Normal Values 45
6.3.3 Ischemic Insults 46
6.3.4 Brain Tumors 46

7 Measurement of Glucose Metabolism 47

7.1 Synthesis of [^{18}F]2-fluoro-2-deoxy-
D-glucose 47
7.2 Determination of the Regional Cerebral Metabolic Rate for Glucose
(rCMRGl) 48
7.3 Studies of Metabolism in Healthy
Volunteers 52
7.4 Functional Activation 55
7.5 Sleep and Dreaming 60
7.6 Convulsive Disorders 62
7.7 Dementias 64
7.8 Extrapyramidal Syndromes 68

7.8.1 Huntington's Chorea 68
7.8.2 Parkinson's Disease 68
7.8.3 Wilson's Disease 68

7.9 Acute Cerebrovascular Disease
(Stroke) 72
7.10 Tumors 84
7.11 Psychiatric Disorders 86

7.12 Verschiedene neurologische Erkrankungen 87
7.13 Messung des Glukosestoffwechsels mit anderen Glukoseanalogen . . . 90
7.13.1 [^{11}C]-Deoxyglukose 90
7.13.2 [^{11}C]-Glukose 90
7.14 Glukosetransport mit [^{11}C]-Methylglukose (CMG) und Bestimmung der „lumped constant" (LC) 91

8 Untersuchung der Proteinsynthese 94

8.1 Meßprinzipien 94
8.2 Verwendete markierte Aminosäuren 95
8.2.1 L[1-^{11}C]-Leuzin 95
8.2.2 L[1-^{11}C]-Phenylalanin 96
8.2.3 [^{11}C]-Methionin 96
8.3 Normalwerte 96
8.4 Demenzen 97
8.5 Hirntumoren 97
8.6 Schizophrenie 100

9 Bestimmung des pH-Wertes 101

9.1 Prinzip der Messung 101
9.2 Darstellung von [^{11}C]-DMO (5,5 Dimethyloxazolidin-2,4 Dion) 102
9.3 pH-Werte in ischämischen Infarkten 102

10 Rezeptordarstellung 105

10.1 Dopaminrezeptor 105
10.1.1 Verwendete Tracer 105
10.1.2 Verteilung der Dopaminrezeptoren bei gesunden Versuchspersonen . . 106
10.1.3 Morbus Parkinson 107
10.2 Serotoninrezeptoren 108
10.3 Benzodiazepin- und GABA-Rezeptoren 109
10.4 Andere Rezeptoren und Pharmaka 110

11 Selektive Darstellung von Tumoren 111

11.1 Spezifische Tumormarker 111
11.2 [^{11}C]-BCNU (1,3,Bis(2-Chloräthyl-) Nitrosurea) 114

12 PET und andere bildgebende Verfahren 115

13 Literatur 117

14 Sachregister 123

7.12 Neurological Diseases 87
7.13 Measurement of Glucose Metabolism with Other Glucose Analogues 90
7.13.1 [^{11}C]Deoxyglucose 90
7.13.2 [^{11}C]Glucose 90
7.14 Glucose Transport with [^{11}C]Methylglucose (CMG), with Reference to Determination of the "Lumped Constant" (LC) 91

8 Investigation of Protein Synthesis 94

8.1 Principles of Measurement 94
8.2 Labeled Amino Acids Used 95
8.2.1 L[1-^{11}C]Leucine 95
8.2.2 L[1-^{11}C]Phenylalanine 96
8.2.3 [^{11}C]Methionine 96
8.3 Normal Values 96
8.4 Dementias 97
8.5 Brain Tumors 97
8.6 Schizophrenia 100

9 Determination of pH 101

9.1 Principle of Measurement 101
9.2 Production of [^{11}C]DMO (5,5 Dimethyloxazolidine-2,4-dione) . . . 102
9.3 pH Values in Ischemic Infarctions 102

10 Imaging of Receptor Density . . . 105

10.1 Dopamine Receptors 105
10.1.1 Tracers Used 105
10.1.2 Distribution of Dopamine Receptors in Healthy Volunteers 106
10.1.3 Parkinson's Disease 107
10.2 Serotonin Receptors 108
10.3 Benzodiazepine and GABA Receptors 109
10.4 Other Receptors and Drugs 110

11 Selective Visualization of Tumors 111

11.1 Specific Tumor Markers 111
11.2 [^{11}C]BCNU (1,3,Bis(2-chloroethyl)nitrosurea) 114

12 PET and Other Imaging Techniques 115

13 References 117

14 Subject Index 127

1 Historischer Überblick

1 Historical Review

Die Diagnose neurologischer Krankheitsbilder wurde durch die Einführung der axialen Röntgen-Computer-Tomographie (CT) revolutioniert (Hounsfield 1973). Mit dieser Methode können alle pathologischen Prozesse erkannt werden, die die Röntgenabsorption des Gewebes verändern. Dazu wird aus vielen Projektionen die Röntgenabsorption kleiner Gewebsvolumina im Computer errechnet und Schnittbilder der untersuchten Körperregion (z.B. des Schädels und des Gehirns) rekonstruiert. Aus mehreren aneinander grenzenden Schnittebenen können damit anatomische Strukturen dreidimensional sichtbar gemacht und pathologische Veränderungen des Aufbaus erkannt werden. Die CT mißt Dichteunterschiede im Gewebe und bildet die Morphologie ab, sie eignet sich aber nur ausnahmsweise (z.B. Durchblutungsmessung mit stabilem Xenon, Gur et al. 1982) zur Darstellung physiologischer Parameter eines Organs. Dies ist der Einsatzpunkt nuklearmedizinischer Methoden, mit denen das Schicksal radioaktiver Isotope im Körper verfolgt werden kann.

Konventionelle nuklearmedizinische Techniken projizieren wie die konventionelle Röntgenologie voluminöse Organe in eine Ebene, wobei hintereinander liegende Organanteile, die evtl. Radionuklide in verschiedener Konzentration enthalten, sich überlagern. Das räumliche Auflösungsvermögen nuklearmedizinischer Techniken ist überdies dem der Röntgenverfahren deutlich unterlegen. Gleichzeitig mit der Entwicklung der Röntgen-Computer-Tomographie wurde daher nach Verfahren gesucht, mit denen die Gewebskonzentration von Radioisotopen im Schnittbild gemessen werden kann. Nach ersten Ansätzen (Rankowitz et al. 1962; Kuhl u. Edwards 1963), die aber keine quantitativen Ergebnisse ergaben, stellten Kuhl et al. (1973) ein Verfahren vor, das die Messung der Verteilung eines Gammastrahlers im Schnittbild erlaubte und zur Bestimmung des regionalen Blutvolumens mit ^{99}Tc markierten Erythrozyten herangezogen werden konnte (Kuhl et al. 1975). Dafür wurde eine viereckige Anordnung von 32NaJ(Tl)-Detektoren verwendet (Mark-IV-Scanner, Kuhl et al. 1976).

The diagnosis of neurological diseases has been revolutionized by the introduction of computed axial x-ray tomography (CT) (Hounsfield 1973). This technique allows detection of all pathologic lesions that change the x-ray absorption of tissue. For this purpose, the x-ray absorption of small volumes of tissue is calculated in the computer from a large number of projections, and cross sections through the scanned body regions (e.g., skull and brain) are reconstructed. In this way, anatomical structures can be visualized in a three-dimensional manner from several adjoining planes, and pathologic changes in structure can be recognized. CT measures differences of density in the tissue and visualizes the morphology, but is only suitable in exceptional cases (e.g., for measurement of blood supply with the aid of stable xenon; Gur et al. 1982) for the determination of physiologic parameters of an organ. This is the domain of nuclear medicine, with which it is possible to trace the fate of radioactive isotopes in the body.

Conventional nuclear medical methods, like conventional radiography, project voluminous organs in one plane, subjacent parts of organs, which may contain different concentrations of radionuclides, being projected onto each other. Moreover, the spatial resolution of nuclear medical techniques is markedly inferior to that of radiological methods. The development of computed x-ray tomography was therefore accompanied by a search for techniques by means of which the tissue concentrations of radio isotopes could be measured in a cross-sectional map. Preliminary attempts (Rankowitz et al. 1962; Kuhl and Edwards 1963) unfortunately yielded no quantitative results; then, in 1973, Kuhl et al. presented a technique which made it possible to measure the distribution of a gamma emitter on a sectional plane and which could be used to determine the regional blood volume with the aid of ^{99}Tc-labeled erythrocytes (Kuhl et al. 1975). For this purpose, a rectangular arrangement of 32NaI(Tl) detectors was used (Mark IV scanner; Kuhl et al. 1976).

Positronenemittierende Isotope sind für Rekonstruktionsverfahren besser als Gammastrahler geeignet, da die bei der Paarvernichtung in entgegengesetzter Richtung abgegebenen Gammaquanten direkt zur Ortung der Ereignisse ohne Kollimation herangezogen werden können. Dies machten sich Ter-Pogossian et al. (1975) bei der Konstruktion des ersten Positronen-Emissions-Tomographen (PETT II) zunutze, der aus einer sechseckigen Anordnung von 48NaJ(Tl)-Detektoren bestand. Mit diesem System wurden die Algorithmen für die Positronen-Emissions-Tomographie (PET) entwickelt und lokale Konzentrationen von Positronenstrahlern in Phantomen gemessen. Mit einer modifizierten Form dieser Anlage (PETT III, Phelps et al. 1975) wurden erstmals Studien der Verteilung von ^{15}O, $C^{15}O_2$, $C^{15}O$ und $^{13}NH_3$ im menschlichen Körper durchgeführt. In der Folgezeit wurden mehrere PET-Systeme zum klinischen Einsatz entwickelt, wobei eine größere Zahl von Detektoren in Sechsecken (ECAT, 66NaJ(Tl)-Detektoren, Phelps et al. 1978) oder als Ringe (64NaJ(Tl)-Detektoren, Cho et al. 1976, Bohm et al. 1978, Derenzo et al. 1979) angeordnet waren. Yamamoto et al. (1977) ersetzten die NaJ(Tl)-Kristalle durch Wismutgermanat-(BGO)-Detektoren mit höherer Effizienz und besserem räumlichen Auflösungsvermögen (Thompson et al. 1979).

Mehrere Schichten konnten simultan erstmals durch eine rotierende Szintillationskamera (Muehllehner et al. 1976) und die Doppelkopf-Positronen-Kamera (Brownell et al. 1977) untersucht werden. Das begrenzte zeitliche und räumliche Auflösungsvermögen der Kamerasysteme wurde durch Mehrring-Systeme verbessert: Solche Mehrring-Systeme wurden für den ganzen Körper (PETT IV, 7 Schichten, Ter-Pogossian et al. 1978a) oder speziell fürs Gehirn (PETT V, NaJ(Tl), 7 Schichten, Ter-Pogossian et al. 1978b; Positome II, BGO, 3 Schichten, Thompson et al. 1979; Neuro-ECAT, BGO, 3–5 Schichten, Hoffman et al. 1981; PC384, BGO, 7 Schichten, Eriksson et al. 1982) entwickelt. In einem mit Caesium-Fluorid-Kristallen (CsF) ausgerüsteten Mehrring-System (PETT VI, Ter-Pogossian et al. 1981, 1982) wurde die unterschiedliche Flugzeit der 2 Gammaquanten zusätzlich zur Lokalisation des Primärereignisses auf der Verbindungslinie zwischen zwei koinzident geschalteten Detektoren verwendet (TOF = "time of flight system"). Die derzeitige Weiterentwicklung ist auf eine Verbesserung der räumlichen Auflösung (von jetzt 7 auf 3–5 mm) und eine Verkürzung der Verarbeitungszeit pro Ereignis gerichtet, so daß auch rasche Änderungen physiologischer Meßgrößen mit genauer Zuordnung zu kleinen Hirnstrukturen erfaßt werden können.

Isotopes emitting positrons are more suitable for reconstruction techniques than gamma emitters, since the gamma quanta emitted in opposite directions in mutual annihilation can be used directly to locate the events without collimation. Ter-Pogossian et al. (1975) exploited this principle in the construction of the first positron emission tomograph (PETT II), which consisted of a hexagonal arrangement of 48NaI(Tl) detectors. On the basis of this system, the algorithms for positron emission tomography (PET) were developed and local concentrations of positron emitters were measured in phantoms. A modified form of this system (PETT III; Phelps et al. 1975) was used for preliminary studies on the distribution of ^{15}O, $C^{15}O_2$, $C^{15}O$, and $^{13}NH_3$ in the human body. Subsequently a number of PET systems were developed for clinical application, in which a considerable number of detectors were arranged in hexagons [ECAT, 66NaI(Tl) detectors; Phelps et al. 1978] or in rings [64NaI(Tl) detectors; Cho et al. 1976; Bohm et al. 1978; Derenzo et al. 1979]. Yamamoto et al. (1977) replaced the NaI(Tl) crystals with bismuth germanate (BGO) detectors, which were more efficient and had superior spatial resolution (Thompson et al. 1979).

It was not possible to investigate several slices simultaneously until the rotating scintillation camera (Muehllehner et al. 1976) and the double-head positron camera (Brownell et al. 1977) became available. The limited temporal and spatial resolving power of the camera systems was improved by means of multiring systems: Multiring systems of this type were developed for the whole body (PETT IV, 7 slices; Ter-Pogossian et al. 1978a) and specifically for brain scans (PETT V; NaI(Tl), 7 slices; Ter-Pogossian et al. 1978b; Positome II, BGO, 3 slices; Thompson et al. 1979; Neuro-ECAT, BGO, 3–5 slices; Hoffman et al. 1981; PC384, BGO, 7 slices; Eriksson et al. 1982). In a multiring system equipped with cesiumfluoride crystals (CsF) (PETT VI, Ter-Pogossian et al. 1981, 1982) the different times of flight of the two gamma quanta were used, in addition to localization of the primary event on the connecting line between two coincident detectors (TOF = time of flight system). Current refinement of the system aims at achieving an improvement of spatial resolution (from the present 7 mm to 3–5 mm) and a shorter processing time per event, so that rapid changes in physiological parameters can also be recorded with accurate assignment to small cerebral structures.

Development of the hardware for PET was accompanied by the synthesis of new labeled compounds and the establishment of kinetic models for the quantification of metabolic processes. In the first few years, ^{15}O and gaseous

Die Ausreifung der apparativen Ausrüstung zur PET ging einher mit der Synthese neuer markierter Verbindungen und der Erstellung von kinetischen Modellen zur Quantifizierung von Stoffwechselvorgängen. In den ersten Jahren wurden vor allem ^{15}O und gasförmige Verbindungen (Welch 1977) eingesetzt und Sauerstoffverbrauch, Durchblutung und Blutvolumen regional im Gehirn bestimmt. Schwierigkeiten bei der Quantifizierung des Glukosestoffwechsels mit ^{11}C-markierter Glukose (Raichle et al. 1975) konnten durch die Adaptierung des Sokoloff-Modells der autoradiographischen Messung des Zuckerumsatzes mittels Deoxyglukose (Sokoloff et al. 1977) nach Markierung der Deoxyglukose mit ^{18}F (Ido et al. 1977) überwunden werden (Reivich et al. 1979). Dieses Verfahren, das derzeit für den klinischen Einsatz am weitesten verbreitet ist, wurde durch Modifikation des Modells (Huang et al. 1980), direkte Bestimmung der kinetischen Konstanten (Hawkins et al. 1981, Wienhard et al. 1985) und Abschätzung der lokalen Extraktionsrate für ^{18}F-Deoxyglukose im Vergleich zur Glukose (Gjedde et al. 1985) weiter verfeinert. Entscheidend für das Verständnis pathophysiologischer Mechanismen wurden Untersuchungen mehrerer physiologischer Größen bei einem Patienten durch verschiedene Tracer, da sie die Entkopplung von Durchblutung, Sauerstoffverbrauch und Stoffwechsel unter pathologischen Bedingungen zeigten (Baron et al. 1984; Wise et al. 1983). Die Entwicklung von Tracern und Meßmodellen und deren Validierung im Tierversuch mittels Autoradiographie muß dem klinischen Einsatz vorausgehen (Wolf u. Fowler 1983; Barrio 1983). Beispielsweise wurden in jüngster Zeit zur Quantifizierung der Proteinsynthese (Bustany et al. 1983), zur Darstellung von Dopaminrezeptoren (Wagner et al. 1983; Garnett et al. 1983) und zur Messung des pH (Syrota et al. 1983) im Gehirngewebe neue Tracer zur klinischen Anwendungsreife gebracht. Der Entwicklung weiterer Tracer für die PET – alle organischen Verbindungen können durch die verfügbaren Positronenstrahler, besonders durch ^{11}C, markiert werden – sind praktisch keine Grenzen gesetzt.

compounds (Welch 1977) were used most frequently, and oxygen consumption, blood flow, and blood volume were determined regionally in the brain. Difficulties in quantifying the glucose metabolism with ^{11}C-labeled glucose (Raichle et al. 1975) were overcome (Reivich et al. 1979) by adapting the Sokoloff model of autoradiographic measurement of the sugar metabolism with deoxyglucose (Sokoloff et al. 1977) after labeling deoxyglucose with ^{18}F (Ido et al. 1977). This technique, at present the most widely used in clinical practice, was further refined by modification of the model (Huang et al. 1980), direct determination of the kinetic constants (Hawkins et al. 1981; Wienhard et al. 1985), and estimation of the local extraction rate for [^{18}F]deoxyglucose relative to glucose (Gjedde et al. 1985). Investigations of several physiological parameters with different tracers in the same patient became decisive for understanding pathophysiological mechanisms, since they demonstrated the uncoupling of blood flow, oxygen consumption, and metabolism in pathologic conditions (Baron et al. 1984; Wise et al. 1983). The development of tracers and measurement models and their validation in animal experiments by means of autoradiography always have to precede clinical application (Wolf and Fowler 1983; Barrio 1983). For example, special tracers for quantification of protein synthesis (Bustany et al. 1983), demonstration of dopamine receptors (Wagner et al. 1983; Garnett et al. 1983), and for measurement of pH (Syrota et al. 1983) in cerebral tissue and for visualization of tumors have very recently been perfected to the level of clinical application. Since all organic compounds can be labeled with the available positron emitters, particularly with ^{11}C, there is virtually no limit to the number of further labeled tracers that can be developed for PET.

2 Physikalische Grundlagen

2 Physical Principles

2.1 Kernphysikalische Grundlagen

Die Markierung mit radioaktiven Atomkernen, die durch Emission eines Positrons zerfallen, bietet einige wesentliche Vorteile gegenüber den sonst häufig zur Markierung verwendeten γ-Strahlern. Die beim radioaktiven Zerfall von neutronenarmen Atomkernen entstehenden positiv geladenen Positronen sind die „Antiteilchen" der negativ geladenen Elektronen, aus denen die Atomhülle aufgebaut ist. Deshalb vereinigt sich das beim Zerfall emittierte Positron, wenn es im Gewebe innerhalb einer Distanz von wenigen Millimetern abgebremst ist, sofort mit einem Elektron und die beiden Teilchen wandeln ihre Masse in Strahlungsenergie um, d.h. sie zerstrahlen unter Entstehung von zwei γ-Quanten, die einander entgegengesetzt auseinanderfliegen und die gemäß dem Einsteinschen Energie-Massen-

2.1 Nuclear Physical Principles

Labeling with radioactive atomic nuclei which decay due to emission of a positron offers several fundamental advantages over labeling with the gamma emitters which are otherwise frequently used. The positively charged positrons formed on radioactive decay of neutron-deficient atomic nuclei are the "antiparticles" of the negatively charged electrons of which the atomic shell is composed. This is why the positron emitted, when moderated in the tissue within a distance of a few millimeters, combines immediately with an electron and the two particles convert their mass into radiation energy; in other words, they dematerialize while generating two gamma quanta, which diverge in opposite directions and

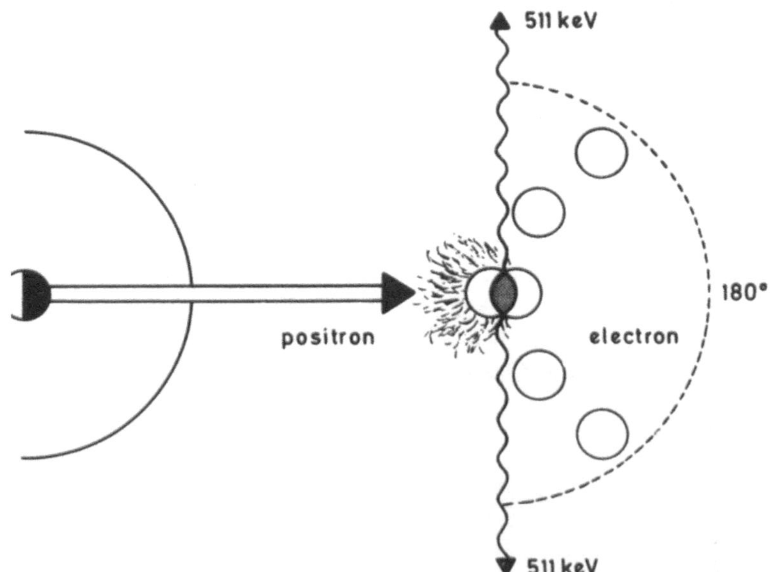

Abb. 1 *(2.1)*[1]. Das beim Zerfall eines radioaktiven Kerns entstehende Positron und ein Elektron im Gewebe vereinigen sich und zerstrahlen in zwei in entgegengesetzter Richtung fliegende γ-Quanten

Fig. 1 *(2.1)*[1]. The positron formed in decay of a radioactive nucleus and an electron in the tissue combine and dematerialize into two gamma quanta diverging in opposite directions

[1] Die Ziffern in Klammern verweisen jeweils auf den zugehörigen Textabschnitt.

[1] The figures in parentheses indicate the section of the text in which the illustration is discussed in each case.

Äquivalenzgesetz beide die gleiche Energie von 511 keV haben (Abb. 1). Werden diese beiden γ-Quanten mit zwei Detektoren in zeitlicher Koinzidenz nachgewiesen, so weiß man, daß das Zerfallsereignis auf der Verbindungslinie der beiden Detektoren stattgefunden hat. Diese „elektronische Kollimation" ermöglicht die Konstruktion von Detektorsystemen mit sehr hoher Nachweiswahrscheinlichkeit.

2.2 Produktion der Isotope

Die am häufigsten zur Markierung verwendeten Positronen emittierenden Atomkerne sind Kohlenstoff-11 (^{11}C), Stickstoff-13 (^{13}N), Sauerstoff-15 (^{15}O) und Fluor-18 (^{18}F). Die ersten drei sind Isotope der am häufigsten in organischen Verbindungen vorkommenden Elemente und eignen sich daher besonders zur Markierung von Biomolekülen und Pharmaka, ohne deren chemisches und physikalisches Verhalten im lebenen Organismus zu verändern. Mit ^{18}F können Wasserstoff- oder Hydroxylgruppen ersetzt werden.

2.2.1 Kernreaktionen

Die kurzen Halbwertzeiten dieser Isotope machen die direkte Produktion durch entsprechende Kernreaktionen an einem Teilchenbeschleuniger in der Nähe der Anwendung erforderlich. In Tabelle 1 sind einige Eigenschaften dieser radioaktiven Kerne sowie die gebräuchlichsten Kernreaktionen für ihre Herstellung aufgeführt (Wolf u. Fowler 1983). Zur Erzeugung der benötigten intensiven hochenergetischen Protonen bzw. Deu-

which, in accordance with Einstein's law of energy-mass equivalence, both have the same energy of 511 keV (Fig. 1). If these two gamma quanta are determined with two detectors in time coincidence, the decay event is known to have taken place on the line connecting the two detectors. This "electronic collimation" can be exploited in the construction of detector systems with a very high detection efficiency.

2.2 Production of Isotopes

The positron-emitting atomic nuclei most often used for labeling are carbon-11 (^{11}C), nitrogen-13 (^{13}N), oxygen-15 (^{15}O), and fluorine-18 (^{18}F). The first three are isotopes of the elements occurring most frequently in organic compounds and are therefore particularly suitable for labeling biomolecules and drugs without changing their chemical and physical behavior in the living organism. ^{18}F can be used as a substitute for hydrogen or hydroxyl groups.

2.2.1 Nuclear Reactions

Because these isotopes have short half-lives, they must be produced directly at their place of use by means of appropriate nuclear reactions in a particle accelerator. Table 1 lists some properties of these radioactive nuclei and the nuclear reactions most commonly used to produce them (Wolf and Fowler 1983). To produce the required intensive high-energy protons and deuteron beams, small cyclotron accelerators that can

Tabelle 1 *(2.2.1)*. Physikalische Eigenschaften positronenemittierender Radionuklide und Kernreaktionen zu ihrer Herstellung

Radionuklid	Halbwert-zeit (min)	Atome/Ci	Maximale Positronen-energie (MeV)	β^+-Zerfall (%)	Kernreaktion
Kohlenstoff-11	20.4	6.5×10^{13}	0.97	99+	^{10}B(d, n)^{11}C ^{11}B(p, n)^{11}C ^{14}N(p, α)^{11}C
Stickstoff-13	9.96	3.2×10^{13}	1.19	100	^{12}C(d, n)^{13}N ^{16}O(p, α)^{13}N ^{13}C(p, n)^{13}N
Sauerstoff-15	2.07	6.6×10^{12}	1.7	100	^{14}N(d, n)^{15}O ^{15}N(p, n)^{15}O
Fluor-18	109.7	3.5×10^{14}	0.64	97	^{18}O(p, n)^{18}F ^{20}Ne(d, α)^{18}F
Krypton-77	74.7	2.4×10^{14}	1.87	82	^{79}Br(p, 3n)^{77}Kr ^{76}Se(^{3}He, 2n)^{77}Kr

Table 1 (*2.2.1*). Physical characteristics of positron-emitting radionuclides and nuclear reactions
in which they are produced

Radionuclide	Half-life value (min)	Atoms/Ci	Maximum positron energy (MeV)	β^+ decay (%)	Nuclear reaction
Carbon 11	20.4	6.5×10^{13}	0.97	99 +	$^{10}B(d,n)^{11}C$ $^{11}B(p,n)^{11}C$ $^{14}N(P,\alpha)^{11}C$
Nitrogen 13	9.96	3.2×10^{13}	1.19	100	$^{12}C(d,n)^{13}N$ $^{16}O(p,\alpha)^{13}N$ $^{13}C(p,n)^{13}N$
Oxygen 15	2.07	6.6×10^{12}	1.7	100	$^{14}N(d,n)^{15}O$ $^{15}N(p,n)^{15}O$
Fluorine 18	109.7	3.5×10^{14}	0.64	97	$^{18}O(p,n)^{18}F$ $^{20}Ne(d,\alpha)^{18}F$
Krypton 77	74.7	2.4×10^{14}	1.87	82	$^{79}Br(p,3n)^{77}Kr$ $^{76}Se(^3He,2n)^{77}Kr$

teronstrahlen wurden speziell für die Radionuklidproduktion für die PET kleine Zyklotronbeschleuniger konstruiert, die sich leicht in einer Klinik installieren lassen.

readily be installed in a clinic have been constructed specifically to produce radionuclides for PET.

2.2.2 Zyklotron

In einem Zyklotron (Abb. 2) werden die in einer in der Mitte angebrachten Ionenquelle erzeugten geladenen Teilchen (z.B. Protonen oder Deuteronen) durch ein Hochfrequenzfeld im Hochvakuum beschleunigt. Ein starkes Magnetfeld hält die geladenen Teilchen auf einer Kreisbahn. Je-

2.2.2 Cyclotron

In a cyclotron (Fig. 2), the charged particles (e.g., protons or deuterons) generated in an ion source located in the center are accelerated by a high-frequency field under high vacuum. A powerful magnetic field keeps the charged particles in orbital motion. Each time the particles pass through

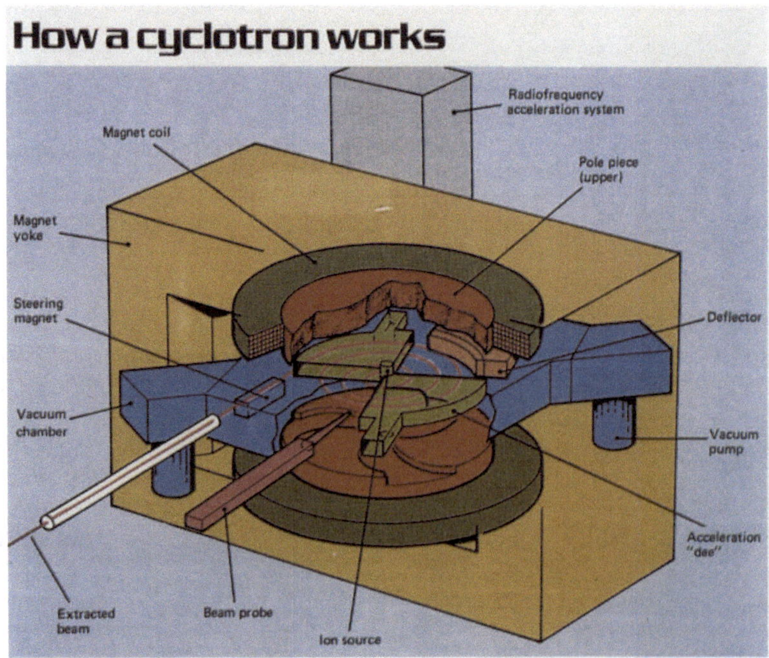

Abb. 2 *(2.2.2)*. Schema eines Zyklotrons

Fig. 2 (*2.2.2*). Schematic illustration of the principle of a cyclotron

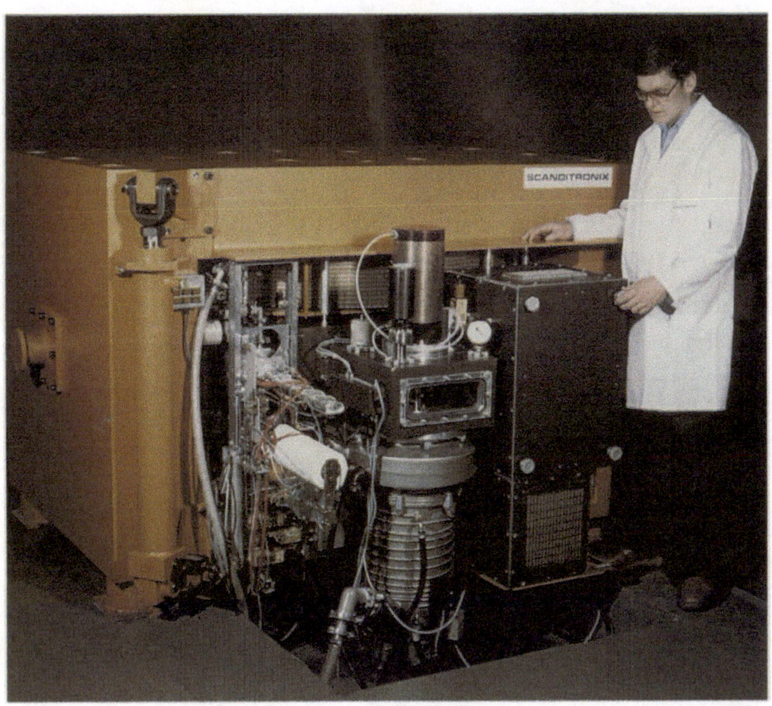

Abb. 3 *(2.2.2)*. Das „Baby-Zyklotron" MC 16 F von Scanditronix mit Targetwechselanlage links. (Scanditronix-Werkphoto)

Fig. 3 *(2.2.2)*. The Scanditronix, baby cyclotron MC 16 F, with target-changing system on the left. (Courtesy of Scanditronix)

desmal, wenn die Teilchen den Spalt zwischen den Hochspannungselektroden (wegen ihrer Form „Dee" genannt) passieren, erhalten sie einen elektrischen Impuls, der sie beschleunigt und sie in eine größere Umlaufbahn mit höherer Energie bringt. Die Teilchen durchlaufen so mit zunehmender Energie eine Spiralbahn mit zunehmendem Radius, bis sie von einem Deflektor aus dem Zyklotron gelenkt und über ein Strahltransportsystem auf das Target fokussiert werden, wo die Kernreaktionen zur Erzeugung der Radionuklide stattfinden. Das Target ist mit dem für die entsprechende Kernreaktion benötigten Targetgas unter hohem Druck gefüllt (z.B. mit Neongas für die ^{20}Ne(d, α) ^{18}F-Reaktion zur Fluor-18-Erzeugung) und mit einer dünnen Folie gegen das Beschleunigervakuum abgeschlossen. Nach der Bestrahlung werden die erzeugten radioaktiven Kerne über eine Rohrleitung zur weiteren Synthese in eine „heiße" Zelle im Chemielabor geleitet. In Abb. 3 wird die kompakte gesamte Beschleunigeranlage eines „Baby-Zyklotrons" inklusive Targetanlage gezeigt.

the gap between the high-voltage electrodes (known as "dees" because of their shape), they receive an electrical impulse which accelerates them and puts them into a wider orbit with higher energy. In this way, the particles pass with increasing energy through a spiral orbit of increasing radius, until they are guided out of the cyclotron by a deflector and are focused via a beam transport system onto the target where the nuclear reactions for production of the radionuclides occur. The target is filled at high pressure with the target gas required for the corresponding nuclear reaction (e.g., with neon gas for the ^{20}Ne-(d, α)^{18}F reaction for fluorine-18 production) and is sealed against the accelerator vacuum by means of a thin foil. After the bombardment, the radioactive nuclei which have been produced are conducted through a pipeline to a "hot" cell in the chemical laboratory for further synthesis. Figure 3 shows the compact total accelerator system of a "baby cyclotron" including the target system.

2.3 PET-Meßverfahren

2.3.1 Tomograph

Die Grundeinheit eines Positronen-Tomographen besteht aus zwei Detektoren, die in Koinzidenz geschaltet sind. Sprechen beide Detektoren

2.3 PET Measurement Techniques

2.3.1 Tomograph

The basic unit of a positron tomograph consists of two detectors connected to a coincidence unit. If both detectors react within the very short coin-

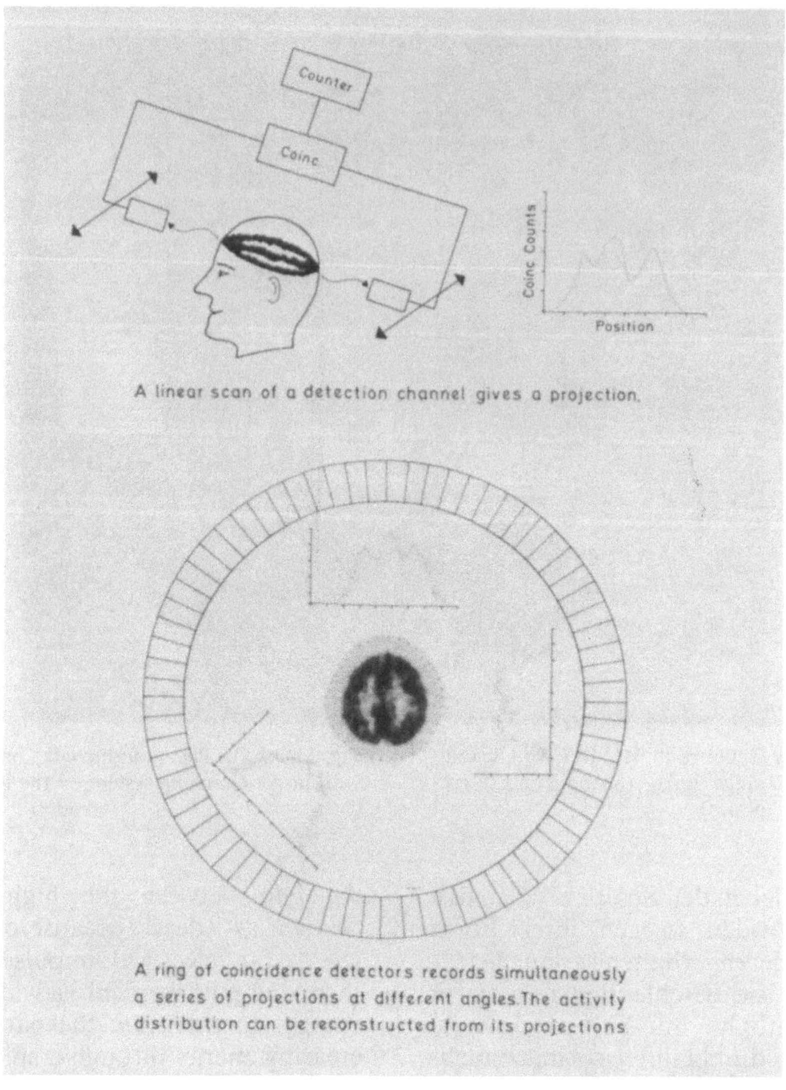

Abb. 4 *(2.3.1)*. Meßprinzip eines Positronen-Emissions-Tomographen

Fig. 4 *(2.3.1)*. Measurement principle of a positron emission tomograph

innerhalb der sehr kurzen Koinzidenzauflösezeit von wenigen Nanosekunden (10^{-9} s) an, so wird ein gültiges Ereignis registriert, das auf der Verbindungslinie der beiden Detektoren stattgefunden haben muß. Bewegt man solch eine Koinzidenzlinie in einer Richtung über den zu untersuchenden Querschnitt, so erhält man eine Projektion der Aktivitätsverteilung (Abb. 4). Aus den bei verschiedenen Winkeln zwischen 0° und 180° gemessenen Projektionen kann man die Aktivitätsverteilung in dem untersuchten Querschnitt rekonstruieren. Um ein artefaktfreies Bild mit guter Auflösung zu erhalten, müßte man bei einigen Tausend verschiedenen Positionen mit einer Koinzidenzlinie messen. Es wurden deshalb Tomographen konstruiert, die eine Vielzahl von ringförmig angeordneten Detektoren enthalten. Eine Kombination von mehreren Detektorringen erlaubt es, ausgedehnte Objekte wie z.B. das Gehirn in einer einzigen Messung in Form von aneinan-

cidence resolution time of a few nanoseconds (10^{-9} s) a valid event is recorded, which must have taken place on the line connecting the two detectors. If such a coincidence line is moved in one direction over the cross section to be investigated, projection of the activity distribution is obtained (Fig. 4). The activity distribution in the cross section being investigated can then be reconstructed from the projections measured at different angles between 0° and 180°. To obtain an artifact-free image with good resolution, it would be necesary to take measurements in several thousand different positions along a single detection channel. Tomographs containing a large number of detectors arranged in a circular pattern have therefore been designed. A combination of several detector rings makes it possible to scan large objects, such as the brain, in a single measurement in the form of adjoining transaxial images recorded simultaneously. In an arrangement of

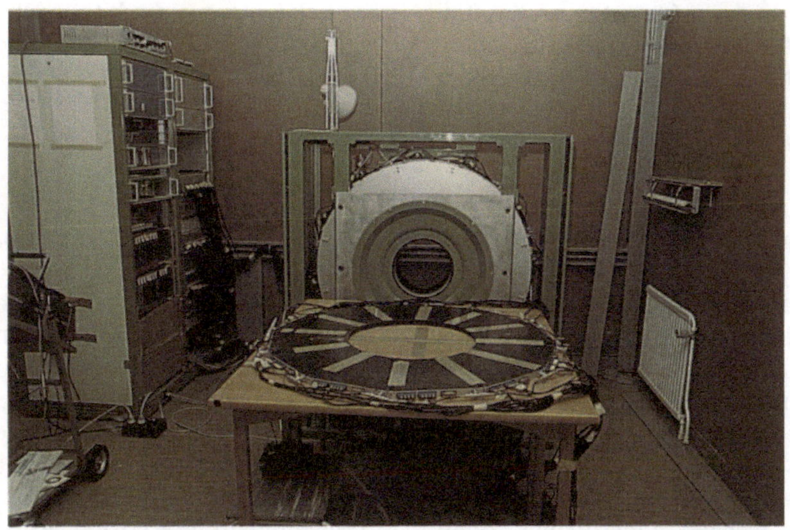

Abb. 5. *(2.3.1).* Der Positronen-Emissions-Tomograph PC 384 von Scanditronix mit offenem Detektorring

Fig. 5 *(2.3.1).* The Scanditronix positron emission tomograph PC 384 with open detector ring

derliegenden Schnittbildern gleichzeitig zu erfassen. In einer solchen Anordnung ist jeder Detektor mit einer Vielzahl von gegenüberliegenden Detektoren im gleichen Ring und in benachbarten Ringen in Koinzidenz geschaltet. Die gleichzeitig registrierten Koinzidenzereignisse von einigen Tausend Detektorkombinationen werden dann von einem Rechner erfaßt und in die jeweiligen Projektionen bei verschiedenen Winkeln umsortiert. Die Abbildungen 5 und 6 zeigen den Positronen-Tomographen PC 384 von Scanditronix, der aus vier Ringen mit je 96 Detektoren besteht. Die Detektoren bestehen aus BGO-Kristallen (Wismutgermanatkristallen $Bi_4Ge_3O_{12}$), die eine sehr hohe γ-Nachweiswahrscheinlichkeit haben.

this kind, each detector is arranged in coincidence with a large number of opposing detectors in the same ring and in adjacent rings. The coincidence events of several thousand detector combinations are detected simultaneously and are then recorded by a computer and rearranged into the corresponding projections at different angles. Figures 5 and 6 show the positron tomograph PC 384 (Scanditronix), which consists of four rings each containing 96 detectors. The detectors are made of BGO (bismuth germanate crystals $Bi_4Ge_3O_{12}$), which have a very high gamma detection efficiency. The light emitted on absorption of the gamma quanta in the crystal is converted into an electrical pulse in a photomultiplier

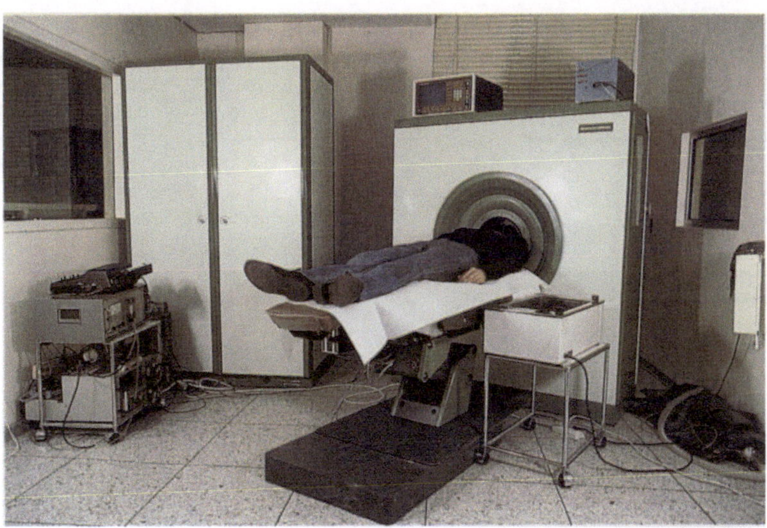

Abb. 6 *(2.3.1).* Der Tomograph während einer Patientenstudie

Fig. 6 *(2.3.1).* The tomograph being during an actual patient study

Die bei der Absorption der γ-Quanten im Kristall ausgelösten Lichtblitze werden in einem an jedem Kristall angekoppelten Photomultiplier zu einem elektrischen Impuls umgewandelt und dann an die Koinzidenzelektronik weitergeleitet.

which is connected to each crystal. The signal is then fed into the coincidence electronic system.

2.3.2 Datenerfassung und -verarbeitung

In einem Diskriminator werden für jeden einzelnen Detektor die elektrischen Impulse auf ihre Energie- und Zeitinformation analysiert. Nur für solche Impulse, deren Größe der Absorption eines 511-keV-Vernichtungsquants im Detektorkristall entspricht, wird die Zeitinformation im Koinzidenzanalysesystem weiterverarbeitet. Die Koinzidenzereignisse werden nach Projektionen und der Position der Koinzidenzlinie innerhalb einer Projektion sortiert und in einen von zwei Pufferspeichern übertragen. Während in dem einen Speicher die Ereignisse registriert werden, wird der Inhalt des anderen Speichers in einen schnellen Rechner mit großer Speicherkapazität überspielt und zusammen mit Informationen über den Patienten, den Ablauf der Messung etc. entweder auf Magnetband oder Magnetplatte gespeichert. In Abb. 7 wird ein Blockdiagramm eines typischen PET-Systems mit Rechner und Zusatzgeräten gezeigt.

2.3.2 Recording and Processing of Data

The electrical pulses from each detector are analyzed for their energy and time information in a discriminator. The time information is processed further in the coincidence analysis system only for those pulses whose magnitude corresponds to the absorption of a 511-keV annihilation quantum in the detector crystal. The coincidence events are sorted according to the projections and the position of the coincidence line within a projection and transmitted to one of two buffer memories. While the events are being recorded in one buffer, the contents of the other buffer are transferred to a high-speed computer with a large memory and, together with information on the patient and the measurement cycle, etc., are stored either on magnetic tape or on magnetic disk. Figure 7 shows a block diagram of a typical PET system with computer and ancillary equipment.

2.3.3 Bildrekonstruktion

Die in der Form von Projektionen der Aktivitätsverteilung sortierten Meßereignisse können mit Rechenverfahren, wie sie auch in der Röntgen-Computer-Tomographie angewandt werden, zu Schnittbildern der Aktivitätsverteilung umgerechnet werden. Die gemessenen Projektionen

2.3.3 Image Reconstruction

The measurement events sorted in the form of projections of the activity distribution can be converted to transaxial images of the activity distribution by means of computation methods similar to those used in x-ray computed tomography. The projections measured are folded with a filter

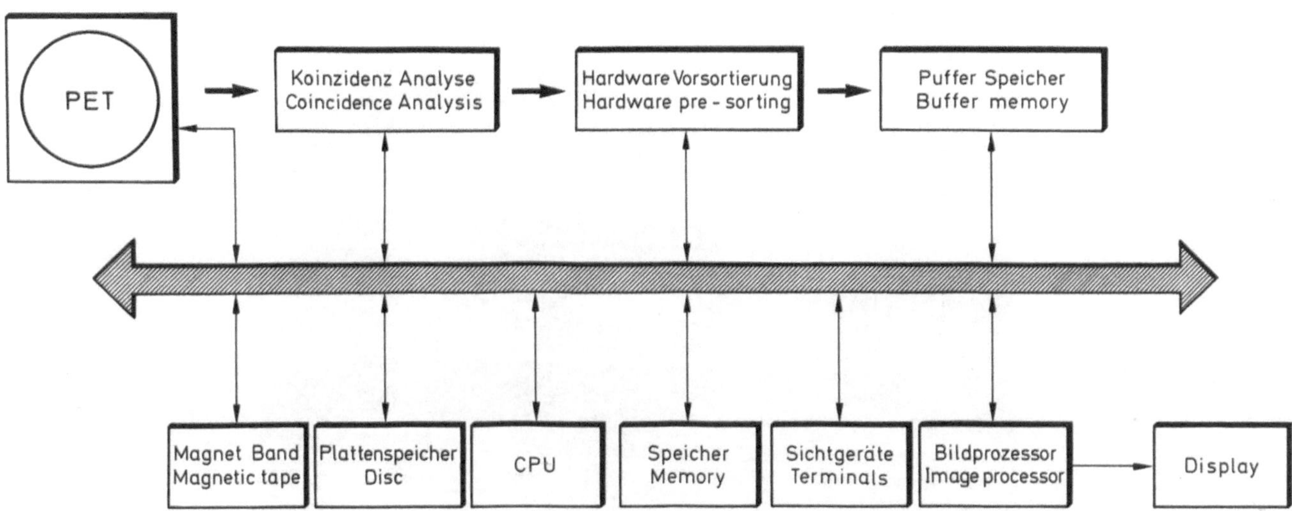

Abb. 7 *(2.3.2)*. Blockdiagramm des Tomographensystems mit Rechner

Fig. 7 *(2.3.2)*. Block diagram of the tomograph system with computer

werden mit einer Filterfunktion gefaltet und in die Bildebene zurückprojiziert. Die Bilder werden üblicherweise als 128 × 128 Bildmatrix dargestellt.

2.3.4. Korrekturen

Der große Vorteil der PET liegt darin, daß die grundsätzlich bei der Emissions-Tomographie für die Bildrekonstruktion anzubringenden Korrekturen sehr genau bestimmt werden können und damit eine absolute Quantifizierung der Meßdaten erreicht werden kann. Besonders wichtig sind die Korrekturen für die Absorption der γ-Quanten im untersuchten Objekt, da diese Korrekturen sehr groß sind; z.B. erreicht in einer Hirnstudie nur etwa eines von sieben Photonenpaaren ungestört die Detektoren. Da die beiden entgegengesetzt auseinanderfliegenden Vernichtungsquanten die gleiche Energie haben, ist deren totale Abschwächung unabhängig vom Ort des Vernichtungsereignisses und hängt nur von der Gesamtlänge des von den beiden Photonen durchquerten absorbierenden Mediums ab. Dadurch können die Korrekturen viel einfacher als bei der Einzelphotonen-Emissions-Tomographie (SPECT) berechnet werden, da man nicht die Verteilung der Radionuklide im untersuchten Objekt kennen muß, sondern nur die Verteilung des absorbierenden Mediums. Außerdem ist die Abschwächung dieselbe, wenn das Vernichtungsereignis zwar noch zwischen den beiden Detektoren, aber außerhalb des untersuchten Objekts stattfindet, so daß die Abschwächung direkt mit einem mit Aktivität gefüllten Hohlzylinder zwischen Objekt und Detektorringe gemessen werden kann. Andere Korrekturmethoden sind z.B. eine einfache Ellipsenanpassung an die Schädelkontur oder spezielle Rechenverfahren, die aus den gemessenen Projektionsdaten die Kontur des Objekts berechnen. Weitere Korrekturen betreffen die Subtraktion von zufälligen Koinzidenzen und von Streustrahlereignissen, wo Zerfallsereignisse falschen Koinzidenzlinien zugeordnet werden. Die zufälligen Koinzidenzereignisse können aus den für jeden Detektor gemessenen Einzelzählraten und der bekannten Koinzidenzauflösezeit exakt berechnet werden. Die Streustrahlung kann durch aufwendige Rechenverfahren mit Hilfe von gemessenen Streustrahlverteilungen sehr genau korrigiert werden. Die Berechnung all dieser Korrekturen nimmt einen Großteil der zur Erstellung der Schnittbilder erforderlichen Rechenzeit in Anspruch.

2.3.4 Corrections

The great advantage of PET is that the corrections which always need to be applied for image reconstruction in emission tomography can be determined with a high degree of accuracy, allowing absolute quantification of the data recorded. The corrections for the absorption of the gamma quanta in the organs being investigated are particularly important, since these corrections are very large; for example, in a brain study only about one in seven photon pairs reaches the detectors unscattered. Since the two annihilation quanta are emitted back to back and have the same energy, their total attenuation is independent of the site of the annihilation event, depending only on the total length of the absorbing medium crossed by the two photons. As a result, the corrections can be calculated much more easily than in single photon emission tomography (SPECT), since it is not necessary to know the distribution of the radionuclides in the organs under investigation, but only the distribution of the absorbing medium. Furthermore, the attenuation is the same if the annihilation event takes place between the two detectors but outside the organs being investigated, so that the attenuation can be measured directly with the aid of a hollow cylinder filled with activity and located between the organ and the detector rings. Other examples of correction methods are a simple elliptic approximation to the cranial contour and special computation methods for calculation of the contour of the organ from the measured projection data. Further corrections comprise the subtraction of random coincidences and of scattered radiation events, where decay events are assigned to incorrect coincidence lines. The random coincidence events can be calculated precisely from the single counting rates measured for each detector and the known coincidence resolution time. The scattered radiation can be corrected with a high degree of accuracy by means of elaborate computing methods and a measured scatter distribution. Calculation of all of these corrections accounts for a substantial part of the computing time needed to produce the transaxial images.

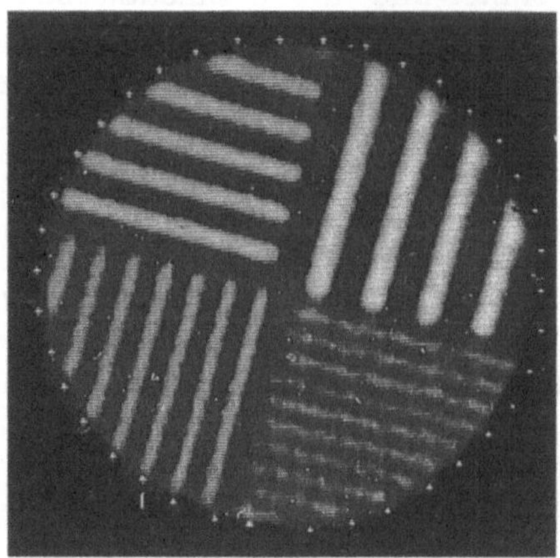

<table>
<tr><td>

Abb. 8 *(2.3.5)*. Rekonstruiertes Bild eines Linienphantoms. Die Abstände zwischen den verschiedenen Linien betragen 25, 18, 14 bzw. 10 mm von Mitte zu Mitte

</td><td>

Fig. 8 *(2.3.5)*. Reconstructed image of a bar phantom. The distances between the different are 25, 18, 14, and 10 mm from center to center

</td></tr>
</table>

2.3.5 Auflösungsvermögen

Das räumliche Auflösungsvermögen eines Tomographen wird häufig durch die Halbwertbreite der rekonstruierten Aktivitätsverteilung einer Punktquelle definiert und wird im wesentlichen durch die Größe der zur Zeit verwendeten Detektoren bestimmt. Mit der gegenwärtigen Generation von kommerziell angebotenen Tomographen wird mit typischen Detektordimensionen von 10–12 mm eine Auflösung von 7–8 mm erreicht. Abbildung 8 zeigt ein Bild eines mit Aktivität gefüllten Phantoms, das deutlich die Grenzen des zur Zeit erreichbaren Auflösungsvermögens demonstriert (Litton et al. 1984).

Tomographen mit höherer räumlicher Auflösung werden zur Zeit entwickelt, jedoch besteht durch die endliche Reichweite der Zerfallspositronen im Gewebe und durch die Winkelunschärfe von 0.5° um die 180° Emissionsrichtung der Vernichtungsstrahlung eine untere physikalische Grenze für das maximal erreichbare Auflösungsvermögen, das von der maximalen Positronenenergie des benutzten Radionuklids abhängt und in der Größenordnung von 2–3 mm liegt.

2.3.5 Resolution

The spatial resolution of a tomograph is frequently defined by the half-width of the reconstructed activity distribution of a point source and is determined essentially by the size of the detectors. In the present generation of tomographs available commercially a resolution of 7–8 mm is achieved with typical detector dimensions of 10–12 mm. Figure 8 shows an image of a phantom filled with activity, which clearly illustrates the limits of the resolution achievable at present (Litton et al. 1984).

Although tomographs with better spatial resolution are currently being developed, the finite range of the decay positrons in the tissues and the angle uncertainty of 0.5° of the 180° emission direction of the annihilation radiation sets a lower physical limit on the maximum achievable resolution, which is dependent on the maximum positron energy of the radionuclide used and is in the order of 2–3 mm.

2.4 Strahlenbelastung

Die bei einer PET-Untersuchung vom Patienten absorbierte Strahlendosis hängt von der Energie der emittierten Positronen, der Verteilung und der effektiven Halbwertzeit der Radionuklide im Körper ab. Für ein spezielles Organ hängt die Dosis nicht nur von der Verteilung im Organ selbst, sondern auch von der Verteilung in benachbarten Organen durch die Absorption der von dort emittierten Photonen ab. Tabelle 2 zeigt für drei Verbindungen mit Isotopen mit verschiedenen physikalischen Halbwertzeiten die Strah-

2.4 Radiation Exposure

The radiation dose absorbed by the patient during a PET investigation depends on the energy of the emitted positrons and the distribution and effective half-life of the radionuclides in the body. For a specific organ, the dose depends not only on the distribution in the organ itself, but also on the distribution in adjacent organs, because of the absorption of the photons emitted from them. Table 2 shows the radiation doses for different organs for three compounds labeled with isotopes with different physical half-lives, as ex-

Tabelle 2 *(2.4)*. Gesamtdosis in mrad bei verschiedenen PET-Studien

Studie	^{18}FDG	$C^{15}O_2$	^{77}Kr
Verabreichte Aktivität	5 mCi	1 mCi/min für 20 min	10 mCi
Hirn	400	94	35
Nieren	425	144	10
Leber	375	127	57
Lunge	390	300	280
Gonaden	300	108	60
Ganzkörper	195	36	8

Table 2 *(2.4)*. Total dose (mrad) in various PET studies

Study	^{18}FDG	$C^{15}O_2$	^{77}Kr
Activity administered	5 mCi	1 mCi/min for 20 min	10 mCi
Brain	400	94	35
Kidneys	425	144	10
Liver	375	127	57
Lungs	390	300	280
Gonads	300	108	60
Whole body	195	36	8

lendosen für verschiedene Organe als Beispiele für verschiedene PET-Untersuchungen (Jones et al. 1982; Yamamoto et al. 1983). Den Werten für ^{18}F-FDG liegt eine Stoffwechseluntersuchung mit 1 h Dauer, der ^{77}Kr-Tabelle eine Durchblutungsmessung nach Bolusinhalation von ^{77}Kr-Gas und der $C^{15}O_2$-Tabelle ebenfalls eine Durchblutungsmessung mit konstanter Inhalation von $C^{15}O_2$-Gas über 20 min mit einer Rate von 1 mCi/min zugrunde. Für die meisten Isotope werden die höchsten Strahlendosen in den Ausscheidungsorganen, wie z.B. der Lunge bei gasförmiger Aktivität oder der Niere und Blase bei flüssigen Stoffen, erreicht. Die Ganzkörperdosen sind wesentlich niedriger. Bei einer Röntgen-CT-Untersuchung betragen die Dosen zum Vergleich 1000–5000 mrad.

amples of different PET investigations (Jones et al. 1982, Yamamoto et al. 1983). The values for ^{18}F-FDG are from a metabolic study of 1 h duration; the ^{77}Kr table is based on blood flow measurement following bolus inhalation of ^{77}Kr gas, and the $C^{15}O_2$ table is also based on blood flow measurement, with constant inhalation of $C^{15}O_2$ gas for 20 min at a rate of 1 mCi/min. With most isotopes, the highest radiation doses are reached in the excretory organs, such as the lung for gaseous activity or the kidneys and urinary bladder for fluids. The whole-body doses are substantially lower. For comparison, the doses in an x-ray CT investigation are 1000 to 5000 mrad.

3 Chemische Voraussetzungen zur PET

3 Necessary Chemical Conditions for PET

Der Anteil der Chemie am gesamten Ablauf der Entwicklung, der Produktion und schließlich am routinemäßigen diagnostischen Einsatz einer mit einem Positronenstrahler markierten Substanz füllt einen sehr breiten Bereich aus (zur Übersicht ist im Anschluß an diese Einleitung eine Auswahl neuerer Monographien und Übersichtsartikel angegeben).

Schon die Wahl geeigneter Materialien für Zyklotrontargets bietet manche neuen Fragestellungen. Damit verknüpft ist die Betrachtung von im Target unmittelbar nach der Kernreaktion ablaufenden „heißen" chemischen Reaktionen, die zu einfachen Verbindungen der erzeugten Radionuklide führen. Beispiele für solche primären Vorläufer, die in gasförmigen Targets erhältlich sind, sind ^{11}CO, $^{11}CO_2$, $H^{11}CN$, ^{13}N-N_2, ^{15}O-O_2, $H_2^{15}O$, ^{18}F-F_2, $H^{18}F$ und $^{18}F^-$. Einige dieser Produkte werden auch direkt zur Messung physiologischer Parameter eingesetzt. ^{77}Kr wird in Festkörpertargets erzeugt und muß durch eine relativ aufwendige Technik aus der festen Matrix isoliert werden. Die zuerst erwähnten Vorläufer können „on line" weiteren Syntheseschritten zugeführt werden, die zunächst etwas kompliziertere Vorläufermoleküle ergeben; $^{11}CH_3I$, $^{11}COCl_2$, $^{13}NH_3$, $Cs^{18}F$ und $CH_3COO^{18}F$ seien hier als kleine Auswahl angeführt.

Biochemische und pharmakologische Überlegungen haben die Auswahl der zu markierenden Substanzen in den vergangenen Jahren zunehmend beeinflußt. Nur zwei Beispiele unter vielen: das Konzept des „metabolic trapping" der Fluordeoxyglukose und der vor kurzem mit ^{11}C-Methylspiperon erzielte Erfolg auf dem Gebiet der rezeptorbindenden Agenzien.

Obwohl bei der Synthese eines Radiopharmakons aus einfachen Vorläufern in der Regel gut bekannte Methoden der organischen Chemie angewendet werden, verlangen der Umgang mit den extrem geringen Mengen der radioaktiven Isotope, die Notwendigkeit sehr kurzer Reaktionszeiten und schneller Reinigungsmethoden sowie die Forderung nach möglichst hoher spezifischer Aktivität oft erhebliche Modifikationen. In vielen Fällen stehen am Ende der Synthese nur noch

The involvement of chemistry in the overall process of the development, production, and finally the routine diagnostic use of a substance labeled with a positron emitter is considerable (for further information, a selection of recent monographs and review articles is provided in the reference list to this chapter).

Even the choice of suitable materials for cyclotron targets raises many new questions. Associated with this is the consideration of the hot chemical reactions which occur in the target immediately after the nuclear reaction, which lead to the formation of simple compounds of the radionuclides produced. Examples of such primary precursors which can be obtained in gaseous targets are ^{11}CO, $^{11}CO_2$, $H^{11}CN$, ^{13}N-N_2, ^{15}O-O_2, $H_2^{15}O$, ^{18}F-F_2, $H^{18}F$, and $^{18}F^-$. Some of these products are also used directly for measuring physiological parameters. ^{77}Kr is produced in solid targets and a relatively elaborate technique is required to isolate it from the solid matrix. The precursors mentioned above can be conducted "online" to further synthesis stages which initially yield relatively complicated precursor molecules. $^{11}CH_3I$, $^{11}COCl_2$, $^{13}NH_3$, $Cs^{18}F$, and $CH_3COO^{18}F$ are a few examples.

Over the past few years, biochemical and pharmacological considerations have increasingly influenced the choice of substances to be labeled. This is reflected in the concept of "metabolic trapping" of fluorine deoxyglucose and the success recently achieved with ^{11}C-methylspiperone in the field of receptor-binding agents, for example.

Although methods familiar from organic chemistry are generally applied for synthesis of a radioactive drug from simple precursors, the extremely small amounts of the radioactive isotopes handled, the necessity for extremely short reaction times and fast purification methods, and the requirement for the highest possible specific activity often mean that considerable modifications must be made. In many cases, only a few percent of the initial activity is available

wenige Prozent der initialen Aktivitätsmenge zur Verfügung. Dies macht den Einsatz hoher Ausgangsaktivitäten notwendig und bedingt damit erheblichen Aufwand zur Abschirmung, Fernsteuerung oder gar Automatisierung der verwendeten Apparaturen.

Bei der Reinigung und Qualitätskontrolle sind ebenfalls einige Besonderheiten zu beachten. Die Radionuklidreinheit wird bei den „organischen" Positronenstrahlern einfach erreicht, da störende Nuklide bei der Produktion entweder gar nicht gebildet werden oder aber sich chemisch so unterschiedlich verhalten, daß sie bei der Synthese entfernt werden. Wichtig ist dieses Kriterium hingegen zum Beispiel beim ^{68}Ge-^{68}Ga-Generator, wo sorgfältig darauf geachtet werden muß, daß der Durchbruch des langlebigen Mutternuklids unterhalb sehr niedriger Grenzen bleibt.

Die chemische Reinheit (Abwesenheit von nichtradioaktiven Verunreinigungen) sowie die radiochemische Reinheit (Abwesenheit von radioaktiven Nebenprodukten) sind je nach Synthese mehr oder weniger schwierig zu erreichen. Bei zentral wirksamen Agenzien erfordert es zum Beispiel ausgeklügelte Chromatographieverfahren, die in großem Überschuß vorliegende pharmakologisch wirksame Ausgangsverbindungen abzutrennen. Auch radiochemische Verunreinigungen, wie beispielsweise Isomere, die bei ^{18}F-Markierungen am aromatischen Ring auftreten können, bedingen aufwendige und zeitraubende Reinigungsverfahren.

Sterilität und Pyrogenfreiheit einer injektionsfertigen Lösung können in der Regel nicht vor der Applikation überprüft werden, da die notwendigen Tests langwierig sind und außerdem (im Falle des Kaninchen-Pyrogentestes) die gesamte Substanzmenge aufbrauchen würden. Sterilität läßt sich meist einfach durch eine Sterilfiltration erreichen. Hingegen sind zur Sicherung der Pyrogenfreiheit die Standardisierung des gesamten Verfahrens und entsprechende Vorabtests der so erhaltenen Applikationslösungen erforderlich. Die Anwendung des Limulus-Endotoxin-Tests kann hier sehr hilfreich sein.

Die Kenntnis der spezifischen Aktivität einer markierten Substanz, also der Radioaktivitätsmenge pro Masseneinheit (z.B. in Ci/mmol ausgedrückt), spielt eine wichtige Rolle bei Traceranwendungen. Die theoretischen Werte von $9,2 \times 10^6$ Ci/mmol für ^{11}C oder $1,7 \times 10^6$ Ci/mmol für ^{18}F sind in chemischen Synthesen nicht erreichbar, da z.B. verdünnendes ^{12}C praktisch allgegenwärtig ist. Beim Einsatz von toxischen oder von rezeptorspezifischen Substanzen sind jedoch möglichst hohe spezifische Aktivitäten erforderlich. Im Falle des ^{18}F ist man diesem Ziel bis auf einen Verdünnungsfaktor von 1:10 nahegekommen. Beim ^{11}C muß man sich oft auch

at the end of synthesis. This makes it necessary to use higher initial activities, with the considerable expense this involves for shielding, remote control, or even automation of the equipment used.

A number of special features of purification and quality control must also be considered. Radionuclide purity is easily achieved with the "organic" positron emitters, since disturbing nuclides are either not formed at all during production or show such different chemical behavior that they are removed during synthesis. This criterion is important for the ^{68}Ge-^{68}Ga generator, however, in which great care must be taken to ensure that the breakthrough of the long-lived mother nuclide remains below very low limits.

The degree of difficulty involved in achieving both chemical purity (absence of nonradioactive impurities) and radiochemical purity (absence of radioactive by-products) varies depending on the synthesis method. For centrally acting agents, for example, sophisticated chromatography methods are necessary to separate the pharmacologically active starting compounds which are present in great excess. Radiochemical impurities such as isomers, which can occur in ^{18}F labeling of the aromatic ring, require the use of costly and protracted purification methods.

Sterility of an injection solution and its freedom from pyrogens generally cannot be checked prior to administration, since the necessary tests are lengthy and would moreover (in the case of the rabbit pyrogen test) consume the entire quantity of substance. Sterility is usually easy to achieve by means of sterile filtration. To ensure freedom from pyrogens, on the other hand, standardization of the entire procedure and appropriate preliminary testing of the solutions for administration thus obtained are necessary. The limulus endotoxin test can be extremely helpful in this respect.

Knowledge of the specific activity of a labeled substance, i.e., the amount of radioactivity per unit of mass (which can be expressed in Ci/mmol), is an important factor in the use of tracers. The theoretical values of 9.2×10^6 Ci/mmol for ^{11}C or 1.7×10^6 Ci/mmol for ^{18}F cannot be achieved in chemical syntheses, since for example diluting ^{12}C is practically ubiquitous. When toxic or receptor-specific substances are used, however, the highest possible specific activities are necessary. In the case of ^{18}F, this goal has been approached up to a dilution factor of 1:10. With ^{11}C, even with very painstaking work a dilution of 1:10000 (corresponding to approx.

bei sorgfältiger Arbeit mit einer Verdünnung von 1:10000 (entspricht ca. 1000 Ci/mmol) zufriedengeben. Für rezeptorbindende Agenzien ist ein minimaler Wert von 100–500 Ci/mmol gefordert worden – ein Wert, der sich durchaus erreichen läßt (vgl. 10.1–10.4).

1000 Ci/mmol) must be accepted as satisfactory. For receptor-binding agents, a minimum value of 100–500 Ci/mmol has been demanded, which is quite possible to achieve (cf. Sects. 10.1–10.4).

4 Darstellung pathologischer zerebraler Prozesse mit gestörter Blut-Hirn-Schranke

4 Detection of Pathologic Cerebral Processes with Disturbed Blood-Brain Barrier

4.1 Isotope

Die Blut-Hirn-Schranke verhindert den Übertritt größerer Moleküle und Ionen aus dem Blut in gesundes Hirngewebe. Eine Störung der Blut-Hirn-Schranke in pathologischem Gewebe (Tumoren, Infarkte, frische Entzündungen) ist diagnostisch nutzbar, beispielsweise geschieht dies bei der (Transmissions)-Computer-Tomographie mit Kontrastmittel und im 99m-Tc-Hirnszintigramm. Mit Gallium-68 steht ein Positronen-Emitter zur Verfügung, der nur die gestörte Blut-Hirn-Schranke überwinden kann und normalerweise intravaskulär verbleibt. Das Isotop ^{68}Ga ist in Form des ^{68}Ge-^{68}Ga-Generators ein kommerziell erhältliches positronenstrahlendes Nuklid. Der meistgebrauchte Generator liefert ^{68}Ga als EDTA-Komplex. Auch ein „ionischer" Generator ist lieferbar, jedoch hat die Anwendung anderer hieraus synthetisierbarer ^{68}Ga-Verbindungen bisher keine breite Bedeutung erlangt (Lambrecht 1983). Seine Halbwertzeit von 68 min erlaubt die Akkumulation genügend vieler Impulse zur Erzielung guter Auflösung bei einer mittleren i.v. injizierten Dosis von 5 mCi. Es weist eine hohe Proteinbindung und besonders hohe Affinität zu Transferrin auf (Moerlein u. Welch 1981).

Ein Positronenemitter mit ähnlichem Anwendungsgebiet ist Rubidium-82. Es kann ebenfalls im Generator aus Strontium-82 gewonnen werden und überwindet die intakte Blut-Hirn-Schranke nicht. Seine extrem kurze Halbwertzeit von 75 s macht es in erster Linie für „first-pass"-Studien geeignet, es gelingt auch eine Darstellung gut vaskularisierter Tumoren (Yen et al. 1982).

4.2 Verteilung bei intakter Blut-Hirn-Schranke

Bei gesunden Kontrollpersonen und bei Patienten mit Hirnerkrankungen, die nicht mit einer Störung der Blut-Hirn-Schranke einhergehen, verteilt sich das ^{68}Ga-EDTA entsprechend der Vaskularisation des Gewebes: Kopfschwarte, Schädelkalotte und Schädelbasis und die intrakraniellen venösen Blutleiter (Sinus sagittalis,

4.1 Isotopes

The blood-brain barrier prevents larger molecules and ions from passing from the blood into healthy cerebral tissue. A disturbance of the blood-brain barrier in pathologic tissue (tumors, infarction sites, freshly inflamed tissue) can be utilized for diagnosis, and for example this is performed in (transmission) CT with contrast material and in the 99m-Tc brain scintigram. Gallium-68 is a positron emitter that can only pass through the blood-brain barrier if it is disturbed, and normally remains intravascular. The isotope ^{68}Ga in the form of the ^{68}Ge-^{68}Ga generator is a commercially available positron-emitting nuclide. The most frequently used generator supplies ^{68}Ga as an EDTA complex. An "ionic" generator is also available, although the use of other ^{68}Ga compounds that can be synthesized from it has not yet achieved much importance (Lambrecht 1983). Its half-life of 68 min allows the accumulation of a sufficiently large number of pulses to achieve good resolution at a mean IV-injected dose of 5 mCi. It has a high protein-binding capacity and a particularly high affinity for transferrin (Moerlein and Welch 1981).

A positron emitter with a similar range of application is rubidium-82. This can also be obtained in the generator from strontium-82 and does not pass through the intact blood-brain barrier. Its extremely short half-life of 75 s makes it suitable primarily for "first-pass" studies, but it is also useful for demonstrating well-vascularized tumors (Yen et al. 1982).

4.2 Distribution with Intact Blood-Brain Barrier

In healthy control subjects and in patients with brain diseases not accompanied by disturbance of the blood-brain barrier, [^{68}Ga]EDTA is distributed according to the vascularization of the tissue: galea aponeurotica, vault of the cranium, base of the skull, and intracranial venous blood vessels (sagittal, transverse, and sigmoid sinuses,

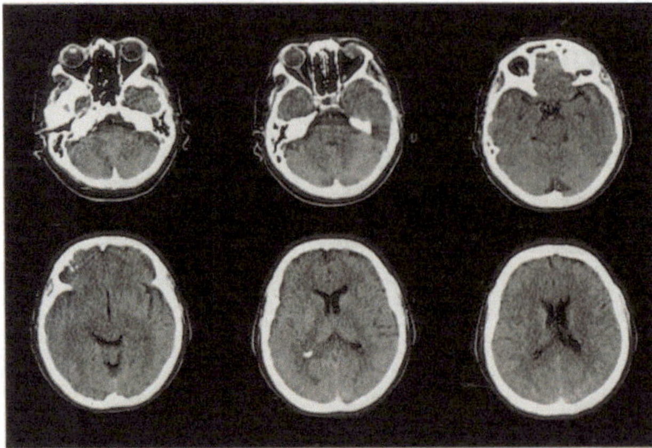 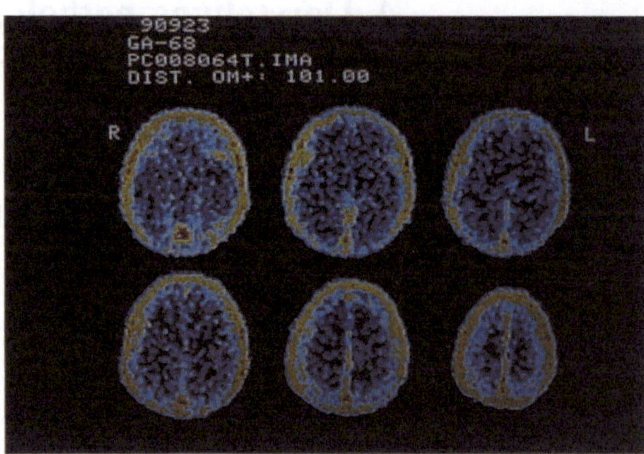

Abb. 9 *(4.2)*. CT und Verteilung von ^{68}Ga-EDTA in Transversalschnitten 15–101 mm über CM-Linie (CML) bei gesunder 61jähriger Kontrollperson: Darstellung der Schädelknochen, der intrakraniellen Blutleiter (Sinus cavernosus, Sinus sigmoideus and transversus, Sinus sagittalis sup. and inf.) sowie der meningealen Blutgefäße in den höheren Schichten. Im Gehirn selbst ist nur wenig Isotop nachweisbar

Fig. 9 *(4.2)*. CT and distribution of [68Ga]EDTA in transverse sections 15–101 mm above the CM line in a healthy 61-year-old control subject: demonstration of cranial bone, intracranial blood conduits (cavernous sinus, sigmoid and transverse sinus, superior and inferior sagittal sinus) and the meningeal blood vessels in the upper slices. Little isotope is detectable in the brain itself

transversus und sigmoideus, Sinus occipitalis und petrosus sowie Sinus cavernosus) stellen sich mit hoher Isotopkonzentration dar, während im Gehirn selbst nur geringe Aktivität nachzuweisen ist.

occipital and petrosal sinuses, and cavernous sinus) show high isotope concentrations, whereas only low activity is detectable in the brain itself.

4.3 Hirninfarkt

In Hirninfarkten ist die Blut-Hirn-Schranke gestört, und an Eiweiß oder große chemische Komplexe gebundene Tracer können ins geschädigte Gewebe übertreten. Dadurch lassen sich infarzierte Areale in ihrer Ausdehnung genauer ab-

4.3 Cerebral Infarction

In cerebral infarctions, the blood-brain barrier is disturbed and tracers bound to protein or large chemical complexes can pass into the damaged tissue. As a result, the extent of infarcted areas can be more precisely delineated (Ericson et al.

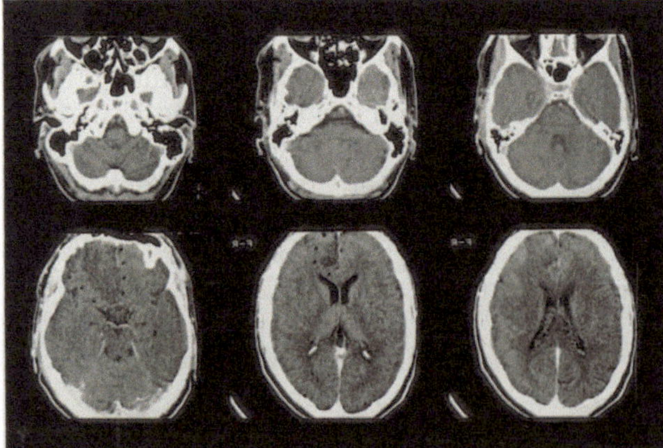 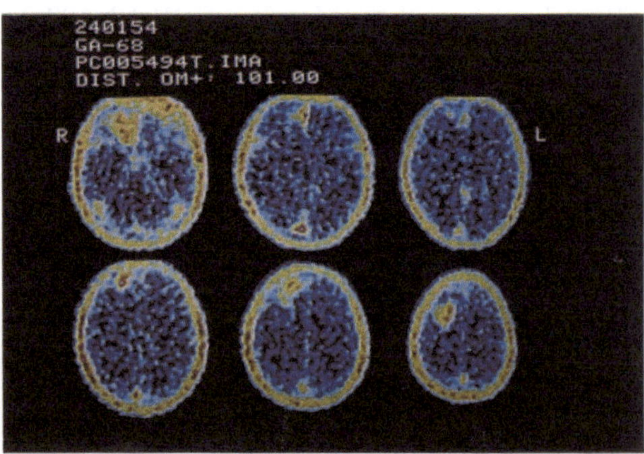

Abb. 10 *(4.3)*. CT und Verteilung von ^{68}Ga-EDTA bei einem 30jährigen Patienten mit Infarkt im Versorgungsgebiet der A. cerebri anterior rechts bei Moya-Moya-Erkrankung (Verschluß der A. carotis interna beidseits an der Stelle der intrakraniellen Aufzweigung, Kollateralisation über multiple Anastomosen): Darstellung eines Bereiches mit gestörter Blut-Hirn-Schranke entsprechend der Ausdehnung des Infarkts im Anteriorgebiet rechts

Fig. 10 *(4.3)*. CT and distribution of [68Ga]EDTA in a 30-year-old patient with an infarction in the territory supplied by the right anterior cerebral artery in moyamoya disease (bilateral occlusion of the internal carotid artery at the intracranial branching point, collateral circulation provided through multiple anastomoses): an area with disturbed blood-brain barrier corresponding to the extent of the infarction in the right anterior region is seen

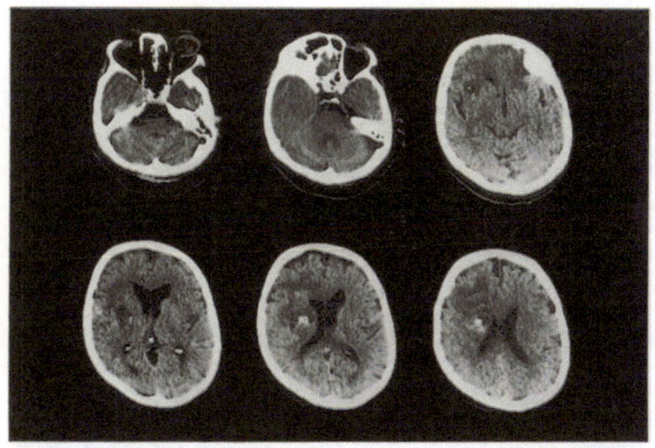 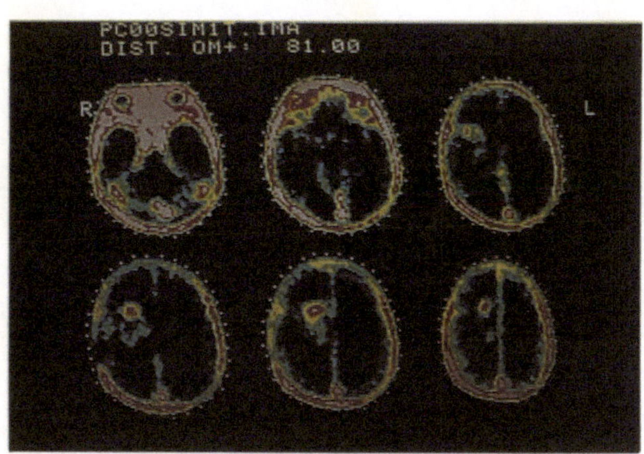

Abb. 11 *(4.4)*. CT und ^{68}Ga-EDTA-Verteilung bei einer 53jährigen Patientin mit Glioblastom rechts im Bereich der Basalganglien und des frontalen Marklagers: hochgradige Isotopanreicherung in proliferierenden Tumoranteilen, geringer im regressiven Zentrum und in der ödematös veränderten Umgebung

Fig. 11 *(4.4)*. CT and [^{68}G
old female patient with rig
of the basal ganglia and t
grade isotope accumulati
lower grade in the regress
area affected

grenzen (Ericson et al. 1981). Die Schrankenstörung entwickelt sich in den ersten Tagen nach dem Insult, erreicht nach einer Woche ein Maximum und bleibt mehrere Wochen bis wenige Monate bestehen.

1981). The barrier d
first few days after th
after 1 week, and pe
a few months.

4.4 Maligne Gliome

In hirneigenen Tumoren reichert sich ^{68}Ga-EDTA entsprechend der Störung der Blut-Hirn-Schranke und der Vaskularisation an, zusätzlich wird der Tracer aber auch in den Tumorzellen selbst gespeichert. Die Anreicherung steht in Beziehung zur Malignität (Ilsen et al. 1984), da bei höhergradigen Gliomen die Störung der Blut-Hirn-Schranke stärker ausgeprägt ist und vermehrt Kapillarsprossen mit geschädigter Gefäßwand gebildet werden. Da die Blutversorgung mit dem Wachstum nicht parallel läuft, entwickeln sich im Zentrum maligner Gliome regressive Veränderungen und Nekrosen, so daß häufig ein Ring vermehrter Aktivität die proliferierende Tumorzone und ein Zentrum verminderter Traceraufnahme den regressiv umgewandelten Tumorkern anzeigt.

4.4 Mal

In cerebral tumors,
according to the dist
barrier and the vas
tracer is also stored i
The extent of this ac
grade of malignancy
higher grade gliom
blood-brain barrier i
creased capillary mul
presence of damaged
cularization is not pa
sive changes and nec
of malignant gliomas
activity frequently i
mor zone, while a ce
take marks the regre

4.5 Meningeome

Meningeome sind reich vaskularisiert und haben als mesenchymale Tumoren keine Blut-Gewebs-Schranke. Diese Tumoren reichern daher ^{68}Ga-EDTA in hoher Konzentration an.

4.5 M

Meningiomas are h
mesenchymal tumors
rier. These tumors
concentrations of [^{68}

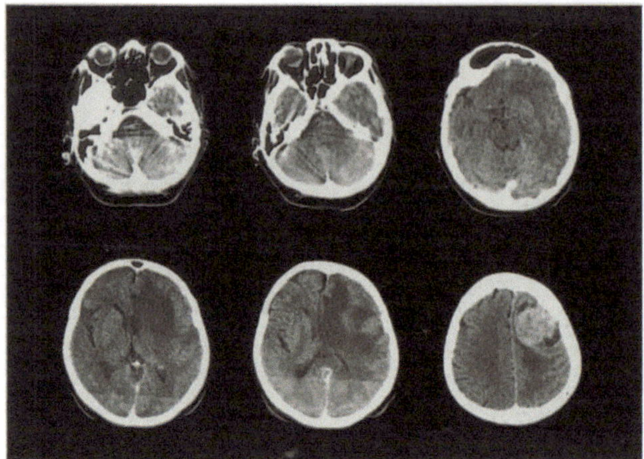 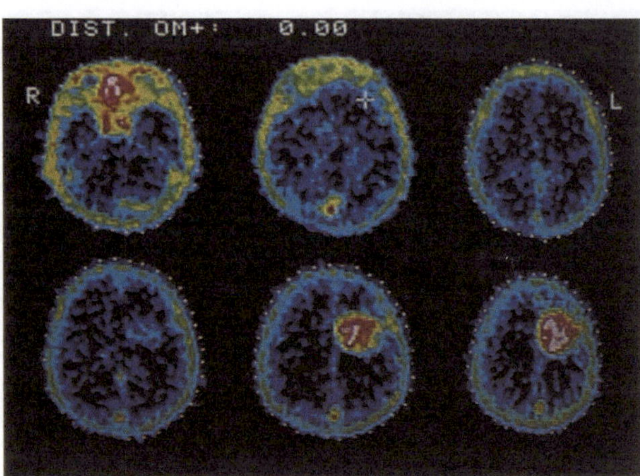

Abb. 12 *(4.5)*. ^{68}Ga-EDTA-Verteilung bei einem 72jährigen Patienten mit Konvexitätsmeningeom links frontal. Der Tumor stellt sich als scharf begrenztes ovales hochaktives Areal in mehreren Transversalschnitten dar

Fig. 12 *(4.5)*. [68]Ga]EDTA distribution in a 72-year-old patient with left frontal convexity meningioma. The tumor is shown as a sharply defined oval, highly active area in several transverse sections

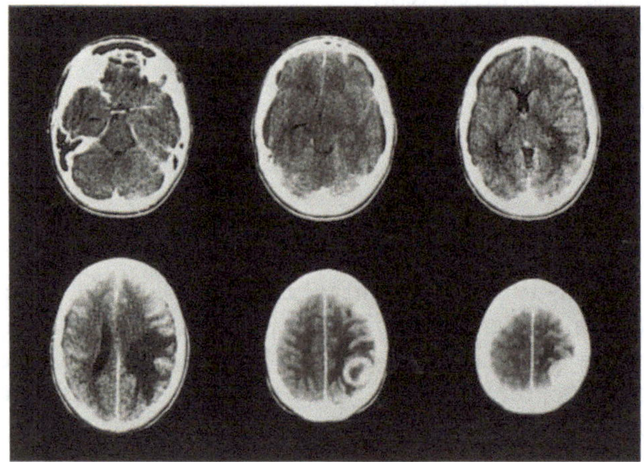 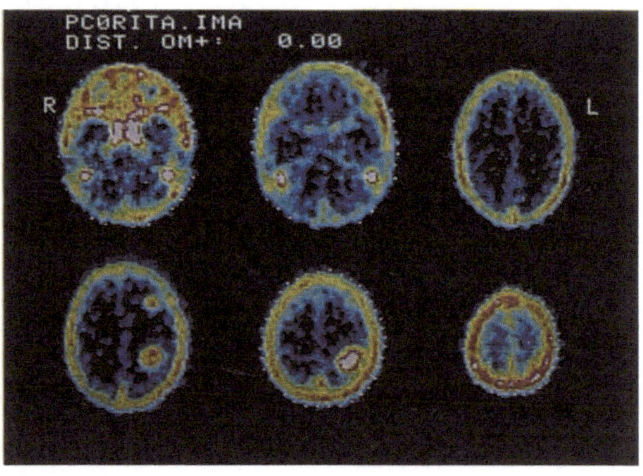

Abb. 13 *(4.6)*. CT und ^{68}Ga-EDTA-Verteilung bei einer 25jährigen Patientin mit multiplen, nur zerebral nachweisbaren Metastasen nach Melanoblastom. Mittels PET sind zwei stark speichernde Herde nachweisbar, im CT ist nur eine ringförmige Hyperdensität sicher darstellbar

Fig. 13 *(4.6)*. CT and ^{68}Ga]EDTA distribution in a 25-year-old patient with multiple metastases detectable only in the cerebrum after melanoblastoma. PET reveals two foci with a high density of accumulation, whereas in CT only one circular hyperdense area is definitely detectable

4.6 Metastasen

Metastasen – als hirnfremde Neubildungen – haben keine Blut-Gewebs-Schranke und sind je nach Primärtumor unterschiedlich vaskularisiert. Die Intensität der ^{68}Ga-EDTA-Speicherung ist von der Art abhängig. Hochverdächtig auf metastatische Neubildungen ist der Nachweis mehrerer rundlich scharf begrenzter speichernder Herde mittels ^{68}Ga-PET.

4.7 Quantifizierung und Kinetik der Traceraufnahme

Die Anreicherung von ^{68}Ga in pathologischem Hirngewebe kann bei sequentieller tomographischer Untersuchung und Messung der Plas-

4.6 Metastases

Metastatic tumors, being extracerebral neoplasms, have no blood-tissue barrier, and depending on the primary tumor they are vascularized to different degrees. The intensity of the ^{68}Ga]EDTA accumulation depends on the type. The detection of several roundish, sharply defined accumulating foci by means of PET with ^{68}Ga is highly suggestive of metastatic neoplasms.

4.7 Quantification and Kinetics of Tracer Uptake

The accumulation of ^{68}Ga in pathologic cerebral tissue can be recorded quantitatively over time in sequential tomographic studies and measure-

maaktivität in ihrem zeitlichen Verlauf quantitativ erfaßt werden. Zur mathematischen Beschreibung der Traceraufnahme eignet sich ein Drei-Kompartment-Modell in Analogie zur Anreicherung von Deoxyglukose (vgl. 7.2). Der Transport zwischen den einzelnen Kompartments (Blutplasma, Extrazellulärraum und Intrazellulärraum) wird durch Transportkonstanten beschrieben. Die Werte dieser Transportkonstanten können aus der gemessenen Kurve der regionalen Traceraufnahme bestimmt werden. Die Konstante für den Galliumtransport von Plasma in den Extrazellulärraum entspricht der Permeabilität (PS-Produkt) der Blut-Hirn-Schranke. Die Rate der Netto-Ga-Aufnahme des Gewebes, die der intrazellulären Aufnahme entsprechen dürfte, ist für maligne hirneigene Tumore in der Regel höher (>0.25 mg/100 g/min) als für Meningeome, Metastasen und Astrozytome niedrigen Malignitätsgrades (Herholz et al. 1985).

ments of plasma activity. A three-compartment model analogous to the accumulation of deoxyglucose (c.f. 7.2) is suitable for mathematical description of the tracer uptake. Transport between the individual compartments (blood plasma, extracellular space, and intracellular space) is described by transport constants. The values of these transport constants can be determined from the measured curve of the regional tracer uptake. The constant for gallium transport of plasma into the extracellular space corresponds to the permeability (PS product) of the blood-brain barrier. The rate of the net Ga uptake of the tissue, which probably corresponds to the intracellular uptake, is generally higher for malignant cerebral tumors (>0.25 mg/100 g/min) than for meningiomas, metastases, and astrocytomas of low malignancy (Herholz et al. 1985).

5 Messung des Sauerstoffverbrauchs, der Durchblutung und des Blutvolumens

5 Measurement of Oxygen Consumption, Blood Flow, and Blood Volume

Das Sauerstoffisotop ^{15}O mit einer kurzen Halbwertzeit von 123 s wird zur Messung des regionalen Sauerstoffverbrauchs (rCMRO$_2$), der regionalen Hirndurchblutung (rCBF) und zur Bestimmung des regionalen Blutvolumens (rCBV) eingesetzt. Dabei ist die Bestimmung des Sauerstoffverbrauchs nicht ohne Durchblutungsmessung möglich. Die in diesem Kapitel abgehandelten Verfahren sind Weiterentwicklungen der von Ter-Pogossian et al. (1969, 1970) eingeführten Methode mit intraarterieller Injektion von O_2-gesättigtem Blut, $H_2{}^{15}O$ und $C^{15}O$-markiertem Hämoglobin.

The oxygen isotope ^{15}O, with a short half-life of 123 s, is used to measure the regional oxygen consumption (rCMRO$_2$) and regional cerebral blood flow (rCBF), and to determine the regional blood volume (rCBV). The oxygen consumption cannot be determined without also measuring the blood flow. The methods presented in this chapter are further developments of the method introduced by Ter-Pogossian et al. (1969, 1970), which uses intraarterial injection of O_2-saturated blood, $H_2{}^{15}O$, and $C^{15}O$-labeled hemoglobin.

5.1 Darstellung der Tracer

$^{15}O_2$ entsteht im Stickstoff-Durchflußtarget durch eine Austauschreaktion mit zugesetztem nicht radioaktivem O_2. Eventuell anfallende Spuren von Stickoxiden werden durch Natronkalk- und Aktivkohlefilter entfernt. Analog kann $C^{15}O_2$ im Target unter Zusatz von CO_2 anstelle von O_2 erzeugt werden (Clark u. Buckingham 1975). Beide Gase werden durch eine Rohrleitung direkt („on line") dem Patienten zur Inhalation zugeführt. $H_2{}^{15}O$ zur intravenösen Injektion kann entweder in einem N_2/H_2-Gastarget erzeugt werden oder durch katalytische Reduktion von ^{15}O-O_2 an Palladium. Reinigungsschritte sind nicht erforderlich.

$C^{15}O$ zur Messung des rCBV wird durch Reduktion von $^{15}O_2$ in einem auf 900° C gehaltenen Aktivkohleofen erzeugt. Alternativ kann ^{11}CO eingesetzt werden; es wird direkt bei der ^{11}C-Produktion in einem N_2-Target mit Spuren von O_2 erzeugt, geringe Mengen von $^{11}CO_2$ werden mit Natronkalkfilter entfernt.

5.1 Production of Tracers

$^{15}O_2$ is formed in the nitrogen flow target through an exchange reaction with added, nonradioactive O_2. Any traces of labeled nitrogen oxides which are formed are removed with soda lime and activated carbon filters. In an analogous process, $C^{15}O_2$ can be produced in the target by adding CO_2 instead of O_2 (Clark and Buckingham 1975). Both gases are conducted directly online to the patient for inhalation. $H_2{}^{15}O$ for IV injection can be produced either in an N_2/H_2 gas target or by catalytic reduction of ^{15}O-O_2 with palladium. No purification stages are needed.

$C^{15}O$ for measurement of the rCBV is produced by reduction of $^{15}O_2$ in an activated carbon furnace kept at 900° C. Alternatively, ^{11}CO can be used; this is produced directly during ^{11}C production in an N_2 target with traces of O_2, small quantities of $^{11}CO_2$ being removed by a soda lime filter.

5.2 Meßprinzip

5.2.1 Gleichgewichtsmodelle mit Tracerinhalation

Über eine Atemmaske wird dem Patienten zunächst kontinuierlich $C^{15}O_2$ zugeführt. Dies wird

5.2 Principle of Measurement

5.2.1 Equilibrium Models with Tracer Inhalation

The patient is first supplied continuously with $C^{15}O_2$ through a breathing mask. It is then con-

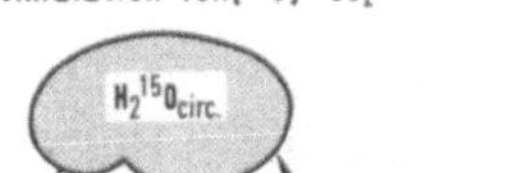

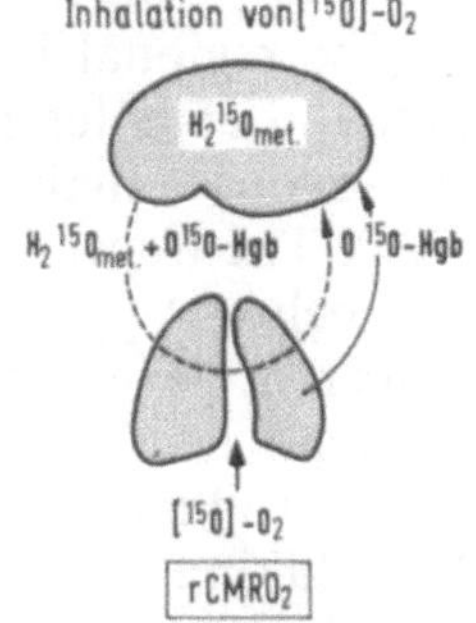

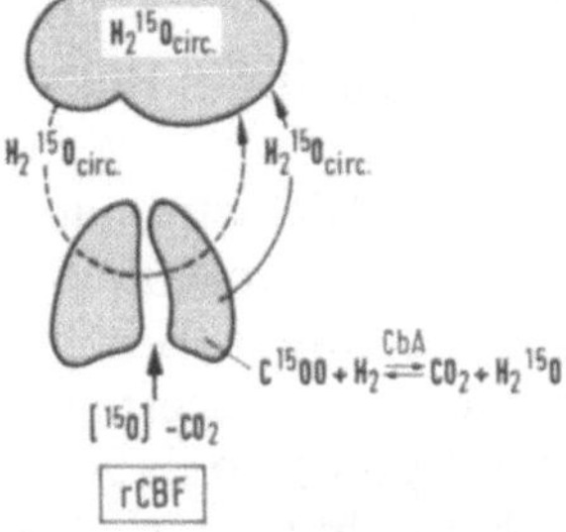

Abb. 14 *(5.2.1)*. Schema zur Bestimmung von CMRO$_2$ und CBF durch kontinuierliche Inhalation von C^{15}O$_2$ und ^{15}O$_2$: Bildung von zirkulierendem H$_2$^{15}O nach C^{15}O$_2$-Inhalation und von metabolischem H$_2$^{15}O nach ^{15}O$_2$-Inhalation	**Fig. 14** *(5.2.1)*. Diagram for determination of CMRO$_2$ and CBF through continuous inhalation of C^{15}O$_2$ and ^{15}O$_2$: formation of circulating H$_2$^{15}O after C^{15}O$_2$ inhalation and metabolic H$_2$^{15}O after ^{15}O$_2$ inhalation

von dem in der Lunge vorhandenen Enzym Karboanhydrase in H$_2$^{15}O umgewandelt und gelangt so in den Kreislauf. Durch die kontinuierliche Inhalation und den raschen Zerfall des Isotops wird innerhalb kurzer Zeit eine konstante Aktivität im arteriellen Blut erreicht.

H$_2$^{15}O diffundiert frei in das Gehirn und die anderen Organe. Nach etwa 10 min wird ein Gleichgewicht der Aktivitätsverteilung erreicht, wobei die Gewebeaktivität (C$_g$) von der Tracerzufuhr, also der lokalen Durchblutung (rCBF) und der arteriellen Tracerkonzentration (C$_a$), abhängt. Der quantitative Zusammenhang zwischen diesen Größen wird im Prinzip durch die folgende Gleichung beschrieben (Jones et al. 1976):

$$CBF = \frac{\tau}{C_a/C_g - 1}$$

wobei τ die Zerfallskonstante von ^{15}O ist. Die Messung der Gewebeaktivität C$_g$ erfolgt mit PET, C$_a$ wird aus arteriellen Blutproben in einem kreuzkalibrierten Bohrlochkristall bestimmt. Aufgrund dieses mathematischen Zusammenhangs wird das zunächst gewonnene Schnittbild der Aktivitätsverteilung direkt vom Computer in ein Schnittbild der Durchblutung umgerechnet und dargestellt.

Im zweiten Untersuchungsabschnitt wird kontinuierlich ^{15}O$_2$ zugeführt, das im Blut an Hämoglobin gebunden und wie unmarkierter Sauerstoff transportiert wird. In metabolisch aktivem Gewebe wird der Sauerstoff zur Oxidation verwendet, wobei wiederum frei diffusibles H$_2$^{15}O gebildet wird. Das nun entstehende Gleichgewicht der Aktivitätsverteilung im Gewebe hängt neben der arteriellen Zufuhr von H$_2$^{15}O vor allem von der regionalen Sauerstoffextraktion (rOER) zur Oxidation ab. Aufgrund der Kenntnis der Durchblutung aus der vorausge-

verted to H$_2$^{15}O by the enzyme carboanhydrase present in the lung, and in this way it enters the circulation. Owing to the continuous inhalation and the rapid decay of the isotope, activity in the arterial blood reaches a constant level within a short time. H$_2$^{15}O diffuses freely into the brain and the other organs. After about 10 min an equilibrium in the activity distribution is reached, in which the tissue activity (C$_g$) depends on the tracer supply, and thus on the local blood flow (rCBF) and the arterial tracer concentration (C$_a$). The quantitative relationship between these parameters can be described in principle by the following equation (Jones et al. 1976):

$$CBF = \frac{\tau}{C_a/C_g - 1}$$

where τ is the decay constant of ^{15}O. Measurement of the tissue activity C$_g$ is performed by means of PET, and C$_a$ is determined from arterial blood samples in a cross-calibrated well counter. On the basis of the mathematical relationship, the transaxial image of the activity distribution first obtained is converted by the computer to a transaxial image of the blood flow and visualized.

In a second investigation phase, ^{15}O$_2$ is supplied continuously, bound to hemoglobin in the blood, and transported in the same way as unlabeled oxygen. In metabolically active tissue the oxygen is used for oxidation, during which in turn freely diffusable H$_2$^{15}O is formed. The equilibrium of the activity distribution in the tissue which now develops depends not only on the arterial supply of H$_2$^{15}O, but also, and in particular, on the regional oxygen extraction (rOER) for oxidation. With knowledge of the blood flow from the previous measurement, the oxygen extraction can be determined from the tissue activity measured

gangenen Messung kann die Sauerstoffextraktion aus der mit PET gemessenen Gewebeaktivität und der arteriellen Aktivität bestimmt werden. Der Sauerstoffverbrauch (rCMRO$_2$) ergibt sich dann aus:

$$rCMRO_2 = rCBF \cdot rOER \cdot C_{O_2}$$

wobei C_{O_2} der Gesamtsauerstoffgehalt des Blutes ist.

Das regionale Blutvolumen (rCBV) wird nach Bolusinhalation von ^{11}CO oder unter kontinuierlicher Inhalation von $C^{15}O$ bestimmt (Phelps et al. 1979). Es handelt sich dabei um Tracermengen (CO-Konzentration unter 1 ppm), so daß toxische Wirkungen nicht zu befürchten sind. Da Kohlenmonoxid fest an die Erythrozyten gebunden wird, ergibt sich das rCBV direkt aus der mit PET gemessenen lokalen Aktivität unter Berücksichtigung des Hämatokrits, der allerdings in den Hirnkapillaren etwas niedriger ist als in den großen peripheren Gefäßen (Faktor ca. 0,85), und der Aktivität einer im Bohrlochkristall gemessenen Blutprobe. Neben seiner Bedeutung als physiologischer Parameter ist die Kenntnis des rCBV auch von Wert für eine genauere Bestimmung der rCMRO$_2$, da nun für den Anteil des intravasal an Hämoglobin gebundenen $^{15}O_2$ korrigiert werden kann, das bei der Messung der Gewebeaktivität mit erfaßt wird (Lammertsma u. Jones 1983).

5.2.2 Durchblutungsmessung mit Bolusinhalation oder i.-v.-Injektion

Neben den Messungen im Verteilungsgleichgewicht kann die Anflutung von $H_2^{15}O$ nach einer Bolusinhalation von $C^{15}O_2$ oder intravenöser $H_2^{15}O$-Bolusinjektion zur Bestimmung der Durchblutung verwendet werden.
Die während einer einzigen PET-Aufnahme von ca. 40 s Dauer unmittelbar nach Bolusapplikation gemessene zerebrale Aktivität steht in nahezu linearem Zusammenhang mit der regionalen Durchblutung, der exakt durch eine aus der Autoradiographie bekannte, auf dem Fickschen Prinzip beruhende Formel zu beschreiben ist (Herscovitch et al. 1983). Zur Quantifizierung in Absolutwerten ist die Messung der Aktivität mehrerer arterieller Blutproben erforderlich. Für eine quantitative Auswertung lediglich der Durchblutungsverteilung in Relativwerten kann jedoch darauf verzichtet werden (Fox et al. 1984). Aufgrund der sehr raschen Wiederholbarkeit der Untersuchung innerhalb von wenigen Minuten bei niedriger Strahlenbelastung ist die Methode für physiologische Untersuchungen mit Stimulation besonders geeignet. Durch dynamische Aufzeichnung des Aktivitätsverlaufs im Hirngewebe

with PET and the arterial activity. The oxygen consumption (rCMRO$_2$) then follows from:

$$rCMRO_2 = rCBF \cdot rOER \cdot C_{O_2}$$

where C_{O_2} is the total oxygen content of the blood.

The regional blood volume (rCBV) is determined after bolus inhalation of ^{11}CO or during continuous inhalation of $C^{15}O$ (Phelps et al. 1979). The tracer quantities used (CO concentration below 1 ppm) are so low that there is no danger of toxic effects. Since carbon monoxide is bound firmly to the erythrocytes, rCBV is a direct product of the local activity measured by PET, taking account of the hematocrit (somewhat lower in the capillaries of the brain than in the large peripheral vessels; factor approx. 0.85), and the activity of a blood sample measured in a well counter. In addition to its importance as a physiological parameter, knowledge of the rCBV is also valuable for making a more precise determination of the rCMRO$_2$, since a correction can now be made for the portion of $^{15}O_2$ bound intravascularly to hemoglobin, which was included in the measurement of the tissue activity (Lammertsma and Jones 1983).

5.2.2 Blood Flow Measurement with Bolus Inhalation or i.v. Injection

In addition to the measurements made in distribution equilibrium, the inflow of $H_2^{15}O$ after a bolus inhalation of $C^{15}O_2$ or IV bolus injection of $H_2^{15}O$ can be used to determine the blood flow.

The relationship between cerebral activity measured during a single PET scan of approx. 40 s duration immediately after bolus administration and rCBF is virtually linear, and it can be exactly described by means of a formula used in autoradiography, which is based on Fick's principle (Herscovitch et al. 1983). For quantification in absolute values it is necessary to measure the activity of several arterial blood samples. This can be omitted if only a quantitative evaluation of the blood flow distribution in relative values is required, however (Fox et al. 1984). Because this investigation can be repeated very rapidly within a few minutes and involves only low radiation exposure, the method is particularly suitable for physiological investigations with stimulation. With dynamic recording of the activity pattern in cerebral tissue (PET) and in blood plasma over about 10 min, the same principle can

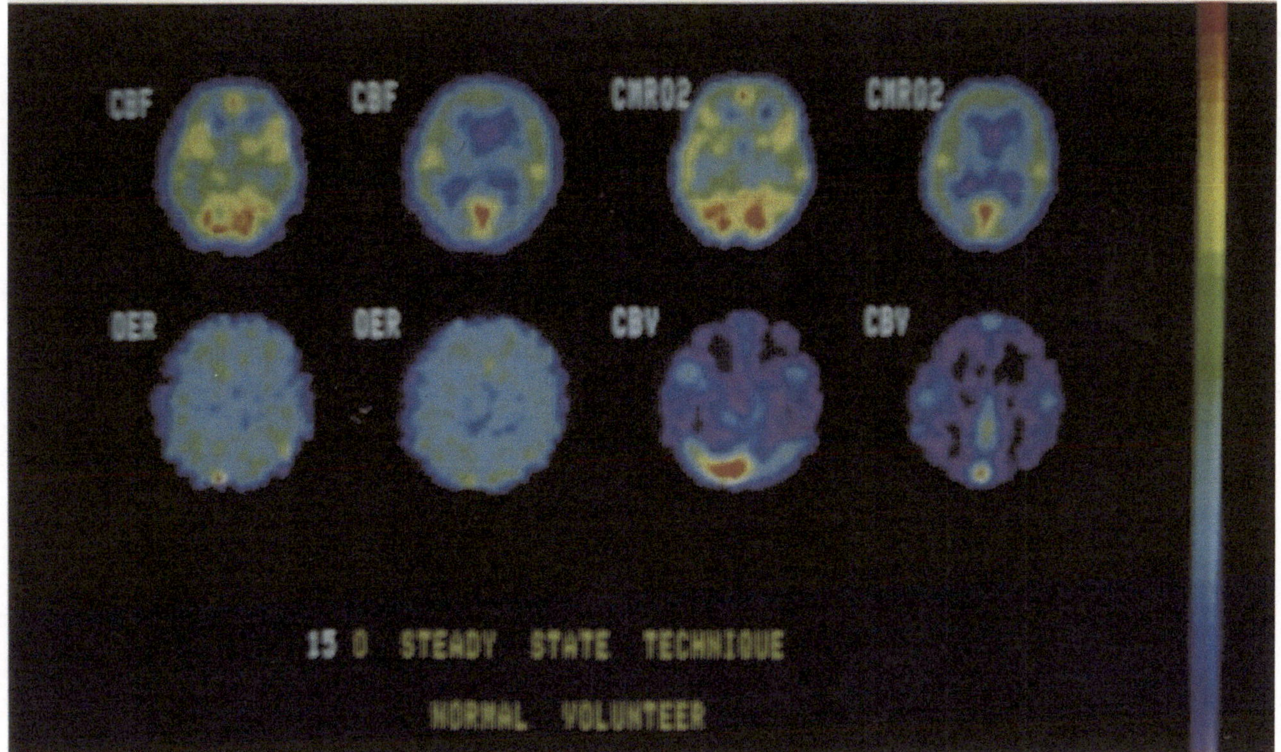

Abb. 15 *(5.3)*. rCBF, rOER, rCMRO₂ und rCBV in 2 Schnittebenen (4 und 6 cm über Orbitomeatallinie, OML) einer normalen Kontrollperson: Die physiologischen Größen sind gekoppelt, OER zeigt wenig regionale Unterschiede. (Farbskala den Meßwerten entsprechend; rot: hohe Werte, blau: niedere Werte). (R. Frackowiak, London)

Fig. 15 *(5.3)*. rCBF, rOER, rCMRO₂, and rCBV in two transaxial planes (4 and 6 cm above the orbitomeatal line, OML) of a normal control subject: The physiological parameters are coupled; OER shows few regional differences. (Color scale corresponding to level of parameters: red: high values, blue: low values.) (Courtesy of R. Frackowiak, London)

(PET) und im Blutplasma über ca. 10 min kann unter Anwendung desselben Prinzips neben der Durchblutung auch das regionale zerebrale Verteilungsvolumen für Wasser bestimmt werden (Huang et al. 1983), das bei allen anderen Verfahren als bekannt vorausgesetzt werden muß.

be used to determine both the blood flow and the regional cerebral distribution volume for water (Huang et al. 1983), which must be assumed for all other methods.

5.3 Normalbefunde

Mit ¹⁵O werden für die regionale Hirndurchblutung bei gesunden Personen Werte im Bereich zwischen 50 und 90 ml/100 g/min in der grauen und um 20 ml/100 g/min in der weißen Hirnsubstanz gefunden. Der Sauerstoffverbrauch der grauen Substanz liegt bei 6, der der weißen Substanz bei 1,5 ml/100 g/min (Frackowiak et al. 1980; Lebrun-Grandié et al. 1983; Huang et al. 1983). Mit zunehmendem Alter wird in Übereinstimmung mit früheren Untersuchungen meist auch beim Gesunden über eine Abnahme der Hirndurchblutung, nicht jedoch des Sauerstoffverbrauchs berichtet (Leenders et al. 1984). Normalerweise findet sich eine enge Korrelation zwischen Sauerstoffverbrauch und Durchblutung, da sich diese dem metabolischen Bedarf des Gehirns anpaßt (Raichle et al. 1976), der wiederum von der neuronalen Aktivität abhängt.

5.3 Normal Values

With ¹⁵O, values for the regional cerebral blood flow in healthy subjects vary between 50 and 90 ml/100 g/min in the gray and around 20 ml/100 g/min in the white matter. The oxygen consumption of the gray matter is 6, and that of the white matter, 1.5 ml/100 g/min (Frackowiak et al. 1980; Lebrun-Grandié et al. 1983; Huang et al. 1983). In agreement with previous investigations, with increasing age a decrease in cerebral blood flow but not in the oxygen consumption is usually reported in healthy subjects (Leenders et al. 1984). There is normally a close correlation between oxygen consumption and blood flow, since the latter adapts to the metabolic demand of the brain (Raichle et al. 1976), which is governed in turn by the neuronal activity.

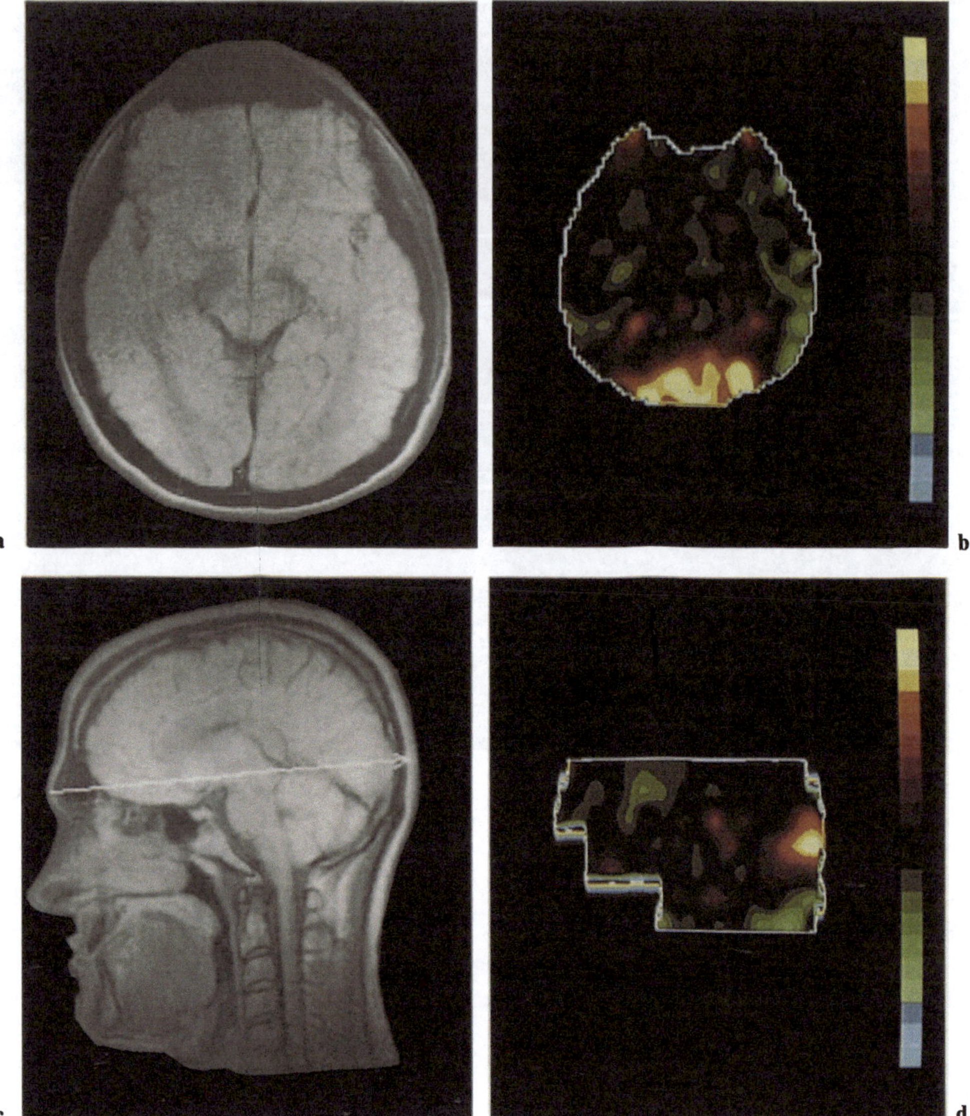

Abb. 16a–d *(5.4)*. Kernspintomographische (**a, c**) und PET-Bilder (**b, d**) in horizontaler (**a, b**) und sagittaler (**c, d**) Ebene durchs Gehirn einer Versuchsperson während Flackerlichtstimulation. Die PET-Daten (**b**: direkte Schnittebene; **d**: sagittale Rekonstruktion durch das Sehzentrum) sind in Prozentänderung von der Kontrollmessung ohne Reizung angegeben: Dunkle Bereiche zeigen keine Änderung an; Zunahme der Durchblutung: rot, gelb bis weiß (50%); Abnahme: blau bis grün (50%). Durch die Stimulation nimmt die Durchblutung des Sehzentrums stark zu. (M.E. Raichle, St. Louis)

Fig. 16a–d *(5.4)*. Computed magnetic resonance tomographic (**a, c**) and PET images (**b, d**) in horizontal (**a, b**) and sagittal (**c, d**) planes through the brain of a volunteer during flickering light stimulation. The PET data (**b** direct sectional plane, **d** sagittal reconstruction through the visual center) are stated as percentage changes relative to the control measurement without stimulation: *Dark areas* indicate no change; increase in blood flow is seen as *red* or as *yellow* to *white* (50%), and decrease in blood flow, as *blue* to *green* (50%). As result of this stimulation, the blood flow to the visual center increases greatly. (Courtesy of M.E. Raichle, St. Louis)

5.4 Funktionelle Aktivierung

Die Kopplung von rCBF an die neuronale Funktion kann genutzt werden, um zu klären, welche Hirnstrukturen in welchem Ausmaß an welchen Funktionen beteiligt sind. Wesentliche Erkenntnisse wurden hier bereits früher durch ein- und zweidimensionale Verfahren, v.a. unter Verwendung von Xenon-133 gewonnen. Die PET ermöglicht nun jedoch auch die Beurteilung tiefer gelegener Hirnstrukturen und bietet eine bessere Auflösung (vgl. auch 7.4).

5.4 Functional Activation

The coupling of rCBF to the neuronal function can be used to clarify which brain structures are involved and to what extent in which functions. Basic information on these subjects has already been gained by means of two dimensional methods, especially with xenon-133. PET, however, also allows deeper brain structures to be assessed and gives better resolution (cf. Sect. 7.4).

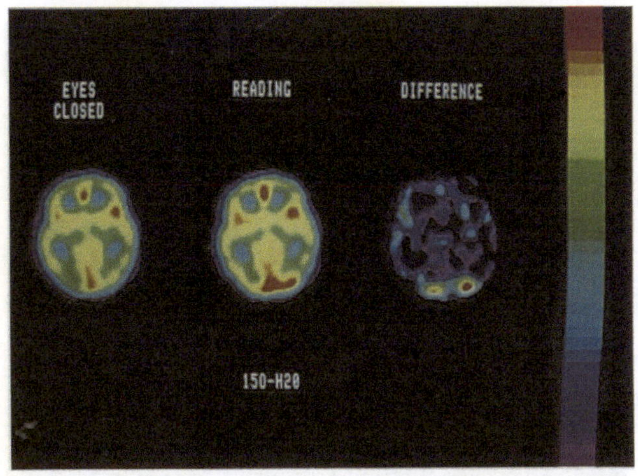

Abb. 17 *(5.4)*. rCBF einer Kontrollperson in Ruhe und während Lesens: Die Durchblutung im Okzipitalpol nimmt fast um 50% zu. (J.C. Mazziotta, Los Angeles)

Fig. 17 *(5.4)*. rCBF of a volunteer at rest and while reading: The blood flow at the occipital pole increases by almost 50%. (Courtesy of J.C. Mazziotta, Los Angeles)

5.5 Fokale Epilepsie

Bei Patienten mit fokaler Epilepsie ist die Durchblutung während eines Anfalls regional gesteigert, im anfallsfreien Intervall fokal vermindert. Die durch PET entdeckten Herde können durch EEG-Tiefenableitungen häufig bestätigt werden. Die neuropathologische Untersuchung nach operativer Entfernung dieser Herde bei therapieresistentem Anfallsleiden zeigt meist umschriebene Hirnläsionen (kleine Tumoren, Sklerose). Die Anfälle sind nach Herdextirpation meist gebessert.

5.5 Focal Epilepsy

In patients with focal epilepsy, the blood flow is regionally increased during seizures and focally reduced interictally. The foci detected by PET can frequently be confirmed by deep EEG recordings. Neuropathological investigation after surgical removal of these foci in therapy-resistant convulsive disorders usually reveals circumscribed cerebral lesions (small tumors, sclerosis). The seizures are usually improved after extirpation of the foci.

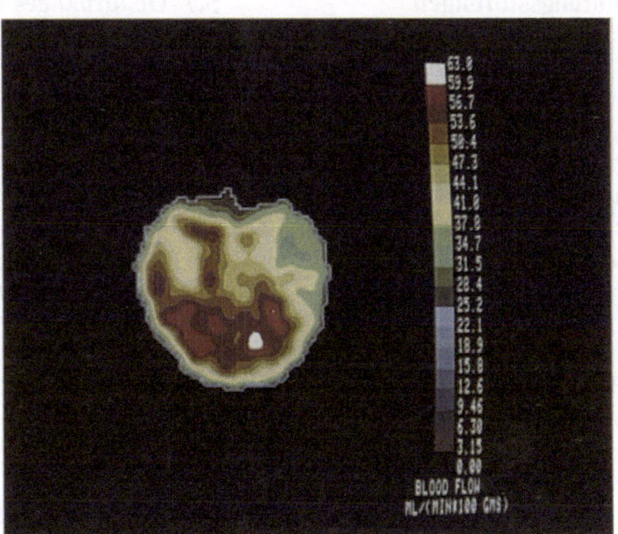

Abb. 18 *(5.5)*. rCBF eines 22jährigen Patienten mit therapieresistenter fokaler Epilepsie bei EEG-Herd rechts temporal. Im anfallsfreien Intervall ist die Durchblutung im Herd deutlich vermindert. (M.E. Raichle, St. Louis)

Fig. 18 *(5.5)*. rCBF of a 22-year-old patient with therapy-resistant focal epilepsy with right temporal EEG focus. In the attack-free interval the blood supply to the focus is markedly decreased. (Courtesy of M.E. Raichle, St. Louis)

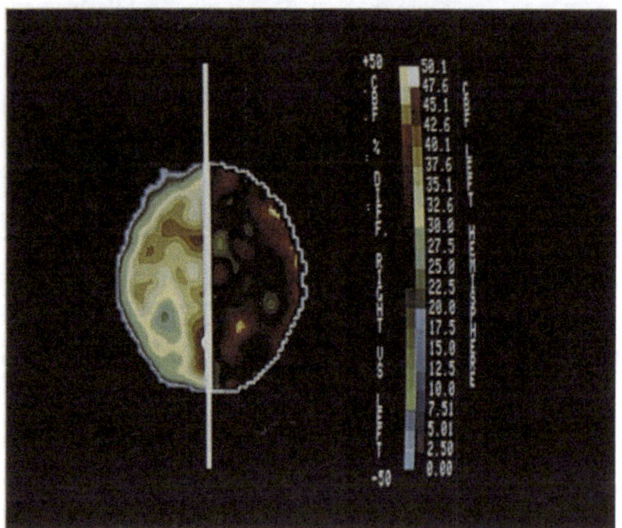

Abb. 19 *(5.6)*. rCBF bei einem Patienten mit rezidivierenden Angstzuständen unter Laktatbelastung: linke Hemisphäre Verteilung der Durchblutung entsprechend Skala, rechte Hemisphäre zeigt Rechts-Links-Asymmetrie mit besonders hoher Durchblutung (entsprechend %-Skala) im rechten Gyrus parahippocampalis. (M.E. Raichle, St. Louis)

Fig. 19 *(5.6)*. rCBF in a patient with recurrent anxiety states during lactate loading. In the left hemisphere distribution of blood flow corresponds to scale, while the right hemisphere shows right-left asymmetry with particularly high blood flow (corresponding to % scale) in the right parahippocampal gyrus. (Courtesy of M.E. Raichle, St. Louis)

5.6 Psychische Störungen

Bestimmte psychische Störungen, die durch immer wiederkehrende Angstzustände charakterisiert sind, können bei den Betroffenen durch Laktatinfusionen in typischer Weise ausgelöst werden. Während einer solchen Belastung konnten signifikante Asymmetrien der Durchblutung in mit psychischen Reaktionen in Verbindung gebrachten Hirnstrukturen (Gyrus parahippocampalis) gefunden werden (Reimann et al. 1984).

5.7 Zerebrale Durchblutungsstörungen

Besonders aufschlußreich ist die Untersuchung von rCBF, $rCMRO_2$ und rCBV bei zerebralen Durchblutungsstörungen (Ackerman et al. 1981; Baron et al. 1981a). Bei unzureichender Blutzufuhr zum Gehirn, z.B. aufgrund eines Carotis-interna-Verschlusses, können zunächst kompensatorische Mechanismen einsetzen. Bei noch ausreichender Gefäßreagibilität kommt es in der Peripherie zur Vasodilatation und damit zur Senkung des peripheren Widerstands. Dies kann mit PET als Erhöhung des rCBV im betroffenen Gefäßgebiet nachgewiesen werden. Die regionale Durchblutung kann in diesem Stadium bei erfolgreicher Kompensation noch normal sein (Gibbs et al. 1984).

Reicht die Dilatationsfähigkeit der Gefäße nicht aus, so sinkt die Durchblutung ab. Die Sauerstoffversorgung des Gehirns ist nun durch eine erhöhte Sauerstoffextraktion aufrecht zu er-

5.6 Disturbances of Mental Function

Mental disturbances characterized by repeatedly recurring anxiety states can be triggered in a typical manner in the person affected by lactate infusion. During stress of this kind, significant asymmetries in the blood flow have been detected in cerebral structures (parahippocampal gyrus) associated with mental reactions (Reiman et al. 1984).

5.7 Disturbances of Cerebral Blood Flow

The investigation of rCBF, $rCMRO_2$, and rCBV in cerebral blood flow disturbances is particularly informative (Ackerman et al. 1981; Baron et al. 1981a). With inadequate blood supply to the brain, caused for example by internal carotid occlusion, compensatory mechanisms can cope effectively at first. If the vessels are still sufficiently reactive vasodilatation occurs in the periphery and, as a result, a decrease in peripheral resistance. This can be demonstrated on PET as an increase in rCBV in the affected vascular zone. If compensation has been satisfactory the regional blood flow may still be normal at this stage (Gibbs et al. 1984).

If the dilatability of the vessels is not adequate the blood flow decreases. The oxygen supply to the brain must now be maintained by increased oxygen extraction (Powers et al. 1984). If neurological symptoms occur at all at this stage they

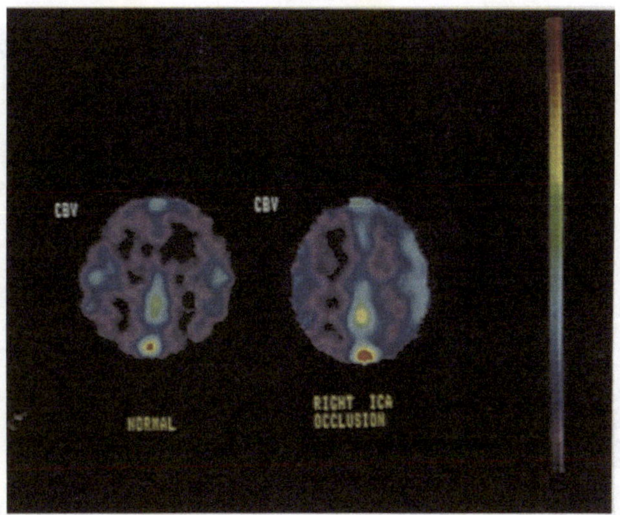

Abb. 20 *(5.7)*. rCBV bei einer gesunden Versuchsperson (links) und bei einem Patienten mit Verschluß der A. carotis interna rechts (rechts): Zunahme des rCBV durch Vasodilatation im durchblutungsgestörten Areal. (R. Frackowiak, London)

Fig. 20 *(5.7)*. rCBV in a healthy volunteer (*left*) and in a patient with occlusion of the right internal carotid artery (*right*). Increase in rCBV due to vasodilatation in the area with disturbed blood supply. (Courtesy of R. Frackowiak, London)

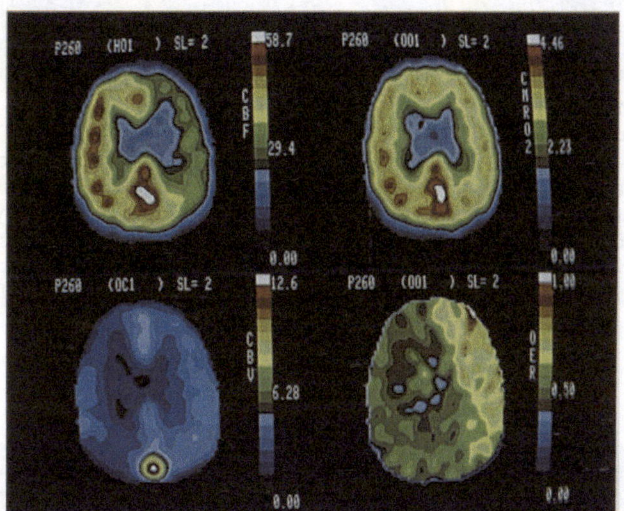

Abb. 21 *(5.7)*. rCBF, rCMRO$_2$, rCBV und rOER eines Patienten nach transitorischer ischämischer Attacke im linken Arm und linken Bein durch Verschluß der A. carotis interna rechts. Studien wurden nach i.v. Injektion von H$_2^{15}$O und Inhalation von ^{15}O$_2$ und C^{15}O durchgeführt. Ein fast normaler Sauerstoffverbrauch bei verminderter Durchblutung wird durch gesteigerte Extraktion bei vermehrtem Blutvolumen gewährleistet. (M.E. Raichle, St. Louis)

Fig. 21 *(5.7)*. rCBF, rCMRO$_2$, rCBV and rOER of a patient after transient ischemic attacks in the left arm and left leg due to occlusion of the right internal carotid artery. Studies were performed after i.v. injection of H$_2^{15}$O and inhalation of ^{15}O$_2$ and C^{15}O. Oxygen consumption is almost normal during reduced blood flow, owing to increased extraction in the presence of increased blood volume. (Courtesy of M.E. Raichle, St. Louis)

halten (Powers et al. 1984). Neurologische Symptome treten in diesem Stadium, wenn überhaupt, meist nur intermittierend (TIAs) auf, und therapeutische Maßnahmen zur Wiederherstellung einer ausreichenden Blutversorgung (z.B. Endarterektomie, extra-intrakranielle Bypassoperation) erscheinen besonders aussichtsreich (Baron et al. 1981 b).

Reicht auch dieser Kompensationsmechanismus nicht mehr aus oder kommt es durch einen

are usually only intermittent (transitory ischemic attacks; TIAs), and therapeutic measures to restore an adequate blood supply (e.g., endarterectomy, extra-/intracranial bypass operation) appear to offer particularly good prospects of success (Baron et al. 1981).

If this compensation mechanism is also no longer adequate or if a peripheral artery becomes occluded by an embolism, the amount of oxygen available decreases, despite extraction, below the

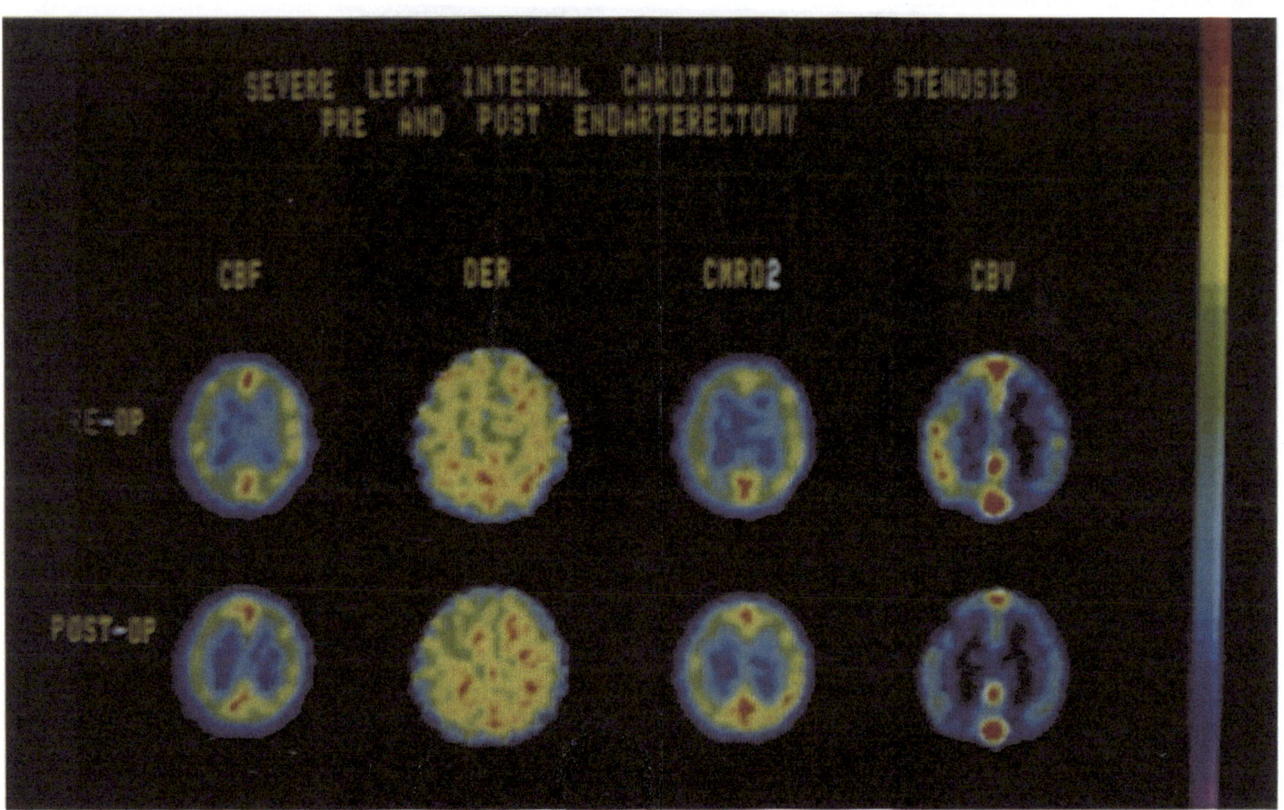

Abb. 22 *(5.7)*. rCBF, rOER, rCMRO$_2$ und rCBV bei Patienten mit hochgradiger Stenose der A. carotis interna links. Obere Reihe (vor Endarterektomie) zeigt maximale Vasodilatation (hohes rCBV) zur Kompensation der Durchblutungsstörung. Nach Endarterektomie (untere Reihe) sind die hämodynamischen Störungen normalisiert, die Werte ausgeglichen. Dieser Befund beweist die Indikation des operativen Eingriffs.
(R. Frackowiak, London)

Fig. 22 *(5.7)*. rCBF, rOER, rCMRO$_2$, and rCBV in patients with high-grade stenosis of the left internal carotid artery. *Top row* (before endarterectomy) shows maximum vasodilatation (high CBV) to compensate the blood perfusion disturbance. After endarterectomy (*bottom row*) the hemodynamic disturbances have normalized and the values are compensated. This finding confirms the indication for surgical intervention. (Courtesy of R. Frackowiak, London)

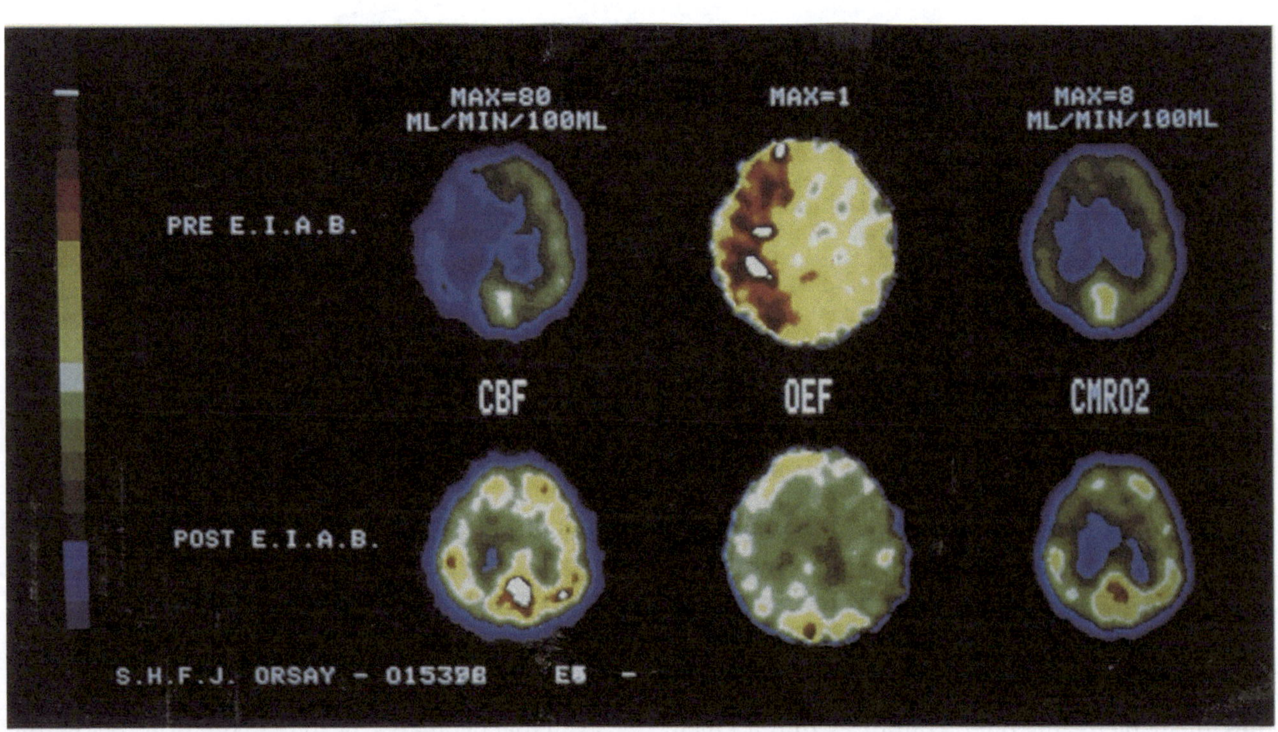

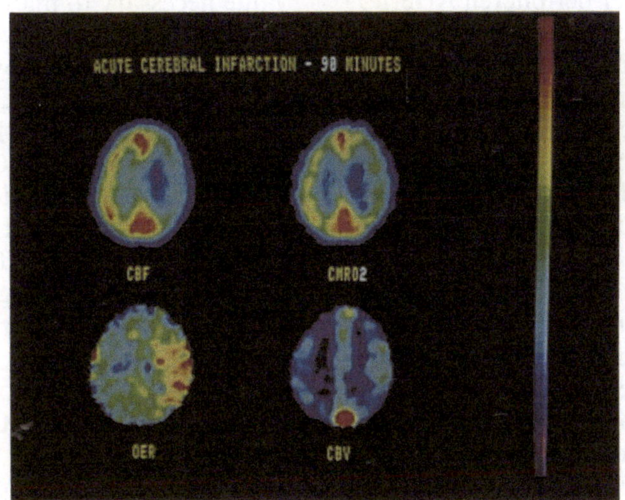

Abb. 24 *(5.7)*. rCBF, rCMRO$_2$, rOER und rCBV (bestimmt mit Inhalationsmethode) 90 min nach akutem ischämischen Infarkt rechts im Mediagebiet: Darstellung der Pathophysiologie der akuten Ischämie mit maximaler Vasodilatation (hohes CBV), maximaler Sauerstoffextraktion (hoher Bedarf des noch aktiven Gewebes), stark verminderter Durchblutung und deutlich eingeschränktem Sauerstoffverbrauch. (R. Frakkowiak, London)

Fig. 24 *(5.7)*. rCBF, rCMRO$_2$, rOEr and rCBV (determined with the inhalation method) 90 min after acute ischemic infarction in the right median region: Demonstration of the pathophysiology of the acute ischemia with maximum vasodilatation (high CBV), maximum oxygen extraction (high requirement of the still active tissue), greatly reduced blood flow, and markedly reduced oxygen consumption. (Courtesy of R. Frackowiak, London)

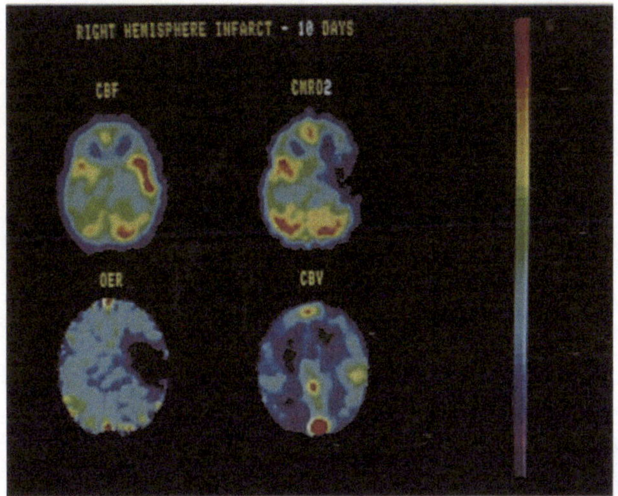

Abb. 25 *(5.7)*. rCBF, rCMRO$_2$, rOER und rCBV (bestimmt mit Inhalationsmethode) 10 Tage nach Infarkt in der rechten Hemisphäre: Nekrotisches Gewebe zeigt sich in stark verminderter OER und CMRO$_2$ an, die lokale Reperfusion mit sehr hohen CBF-Werten und gesteigertem Blutvolumen kann nichts zur Gewebsversorgung beitragen, da der Bedarf im Infarkt nicht mehr besteht („Luxusperfusion", Lassen 1966). (R. Frackowiak, London)

Fig. 25 *(5.7)*. rCBF, rCMRO$_2$, rOER, and rCBV (determined with the inhalation method) 10 days after infarction in the right hemisphere: Necrotic tissue is reflected in the greatly reduced OER and CMRO$_2$; local reperfusion with very high CBF values and increased blood volume cannot supply the tissue, since no further demand exists in the area of the infarction (luxury perfusion, Lassen 1966). (Courtesy of R. Frackowiak, London)

⊲ **Abb. 23** *(5.7)*. rCBF, rOER und rCMRO$_2$ bei Patienten mit Verschluß der linken A. carotis interna vor und nach extraintrakraniellem Bypass (Anastomose zwischen A. temporalis superficialis aus A. carotis externa und Ast der A. cerebri media aus A. carotis interna): Die Mangelversorgung des Gewebes ("misery perfusion"), die sich in der regionalen, entsprechend dem Bedarf des Gewebes an O$_2$ gesteigerten rOER zeigt, wird durch die verbesserte Durchblutung ausgeglichen: rCMRO$_2$ ist nach Bypass angestiegen, rOER fast normalisiert. (J.C. Baron, Orsay)

Fig. 23 *(5.7)*. CBF, OER, and CMRO$_2$ in patients with occlusion of the left internal carotid artery before and after extra-/intracranial bypass (anastomosis between superficial temporal artery from the external carotid artery and branch of the middle cerebral artery from the internal carotid artery): The deficient supply to the tissue ("misery perfusion"), which is apparent in the regionally increased OER corresponding to the demand of the tissue for O$_2$, is compensated by the improved blood flow: CMRO$_2$ has increased after bypass, and OER has almost returned to normal. (Courtesy of J.C. Baron, Orsay)

Embolus zum Verschluß einer peripheren Arterie, so sinkt der verfügbare Sauerstoff trotz gesteigerter Extraktion unter den für die Aufrechterhaltung der Zellstruktur erforderlichen Wert. Ein ischämischer Infarkt entwickelt sich. In der Anfangsphase ist dies gekennzeichnet durch eine hochgradige rCBF-Verminderung, Erhöhung des rCBV und der Sauerstoffextraktion sowie Verminderung der $rCMRO_2$. Im weiteren Verlauf (Nekrosebildung) sinkt die $rCMRO_2$ weiter ab, die Sauerstoffextraktion normalisiert sich wieder (Wise et al. 1983). In einer Übergangsphase kann es nach Wiedereröffnung des verschlossenen Gefäßes oder einsetzender Kollateralenbildung bei noch bestehender Vasoparalyse zu einer Hyperperfusion des betroffenen Gebiets kommen (Lenzi et al. 1982). Da diese bei bereits eingetretener Gewebsnekrose mit tief abgesunkener $rCMRO_2$ nicht mehr der Gewebeversorgung dient, wurde sie von Lassen (1966) als „Luxusperfusion" bezeichnet. Im Defektstadium findet sich schließlich eine proportionale Erniedrigung von rCBF und $rCMRO_2$.

Da Stoffwechsel und Durchblutung außerhalb des lokalen ischämischen Geschehens Ausdruck der neuronalen Funktion sind, kann die Untersuchung von $rCMRO_2$ und rCBF auch zur Darstellung von neuronalen Inaktivierungen, die durch einen Infarkt verursacht werden, herangezogen werden (vgl. auch 7.9).

value necessary to maintain the cell structure. An ischemic infarction develops. In the initial phase this is characterized by a high-grade reduction in rCBF, increased rCBV and rOER, and decreased $rCMRO_2$. In the further course (formation of necrosis) the $rCMRO_2$ continues to fall and the oxygen extraction normalizes (Wise et al. 1983). In a transitional phase, after reopening of the occluded vessel or the inception of collateral formation with existing vasoparalysis, hyperperfusion of the affected region can develop (Lenzi et al. 1982). Since this can no longer supply the tissue when tissue necrosis has already set in with greatly reduced $rCMRO_2$, it has been designated "luxury perfusion" by Lassen (1966). In the defect stage, finally, a proportional lowering of rCBV and $rCMRO_2$ is found.

Since metabolism and blood flow outside the local ischemic process reflect the neuronal function, the investigation of $rCMRO_2$ and rCBF can also be used to demonstrate neuronal inactivations caused by an infarction (cf. Sect. 7.9).

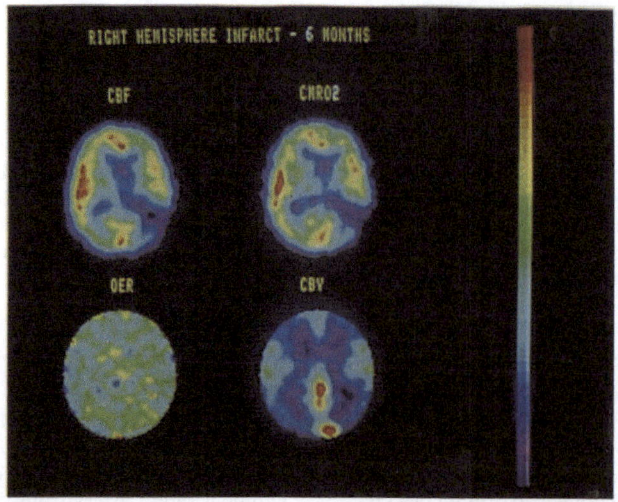

Abb. 26 *(5.7).* rCBF, $rCMRO_2$, rOER und rCBV (bestimmt mit Inhalationsmethode) 6 Monate nach Insult im Infarkt rechts parieto-okzipital: CBF, $CMRO_2$, CBV sind gleichsinnig vermindert (Rückkehr der Kopplung), OER ist im normalen Bereich. (R. Frackowiak, London)

Fig. 26 *(5.7).* rCBF, $rCMRO_2$, rOER, and rCBV (determined with the inhalation method) 6 months after insult with right parieto-occipital infarction: CBF, $CMRO_2$, and CBV are reduced in the same direction (reestablished coupling), while OER is within the normal range. (Courtesy of R. Frackowiak, London)

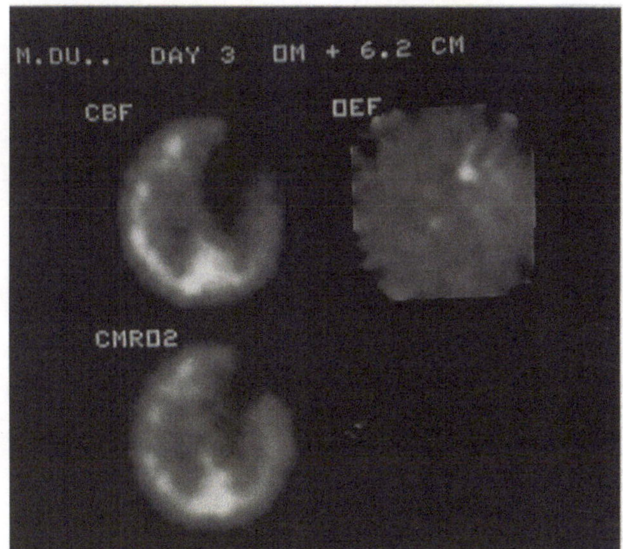

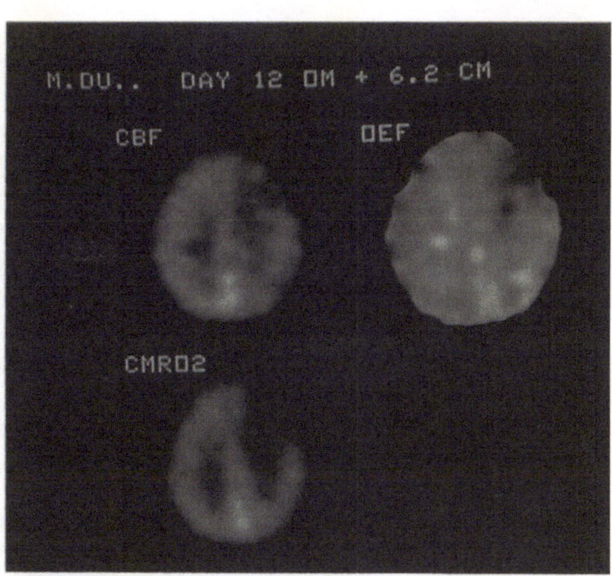

27

28

Abb. 27 *(5.7)*. Regionale Durchblutung (CBF), Sauerstoffextraktionsrate (OEF) und Sauerstoffverbrauch (CMRO$_2$) 3 Tage nach ischämischem Insult durch Verschluß der A. carotis interna: Die Durchblutungsstörung (als Ursache des Insults) ist am stärksten ausgeprägt, der Bedarf des noch aktiven Gewebes an Sauerstoff wird durch gesteigerte Sauerstoffextraktion gedeckt. (J.C. Baron, Orsay)

Abb. 28 *(5.7)*. CBF, OEF and CMRO$_2$ bei demselben Patienten wie in Abb. 27 12 Tage nach ischämischem Insult: Absinken des CMRO$_2$ im ischämischen Herd zeigt Zugrundegehen des Gewebes an; trotz verbesserter Durchblutung kann O$_2$ nicht mehr von Zellen verarbeitet werden, die OEF sinkt ab. (J.C. Baron, Orsay)

Fig. 27 *(5.7)*. Cerebral blood flow (CBF), oxygen extraction rate (OER) and oxygen consumption (CMRO$_2$) 3 days after ischemic insult resulting from occlusion of the internal carotid artery: The blood flow disturbance (as cause of the insult) is most pronounced, the oxygen demand of the tissue that is still active is supplied by increased oxygen extraction. (Courtesy of J.C. Baron, Orsay)

Fig. 28 *(5.7)*. CBF, OER, and CMRO$_2$ in the same patient as in Fig. 27, at 12 days after ischemic insult: Decreased CMRO$_2$ in the ischemic focus shows destruction of the tissue; despite improved blood flow O$_2$ can no longer be processed by cells and OER has declined. (Courtesy of J.C. Baron, Orsay)

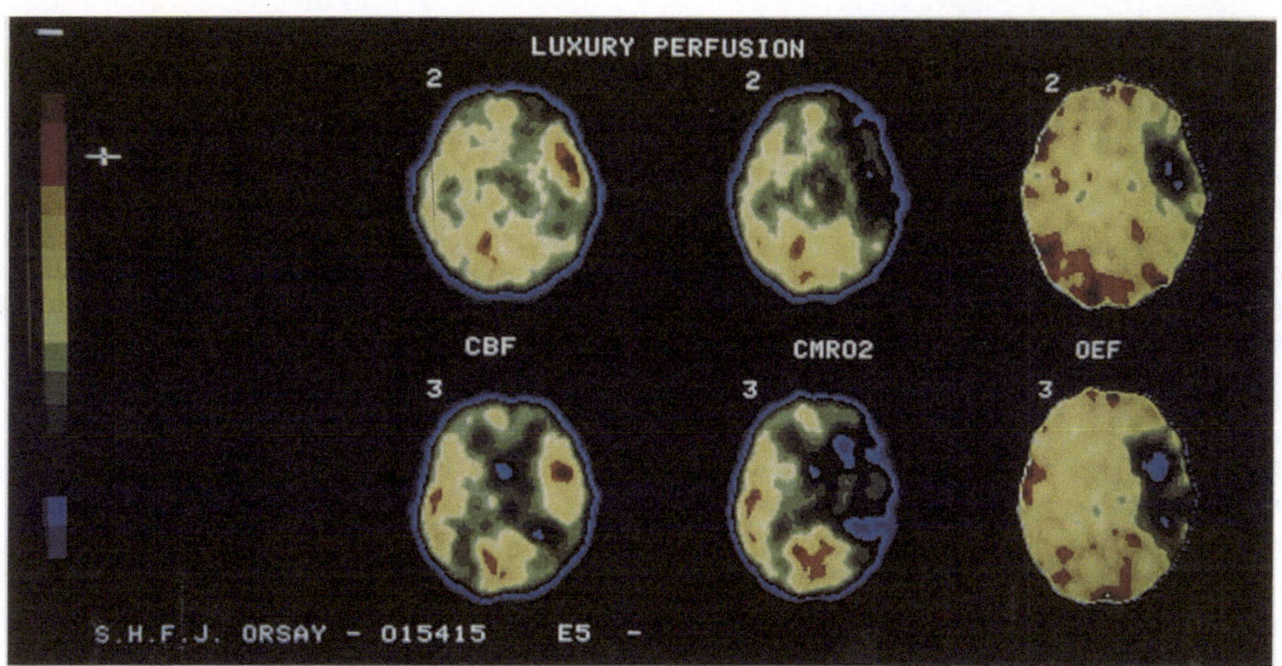

Abb. 29 *(5.7)*. CBF, CMRO$_2$ und OEF in 2 Schnitten (30 und 45 mm über OML) durch das Gehirn eines Patienten 18 Tage nach Insult durch Verschluß der A. cerebri media: verminderter Sauerstoffverbrauch und reduzierte Extraktion trotz regional über den Bedarf hinaus gesteigerter Durchblutung. (J.C. Baron, Orsay)

Fig. 29 *(5.7)*. CBF, OER, and CMRO$_2$ in two sections (30 and 45 mm above OML) through the brain of a patient 18 days after insult due to occlusion of the middle cerebral artery: Decreased oxygen consumption and reduced extraction in spite of increased blood flow (hyperperfusion) show an increase in blood flow exceeding demand. (Courtesy of J.C. Baron, Orsay)

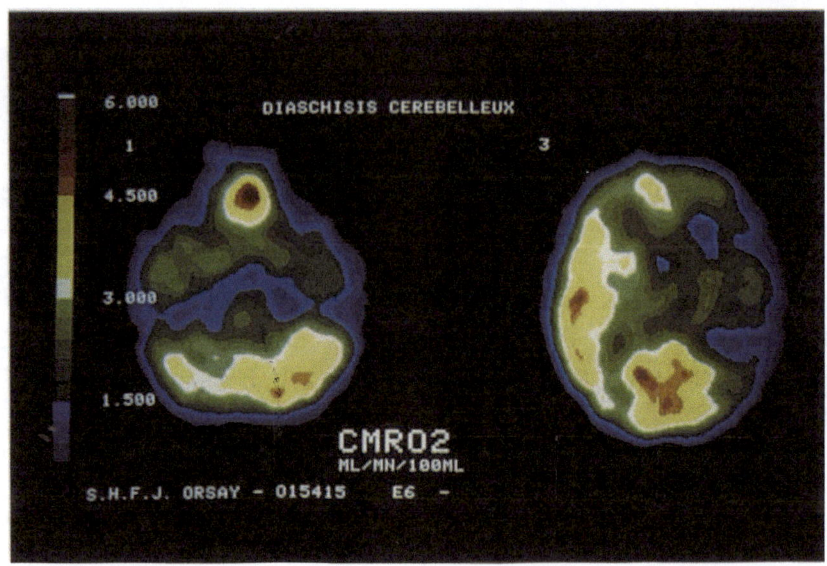

Abb. 30 *(5.7)*. Schnittbilder der rCMRO$_2$ in Höhe des Kleinhirns und der Basalganglien bei einem Patienten mit Media-Infarkt rechts: Die fokale Störung der Hirnfunktion im infarzierten Gewebe (rechtes Mediagebiet) führt zur Unterbrechung verbindender Fasersysteme und damit zur funktionellen Inaktivierung morphologisch intakter Hirnstrukturen (hier linke Kleinhirnhemisphäre) mit Verminderung des Sauerstoffverbrauchs (zerebellare Diaschisis, vgl. Baron et al. 1981c). (J.C. Baron, Orsay)

Fig. 30 *(5.7)*. Transaxial images of the rCMRO$_2$ at the level of the cerebellum and the basal ganglia in a patient with right middle cerebral artery infarction: The focal disturbance of the cerebral function in the infarcted tissue (territory of right middle cerebral artery) causes an interruption of connecting fiber systems and thus functional inactivation of morphologically intact cerebral structures (in this case left hemisphere of cerebellum), with a decrease in the oxygen consumption (cerebellar diaschisis, c.f. Baron et al. 1981c). (Courtesy of J.C. Baron, Orsay)

5.8 Perinatale Asphyxie und intrazerebrale Blutungen

Wegen der raschen Durchführbarkeit eignet sich die intravenöse H$_2$^{15}O-Injektion besonders für Durchblutungsmessungen bei Kleinkindern und Frühgeborenen. Es war mit dieser Untersuchung möglich, Störungen der regionalen Hirndurchblutung nach Asphyxie und intrakranieller Blutung bei Neu- und Frühgeborenen nachzuweisen (Volpe et al. 1983). Da die Durchblutungsstörungen weit über die Ausdehnung der Blutungen hinausreichen, ist anzunehmen, daß die Hämorrhagien auf der Basis ausgedehnter ischämischer Infarkte entstanden sind. Die großen Infarkte erklären auch die schlechte Rückbildung der neurologischen Ausfälle und die ungünstige Prognose.

5.8 Perinatal Asphyxia and Intracerebral Hemorrhage

Because it can be rapidly administered, the i.v. injection of H$_2$^{15}O is particularly suitable for blood flow measurements in infants and premature babies. With this method of investigation it has been possible to detect disturbances of the regional brain blood supply following asphyxia and intracranial hemorrhage in newborn and premature babies (Volpe et al. 1983). Since the blood flow disturbances extended far beyond the areas of the hemorrhages it can be assumed that the hemorrhages developed on the basis of extensive ischemic infarctions. The large infarctions also explain the poor restoration of the neurological deficits and the unfavorable prognosis.

5.9 Demenzen

Durchblutung und Sauerstoffverbrauch sind bei Patienten mit Demenz vermindert, wobei in PET-Untersuchungen (Frackowiak et al. 1981) keine Unterschiede bezüglich Stoffwechsel- oder Durchblutungsstörung zwischen primär degenerativen Demenzen vom Alzheimer-Typ und Multi-Infarkt-Demenzen nachgewiesen werden konnten. Im Vergleich zu einem Kontrollkollek-

5.9 Dementias

Blood flow and oxygen consumption are decreased in patients with dementia, while in PET studies (Frackowiak et al. 1981) no differences can be detected between primary degenerative dementias of the Alzheimer type and multi-infarction dementias as far as metabolic or blood flow disturbances were concerned. Compared with a control group of similar age (14 volunteers, mean

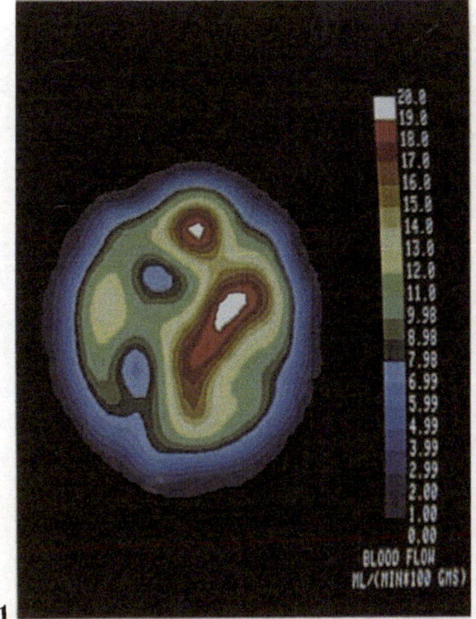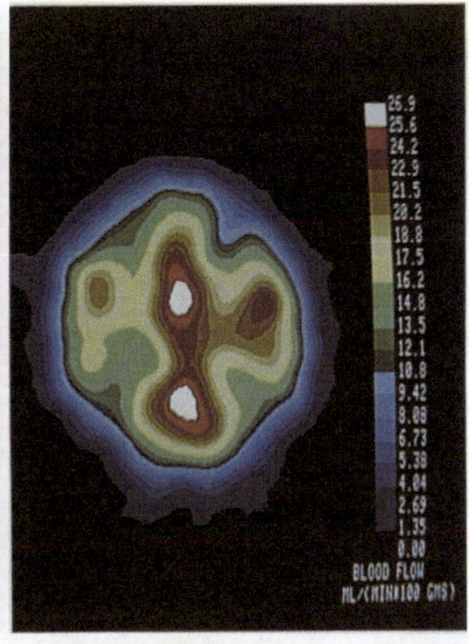

31   32

Abb. 31. *(5.8).* rCBF eines 5 Tage alten frühgeborenen Kindes (920 g) mit Blutung im linken frontalen Marklager und Ventrikel. In der gesamten linken Hemisphäre ist die Durchblutung stark vermindert. Aufnahmen mit PETT-VI-Tomograph nach i.v. Bolusinjektion von $H_2^{15}O$. (M.E. Raichle, St. Louis)

Abb. 32 *(5.8).* rCBF eines reifen Neugeborenen nach Asphyxie. Verminderung der Durchblutung in der Parasagittalregion beiderseits. Diese Grenzzone zwischen zwei arteriellen Versorgungsgebieten ist für ischämische Schäden in der Perinatalperiode besonders empfindlich. (M.E. Raichle, St. Louis)

Fig. 31 *(5.8).* rCBF of a 5-day-old premature baby (920 g) with hemorrhage in the left frontal cerebral medulla and ventricle. The blood flow is substantially decreased throughout the left hemisphere. Images recorded with PETT VI tomograph after i.v. bolus injection of $H_2^{15}O$. (Courtesy of M.E. Raichle, St. Louis)

Fig. 32 *(5.8).* rCBF of a mature neonate after asphyxia. Bilateral decrease in blood flow in the parasagittal regions. This boundary zone between two arterial supply areas is particularly sensitive to ischemic damage in the perinatal period. (Courtesy of M.E. Raichle, St. Louis)

tiv gleichen Alters (14 Versuchspersonen, mittlere $CMRO_2$ 4,7 ml/100 g/min, CBF = 50,0 ml/100 g/min, OER = 0,52) waren $CMRO_2$ und CBF in Beziehung zum Schweregrad (mäßige Demenz: n = 11, $CMRO_2$ = 3,8, CBF = 40,2, OER = 0,52; schwere Demenz: n = 11, $CMRO_2$ = 3,0, CBF 31,1, OER = 0,57) vermindert, zwischen den Alzheimer- und den Multiinfarktpatienten war aber kein Unterschied (Alzheimer: n = 13, $CMRO_2$ = 3,4, CBF = 35,0, OER = 0,54; Multi-Infarkt: n = 9, $CMRO_2$ = 3,4, CBF = 36,7, OER = 0,54). In keinem Fall fand sich eine Steigerung der Sauerstoffextraktionsrate, so daß kein Befund auf ein chronisches ischämisches Hirnsyndrom hinwies. Regionale Veränderungen des Sauerstoffverbrauchs wurden bei den vaskulären und den degenerativen Demenzen gefunden: In der vaskulären Gruppe fand sich ein wechselndes Bild in Abhängigkeit von der Lokalisation der ischämischen Defekte. Bei Patienten mit degenerativer Demenz mäßiger Ausprägung wurden parietale und temporale Stoffwechselminderungen gesehen, bei schweren Demenzen fanden sich auch frontale Störungen, die okzipitalen Hirnareale waren relativ ausgespart.

$CMRO_2$ 4.7 ml/100 g per min, CBF = 50.0 ml/100 g per min, OER = 0.52), $CMRO_2$ and CBF were lower in relation to the degree of severity (moderate dementia: n = 11, $CMRO_2$ = 3.8, CBF = 40.2, OER = 0.52; severe dementia: n = 11, $CMRO_2$ = 3.0, CBF = 31.1, OER = 0.57); however, there was no difference between the Alzheimer and the multi-infarction patients (Alzheimer: n = 13, $CMRO_2$ = 3.4, CBF = 35.0, OER = 0.54; multi-infarction: n = 9, $CMRO_2$ = 3.4, CBF = 36.7, OER = 0.54). In no case was an increase in oxygen extraction rate detected, and thus no evidence was found of a chronic ischemic cerebral syndrome. Regional changes in the oxygen consumption were found in the vascular and degenerative dementias: In the vascular group a varying pattern was found, depending on the localization of the ischemic defects. In patients with degenerative dementia of a moderate degree, parietal and temporal hypometabolism was observed; in severe dementias, also frontal disturbances were present. The occipital brain areas were relatively spared.

35

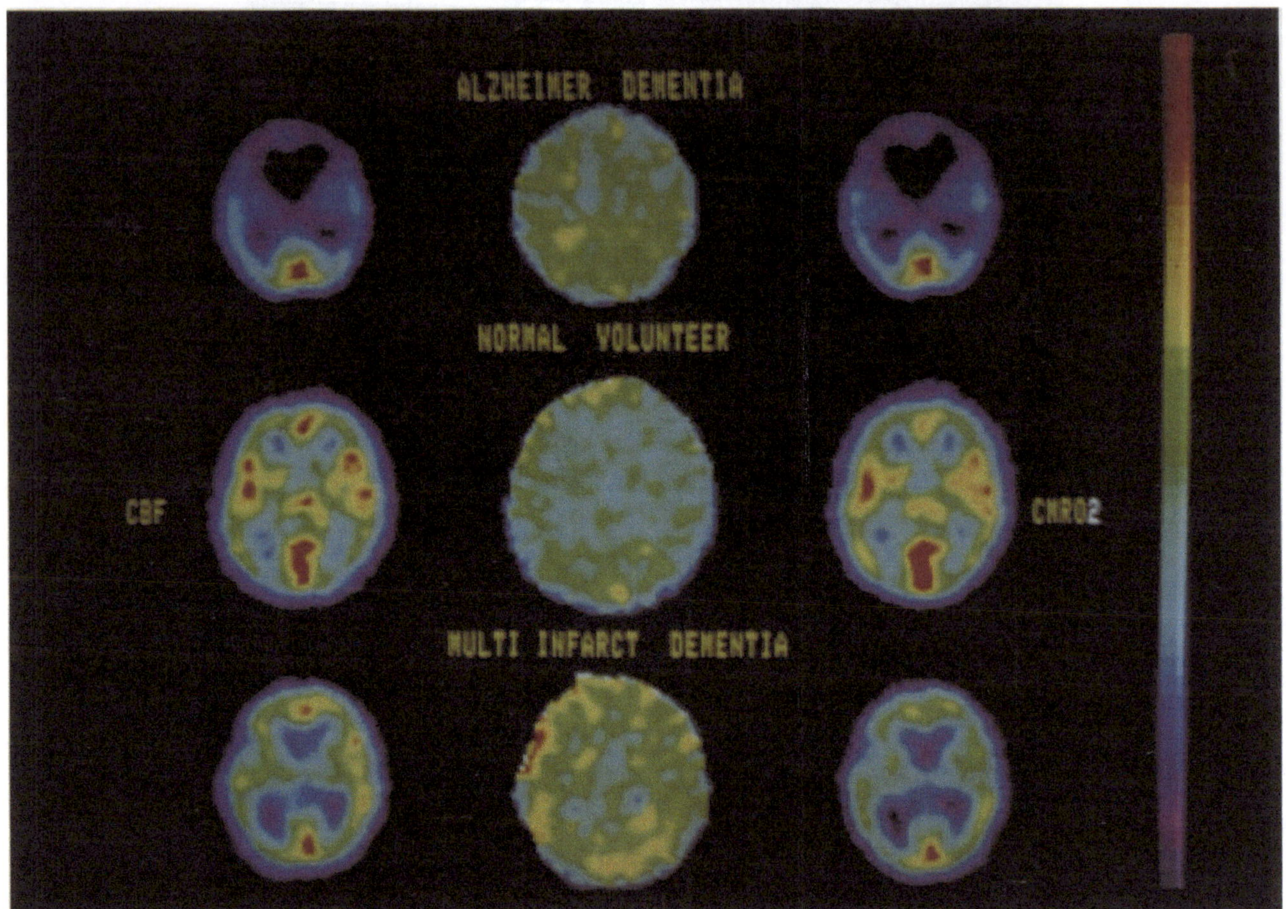

Abb. 33 *(5.9.)* CBF, OER und CMRO$_2$ bei Patienten mit Alzheimer- und Multi-Infarkt-Demenz im Vergleich zu gesunder Kontrollperson: Bei Alzheimer-Demenz finden sich ausgeprägte frontal akzentuierte Verminderungen von CMRO$_2$ und CBF ohne Änderung der OER, das primäre visuelle Zentrum ist ausgespart. Die Störungen bei Multi-Infarkt-Demenz sind mehr fleckförmig. (R. Frackowiak, London)

Fig. 33 *(5.9)*. CBF, OER, and CMRO$_2$ in patients with Alzheimer's and multi-infarction dementia compared with those in a healthy control subject: In Alzheimer's dementia, pronounced frontally accentuated decreases in CMRO$_2$ and CBF are present with no change in OER, and the primary visual center is spared. The disturbances in multi-infarction dementia are patchier. (Courtesy of R. Frackowiak, London)

5.10 Hirntumoren

In Hirntumoren sind Durchblutung und Blutvolumen häufig gesteigert, die Sauerstoffextraktionsrate und der Sauerstoffverbrauch meist vermindert. In Tumoren besteht somit kein Sauerstoffmangel, sondern ein verminderter Sauerstoffbedarf.

5.11 Extrapyramidale Syndrome

Extrapyramidale Störungen treten oft auf, ohne daß im Computer-Tomogramm morphologische Läsionen in den funktionell gestörten Strukturen (meist den Basalganglien) nachweisbar sind. Störungen der Funktion können evtl. durch Stoffwechseluntersuchungen nachgewiesen werden (Perlmutter u. Raichle 1984).

5.10 Brain Tumors

In brain tumors the blood flow and blood volume are frequently increased, but oxygen extraction rate and oxygen consumption are usually reduced. In tumors, therefore, there is no oxygen deficiency but rather a reduced oxygen demand.

5.11 Extrapyramidal Syndromes

Extrapyramidal disturbances frequently occur without any morphological lesions in the functionally disturbed structures (usually the basal ganglia) being detectable on the CT. Disturbances of function may be detectable by means of metabolic studies (Perlmutter and Raichle 1984).

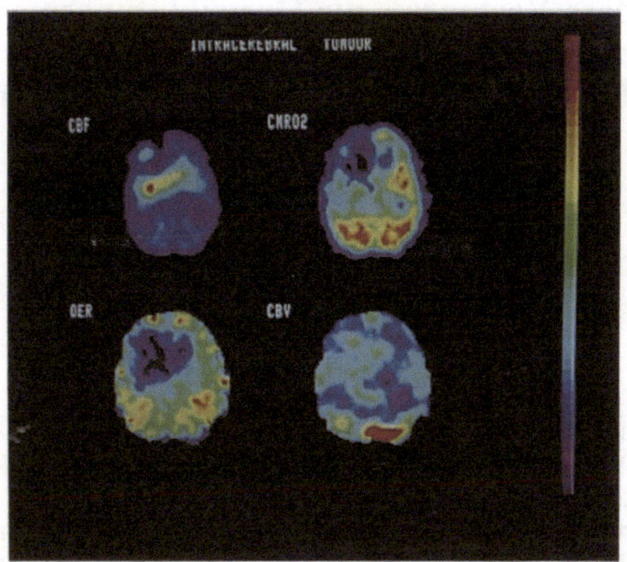

Abb. 34 *(5.10)*. rCBF, rCMRO$_2$, rOER und rCBV (bestimmt mit der Inhalationsmethode) bei einer Patientin mit linksfrontalem Astrozytom Grad IV: Gesteigerte Durchblutung und hohes Blutvolumen gehen einher mit niederem Sauerstoffverbrauch und reduzierter Extraktionsrate. (R. Frackowiak, London)

Fig. 34 *(5.10)*. rCBF, rCMRO$_2$, rOER, and rCBV (determined by the inhalation method) in a female patient with grade IV left frontal astrocytoma: CBF is increased and CBV high, while CMRO$_2$ is low and OER reduced. (Courtesy of R. Frackowiak, London)

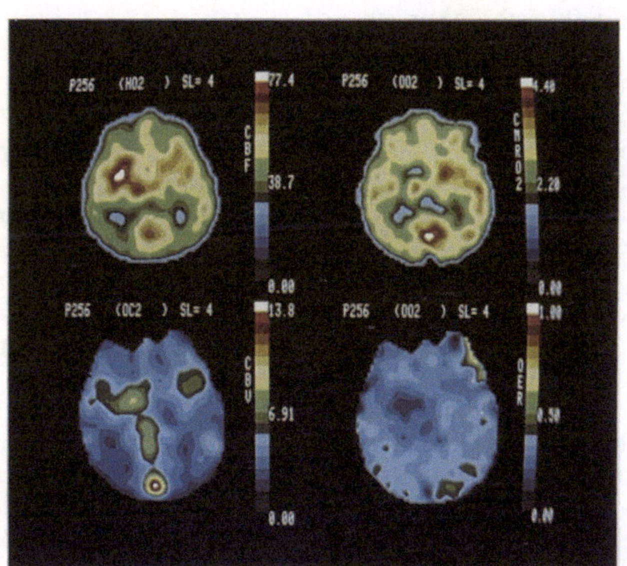

Abb. 35 *(5.11)*. rCBF (i.v. Injektion von H$_2$^{15}O) rCMRO$_2$ und rOER (bestimmt nach Bolusinhalation) bei einem Patienten mit Hemidystonie rechts: Trotz gesteigerter Durchblutung und hohem Blutvolumen sind Sauerstoffverbrauch und -extraktion in den linken Basalganglien vermindert. (M.E. Raichle, St. Louis)

Fig. 35 *(5.11)*. rCBF (i.v. injection of H$_2$^{15}O), rCMRO$_2$, and rOER (determined after bolus inhalation) in a patient with right hemidystonia: in spite of increased CBF and CBV, CMRO$_2$ and OER in the left basal ganglia are reduced. (Courtesy of M.E. Raichle, St. Louis]

6 Andere Verfahren zur Durchblutungsmessung

6 Other Methods of Blood Flow Measurement

Als Alternativen zur Durchblutungsmessung unter Verwendung von ^{15}O können Krypton-77 und mit Fluor-18-markiertes Fluormethan ($CH_3^{18}F$) eingesetzt werden. Es handelt sich um inerte Gase, die kurze Zeit über ein geschlossenes Atemsystem inhaliert werden. Eine Quantifizierung in Absolutwerten ist ohne arterielle Blutentnahmen möglich, und beide Isotope erlauben aufgrund ihrer relativ langen Halbwertzeit Transporte bis zu ca. 1 h Dauer. Als weiterer Tracer kommt $^{13}NH_3$ in Betracht, der jedoch nur die Durchblutungsverteilung wiedergeben kann. Eine Quantifizierung ist nur mit Einschränkungen möglich.

As alternatives to blood flow measurement with oxygen-15, krypton-77 and fluoromethane labeled with fluorine-18 ($CH_3^{18}F$) can be used. These are inert gases, and are inhaled for short time through a closed respiration system. A quantification in absolute values is possible without arterial blood sampling, and both isotopes, because of their relatively long half-life, allow transport times of up to about 1 h. $^{13}NH_3$ can also be considered as a tracer, although it can only show the blood flow distribution. Quantification is only possible to a limited degree.

6.1 Krypton-77

6.1.1 Darstellung des Tracers und Prinzip der Messung

Das inerte Edelgas Krypton-77 wird in einem Feststofftarget aus ^{79}Br(p, 3n) mit 35 MeV Protonen oder aus metallischem Selen ^{76}Se(^{3}He, 2n)^{77}Kr aus NaBr erzeugt. Durch Ausheizen an einer Vakuumapparatur oder im He-Gasstrom kann das ^{77}Kr dann abgetrennt werden (Diksic et al. 1979; He et al. 1982). ^{77}Kr kann als Tracer zur Messung der regionalen Durchblutung mit der Clearance-Methode (Ficksches Prinzip) verwendet werden: Es reichert sich nach Inhalation bei der ersten Passage im Gehirn wegen der hohen Lipidlöslichkeit an und wird durch nachfolgendes gasfreies Blut aus dem Gewebe ausgewaschen. Die registrierte Auswaschfunktion ist nur vom Blutfluß pro Volumen pro Zeiteinheit (Durchblutung = rCBF) und vom Verteilungskoeffizienten des Tracers zwischen Blut und Gewebe (λ) abhängig. Die Vorteile von ^{77}Kr sind: fast 100%ige Extraktion des Tracers aus dem Blut ins Gehirn, rasche Ausscheidung in der Lunge und damit nur geringe Rezirkulation, keine chemische Veränderung oder Bindung im Körper (inertes Gas), etwa gleicher Gewebe-Blut-Verteilungskoeffizient in pathologischem und normalem Gewebe, relativ lange Halbwertszeit

6.1 Krypton-77

6.1.1 Production of Tracer and Principle of Measurement

The inert gas krypton-77 is produced in a solid target from ^{79}Br(p, 3n) with 35 MeV protons or from metallic selenium [^{76}Se(^{3}He, 2n)^{77}Kr]. The ^{77}Kr can then be separated by baking in a vacuum apparatus or in a hot gas flow (Diksic 1979; He et al. 1982). ^{77}Kr can be used as a tracer to measure the regional blood flow by means of the clearance method (Fick's principle): It accumulates in the brain in the first pass after inhalation because of its high lipid solubility and is then washed out of the tissue by the gas-free blood which then follows. The recorded washout function is dependent only on the blood flow per volume per unit of time (perfusion = rCBF) and on the distribution coefficient of the tracer between blood and tissue (λ). The advantages of ^{77}Kr are: almost 100% extraction of the tracer from the blood into the brain, rapid elimination by the lung and thus only little recirculation, no chemical change or binding in the body (inert gas), roughly equivalent tissue-blood distribution coefficient in pathologic and normal tissue, relatively long half-life of 1.2 h. The disadvantages following systemic administration arise from the high lung-blood distribution coefficient (i.e., poor ex-

von 1,2 h. Die Nachteile ergeben sich bei systemischer Gabe aus dem hohen Lungen-Blut-Verteilungskoeffizienten (d.h. schlechte Extraktion aus der Lunge ins Blut und damit niedere Effizienz) und der Notwendigkeit eines großen Zyklotrons für die Produktion.

Üblicherweise wird die Dosis (25–50 mCi) in einem tiefen Atemzug („single breath") oder in mehreren Atemzügen über ein vorübergehend geschlossenes System („bolus inhalation") appliziert. [77]Kr reichert sich während dieser Zeit im Gehirn an, aus den anschließend registrierten regionalen Clearancekurven wird unter Berücksichtigung der [77]Kr-Konzentrationskurve in der Atemluft durch Dekonvolution die regionale Durchblutung berechnet. Die transaxialen Schnittbilder sind entsprechend der regionalen Durchblutung kodiert (Yamamoto et al. 1977).

6.1.2 Normalwerte

Die mit [77]Kr bei gesunden Probanden gemessenen regionalen Werte lagen im Kortex zwischen 76 und 82, in den Basalganglien zwischen 69 und 86 (Putamen) und in der weißen Substanz bei 20 ml/100 g/min.

6.1.3 Ischämische Insulte

Bei Patienten mit ischämischen zerebrovaskulären Erkrankungen konnten Ausdehnung und Schweregrad der Durchblutungsstörung eindeutig dargestellt und der Effekt einer Bypassoperation (Anastomose der Arteria temporalis superfi-

traction from the lung into the blood and thus lower efficiency) and the need for a large cyclotron for production.

The dose (25–50 mCi) is usually administered in a single deep breath or in several breaths through a temporarily closed system (bolus inhalation). [77]Kr accumulates in the brain during this time, and the rCBF is calculated by deconvolution from the subsequently recorded regional clearance curves, taking into account the [77]Kr concentration curve in the expired air. The transaxial images are coded according to the regional blood flow parameters (Yamamoto et al. 1977).

6.1.2 Normal Values

The regional values measured with [77]Kr in healthy volunteers were between 76 and 82 in the cortex, between 69 and 86 in the basal ganglia (putamen), and 20 ml/100 g/min in the white matter.

6.1.3 Ischemic Insults

In patients with ischemic cerebrovascular diseases the extent and severity of the blood perfusion disturbance have been definitely demonstrated, and the effect of a bypass operation (anastomosis of the superficial temporal artery from the exter-

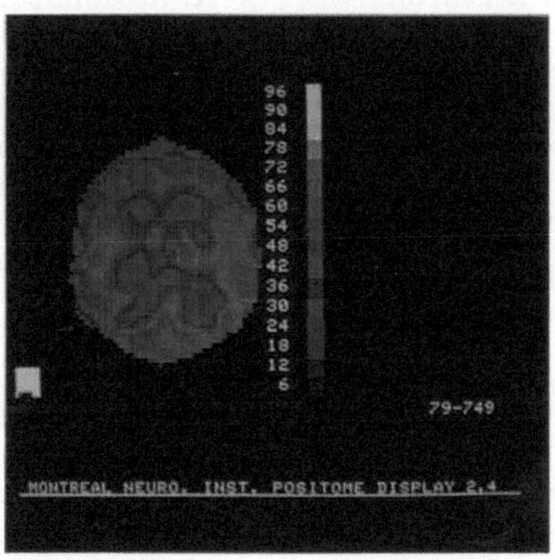

Abb. 36 *(6.1.2)*. PET-Schnittbild der regionalen Hirndurchblutung in Höhe des Nucleus caudatus bei gesunder Versuchsperson, bestimmt nach Inhalation von [77]Kr. Durchblutungswerte in ml/100 g/min entsprechend der Skala farbkodiert. (Y.L. Yamamoto, Montreal)

Fig. 36 *(6.1.2)*. PET transaxial image at the level of the nucleus caudatus, showing the regional brain blood flow in a healthy female volunteer, determined after inhalation of [77]Kr. Blood perfusion volumes (ml/100 g/min) are color coded according to the scale. (Courtesy of Y.L. Yamamoto, Montreal)

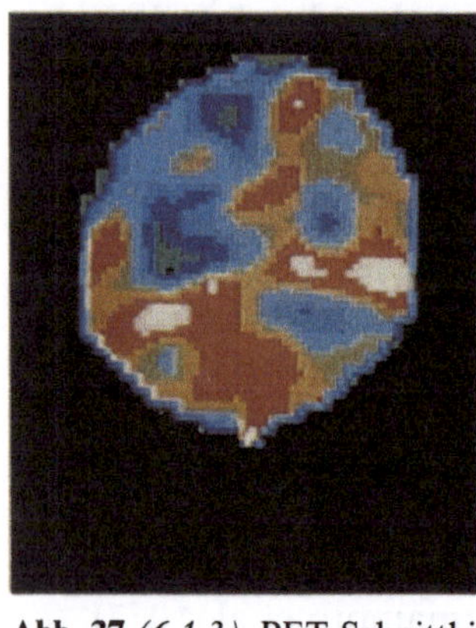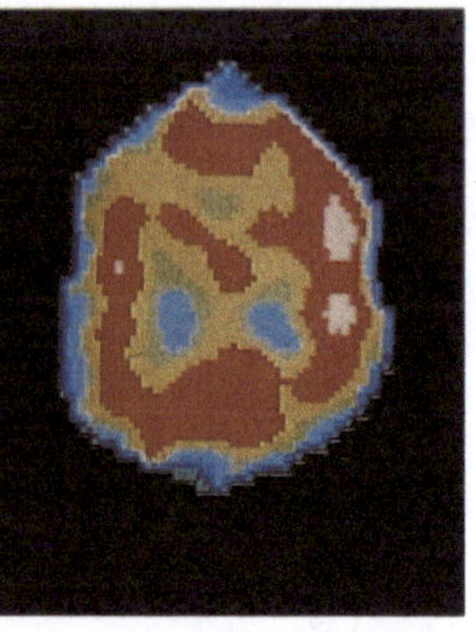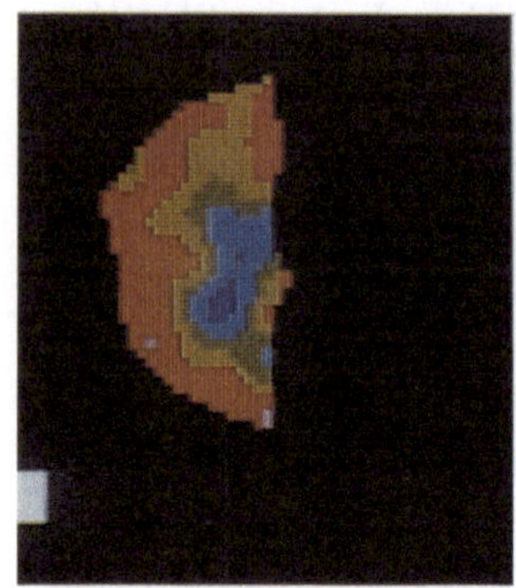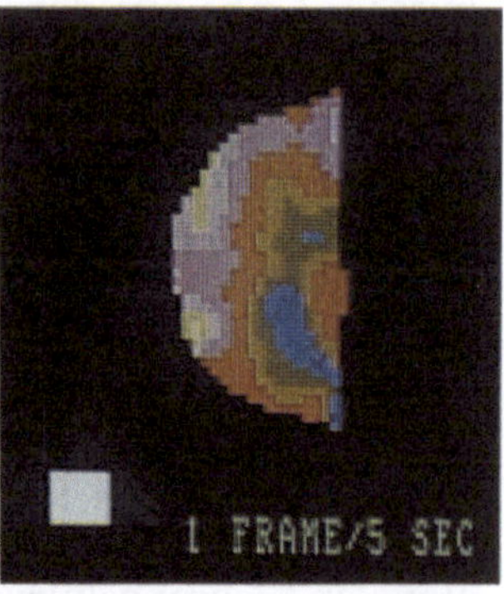

37 / 38

Abb. 37 *(6.1.3)*. PET-Schnittbilder der regionalen Hirndurchblutung bestimmt mittels ^{77}Kr bei einem 47jährigen Patienten mit ischämischem Insult links (Hemiparese rechts, Aphasie) nach Verschluß der A. carotis interna. Linkes Bild: deutliche Verminderung des rCBF in der vorderen Hälfte der linken Hemisphäre und in mehreren kleinen Arealen der rechten Hemisphäre. Rechtes Bild: Drei Monate nach extra-intrakranieller Bypassoperation hat die Durchblutung in beiden Hemisphären deutlich zugenommen, es findet sich nur noch ein kleines mangelperfundiertes Areal links frontal. (Y.L. Yamamoto, Montreal)

Abb. 38 *(6.1.4)*. PET-Schnittbilder der regionalen Hirndurchblutung bestimmt nach intraarterieller Injektion von gelöstem ^{77}Kr in die linke A. carotis interna bei einem Patienten mit komplexen fokalen Anfällen. Links: anfallsfreies Intervall. Rechts: Während fokaler motorischer Abläufe in der rechten Gesichtshälfte und im rechten Arm nimmt die Durchblutung im motorischen Kortex und parietal links um 40–80% zu. (Y.L. Yamamoto, Montreal)

Fig. 37 *(6.1.3)*. PET images of the regional cerebral blood flow determined with the aid of ^{77}Kr in a 47-year-old patient with left-sided ischemic insult (hemiparesis right, dysphasia) after occlusion of the internal carotid artery. *Left image:* clear reduction of rCBF in the anterior half of the left hemisphere and in several small areas of the right hemisphere. *Right image:* By 3 months after extra/intracranial bypass operation, the blood flow has markedly increased in both hemispheres, and only one small area of deficient perfusion (left frontal) is observed. (Courtesy of Y.L. Yamamoto, Montreal)

Fig. 38 *(6.1.4)*. PET images of regional cerebral blood flow determined after intraarterial injection of ^{77}Kr saline solution into the left internal carotid artery in a patient with complex focal seizure. *Left:* Interictal interval. *Right:* During focal motor seizures on the right side of the face and in the right arm, the blood flow in the motor cortex and left parietal increases by 40%–80%. (Courtesy of Y.L. Yamamoto, Montreal)

cialis aus der Arteria carotis externa zu einem Media-Ast aus der Arteria carotis interna) gezeigt werden.

nal carotid artery to a branch of the middle cerebral artery from the internal carotid artery) has been shown.

6.1.4 Intraarterielle ^{77}Kr-Injektion

^{77}Kr in Salzlösung kann auch direkt in die A. carotis interna injiziert werden, wodurch man hohe Zählraten im Gehirn bei niederer Strahlenbelastung erzielt und die Berechnung aufgrund der vernachlässigbaren extrazerebralen Aktivität vereinfacht werden kann. Solche Untersuchungen erlauben die Darstellung funktionell veränderter Zustände, z.b. bei epileptischen Anfällen mit hoher Auflösung.

6.1.4 Intraarterial Injection of ^{77}Kr

^{77}Kr in saline solution can also be injected directly into the internal carotid artery, and by this means high counting rates can be achieved in the brain with low radiation exposure and the calculation can be simplified owing to the negligible recirculating activity. Such investigations allow the demonstration of functionally changed states, e.g., in epileptic attacks, with high resolution.

6.2 [^{18}F]-Fluor-Methan

6.2.1 Darstellung des Tracers und Prinzip der Messung

^{18}F-CH$_3$ kann in guten Ausbeuten durch silberkatalysierten Fluor-Jod-Austausch aus reaktorproduziertem F$^-$ und CH$_3$J gewonnen werden (Gatley et al. 1981).

6.2 [^{18}F]Fluoromethane

6.2.1 Production of Tracer and Principle of Measurement

Good yields of CH$_3$^{18}F can be obtained by means of silver-catalyzed fluorine-iodine exchange from reactor produced F$^-$ and CH$_3$I (Gatley et al. 1981).

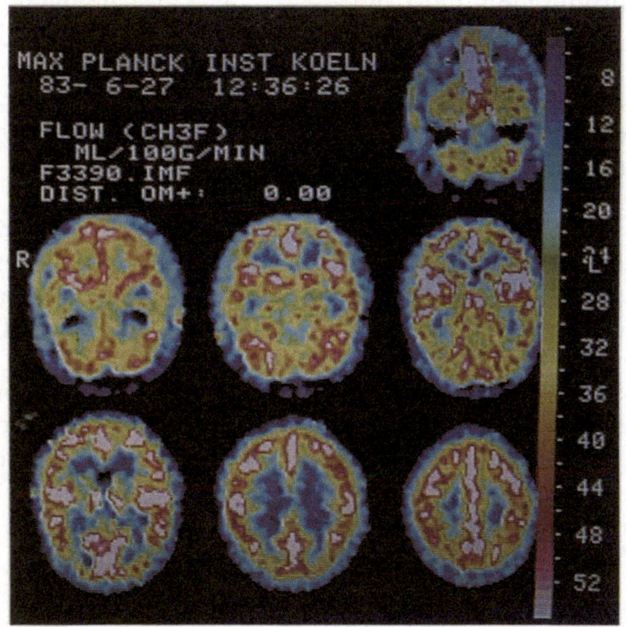

Abb. 39 *(6.2.2)*. Regionale Hirndurchblutung (rCBF) bestimmt mit ^{18}F-CH$_3$-Inhalation bei gesunder Versuchsperson in Transversalschnitten 0, 13, 26, 39, 52, 65 und 78 mm über der Kanthomeatallinie (CML). Die anatomischen Strukturen können durch ihre unterschiedliche Durchblutung gut zugeordnet werden. Die Durchblutungswerte sind in ml/100 g/min entsprechend Farbskala kodiert. Zum CT dieser Versuchsperson siehe Abb. 49. In Nase und Nasennebenhöhlen werden durch hohen Gehalt an Isotop während der Inhalationsphase und rasche Abnahme während der Meßperiode sehr hohe Durchblutungswerte vorgetäuscht

Fig. 39 *(6.2.2)*. Regional cerebral blood flow (rCBF) determined with [^{18}F]CH$_3$ inhalation in a healthy volunteer in transverse sections 0, 13, 26, 39, 52, 65, and 78 mm above the canthomeatal line (CML). The anatomical structures can be readily assigned on the basis of the different blood flow in each. Blood flow values (ml/100 g/min) coded corresponding to color scale. For CT of this volunteer see Fig. 49. The nose and paranasal sinuses are inaccurately demonstrated with very high blood flow values, because of the high content of isotope during the inhalation phase and its rapid decrease over the measurement period

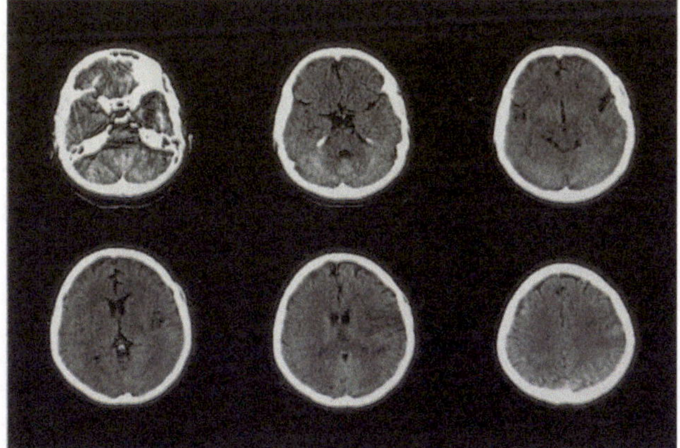

Abb. 40 *(6.2.3)*. CT und rCBF bestimmt mit ^{18}F-CH$_3$ bei einer 41jährigen Patientin 2 Tage nach Infarkt bei Verschluß der A. cerebri media links. Deutliche Abgrenzung des mangelversorgten Areals, zusätzlich Verminderung der Durchblutung im kontralateralen Kleinhirn durch Inaktivierung

Fig. 40 *(6.2.3)*. CT and rCBF determined with [^{18}F]CH$_3$ in a 41-year-old female patient 2 days after infarction following occlusion of the left middle cerebral artery. Definite demarcation of the underperfused area, accompanied by reduced blood flow in the contralateral part of the cerebellum due to inactivation

Eine kürzlich beschriebene Modifikation erlaubt den Einsatz von ^{18}F-F$_2$ als Vorläufer (Wagner 1984). In einer „Eintopf"-Reaktion können so hohe Aktivitäten verläßlich und schnell dargestellt werden. Bei der routinemäßigen Produktion werden in 20 min Synthesezeit radiochemische Ausbeuten von ca. 80% erzielt.

A recently described modification permits the use of ^{18}F-F$_2$ as a precursor (Wagner 1984). In a "one pot" reaction, high activities can be reliably and rapidly delivered. In routine production, radiochemical yields of approx. 80% are achieved in a synthesis time of 20 min.

Die Messung der Hirndurchblutung mit $CH_3{}^{18}F$ basiert ebenfalls auf dem Fickschen Prinzip und wurde von Holden et al. (1981) entwickelt. Sie erlaubt eine absolute Quantifizierung der Hirndurchblutung ohne arterielle Blutproben und ohne Annahmen über den Blut-Gewebe-Verteilungskoeffizienten von Fluormethan. Das inerte frei diffusible Gas ^{18}F-Methan ($CH_3{}^{18}F$) wird dem Patienten über ein trockenes Spirometer verabreicht, und es wird der zeitliche Verlauf der Aktivitätsverteilung von ^{18}F-Methan im Hirn mit Hilfe von PET gemessen. Gleichzeitig werden die Aktivitätsverteilungen in der ausgeatmeten Luft und im venösen Blut miterfaßt. Aus dem zeitlichen Verlauf all dieser Daten wird dann für jeden Bildpunkt die regionale Hirndurchblutung und der Wert des Verteilungskoeffizienten berechnet (Koeppe et al. 1985).

6.2.2 Normalwerte

Mit ^{18}F-CH_3 können die regionalen Durchblutungsunterschiede in verschiedenen Regionen der grauen Substanz quantifiziert und eindeutig von denen der weißen Substanz abgegrenzt werden. Entsprechend der funktionellen Aktivität finden sich deutliche Unterschiede in verschiedenen Anteilen der Hirnrinde: die höchsten Werte (60–70 ml/100 g/min) finden sich im visuellen Kortex, im primären auditiven Zentrum, in der Zentralregion, in der Insel und im Frontalhirn. Andere graue Anteile – Parietallappen, Temporallappen, Basalganglien – zeigen niedrigere Werte (50–60 ml/100 g/min), in den zerebellaren Hemisphären und im Hippokampus liegt der gemessene Wert zwischen 40 und 50 ml/100 g/min. Im Hirnstamm und in der weißen Substanz der Hemisphären wurden mit dieser Technik Werte von etwa 20 ml/100 g/min gemessen.

6.2.3 Ischämische Insulte

Ischämische Infarkte werden durch regionale Durchblutungsstörungen ausgelöst. Diese regionale Mangeldurchblutung ist kurz nach dem Insult am ausgeprägtesten, in der Folgezeit in wechselndem Ausmaß nachweisbar, wobei sich vorübergehend eine regionale Hyperperfusion darstellen kann. Im ischämischem Defekt ist die Durchblutung auf Dauer vermindert (vgl. auch 5.7).

6.2.4 Arteriovenöse Angiome

Gefäßmißbildungen besonders arteriovenöser Angiome stellen sich als Bezirke maximalen Blutstroms dar, sie können aber in umgebenden und

The measurement of cerebral blood flow with $CH_3{}^{18}F$ is also based on Fick's principle, and the technique was developed by Holden et al. (1981). It allows absolute quantification of the cerebral blood flow without arterial blood samples and with no need for assumptions about the blood-tissue partition coefficient of fluoromethane. The inert, freely diffusible gas $[^{18}F]$methane ($CH_3{}^{18}F$) is administered to the patient via a dry spirometer, and the time curve of the activity distributions of $[^{18}F]$methane are measured in the brain with the aid of PET. At the same time, the activity distributions are also recorded in the expired respiratory air and in the venous blood. From the time curve of all these data, both the rCBF and the value of the distribution coefficient are calculated for each image point (Koeppe et al. 1985).

6.2.2 Normal Values

With $CH_3{}^{18}F$, the regional blood flow values in different regions of the gray matter can be quantified and definitely delimited from those of the white matter. Corresponding to the functional activity, distinct differences are apparent in different areas of the cerebral cortex: The highest values (60–70 ml/100 g/min) are found in the visual cortex, in the primary auditory center, in the central region and insula, and in the frontal brain. Other gray parts – parietal lobe, temporal lobe, basal ganglia – show lower values (50–60 ml/100 g/min), and the values measured in the cerebellar hemispheres and in the hippocampus are between 40 and 50 ml/100 g/min. In the brain stem and in the white substance of the hemispheres, values of about 20 ml/100 g/min were measured with this technique.

6.2.3 Ischemic Insults

Ischemic infarctions are triggered by regional blood flow disturbances. This regional deficiency in blood flow is most pronounced shortly after the insult and is subsequently detectable to different degrees; transient regional hyperperfusion is sometimes demonstrated. In the ischemic defect, the blood flow is permanently reduced (cf. Sect. 5.7).

6.2.4 Arterial Venous Angiomas

Vascular deformities, particularly in arteriovenous angiomas, are demonstrated as areas of maximum blood flow, but they can cause defi-

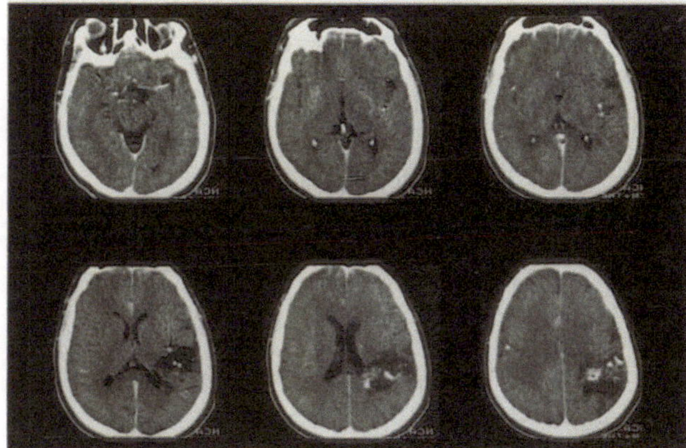 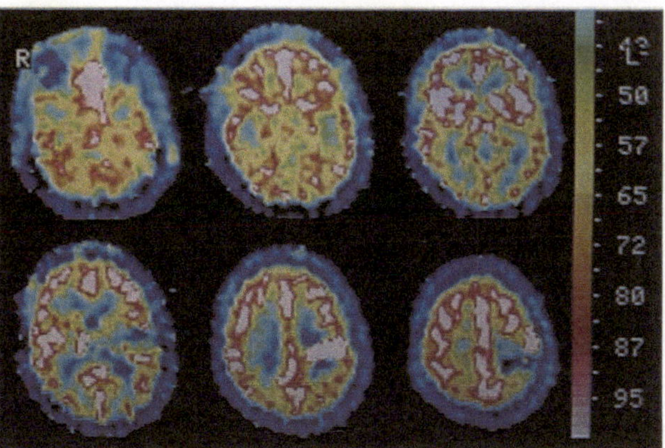

Abb. 41 *(6.2.4)*. CT und rCBF bestimmt mit ^{18}F-CH$_3$ bei einem 49jährigen Patienten mit arteriovenösem Angiom links parietal. Zustand nach operativer Entfernung eines intrazerebralen Hämatoms: Darstellung des Operationsdefekts als Areal mit stark verminderter Durchblutung, das Angiom ist als Bezirk stark erhöhter Perfusion (Werte um 100 ml/100 g/ min) zu erkennen

Fig. 41 *(6.2.4)*. CT and rCBF determined with [^{18}F]:CH$_3$ in a 49-year-old patient with left parietal arteriovenous angioma. Status after surgical removal of an intracerebral hematoma: Demonstration of the surgical defect as an area of greatly reduced blood flow; the angioma is identifiable as an area of greatly increased perfusion (values around 100 ml/100 g/ min)

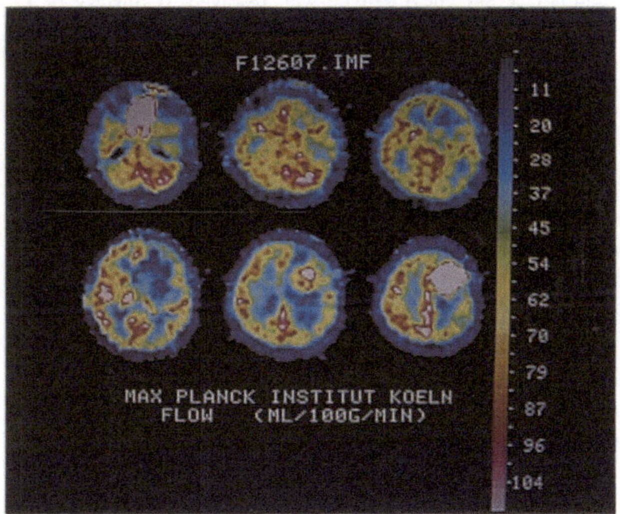 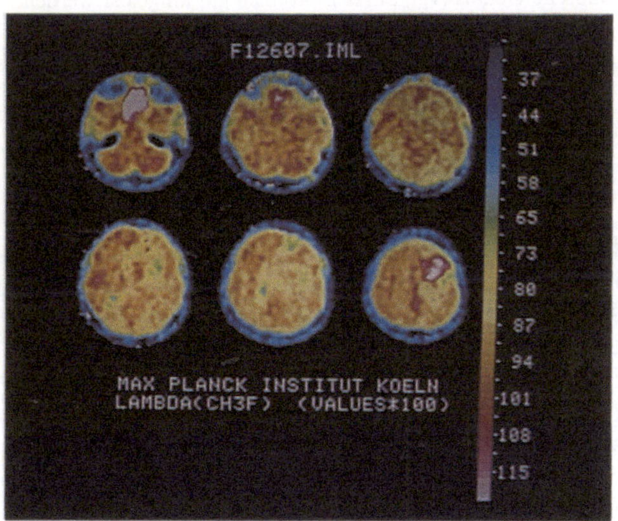

Abb. 42a, b. *(6.2.5)*. rCBF bestimmt mit ^{18}F-CH$_3$ bei einer 72jährigen Patientin mit Konvexitätsmeningeom links frontal (a). Der Tumor stellt sich in mehreren Transversalschnitten als umschriebenes Areal gesteigerter Perfusion dar, im umgebenden ödematösen Hirngewebe ist die Durchblutung deutlich vermindert. Die Steigerung des intrakraniellen Drucks hat eine Abnahme der Gesamtdurchblutung zur Folge (vgl. auch Abb. 12). In **b** sind regionale Unterschiede des Verteilungskoeffizienten des Tracers zwischen Gewebe und Blut dargestellt

Fig. 42a, b. *(6.2.5)*. rCBF determined with [^{18}F]CH$_3$ in a 72-year-old female patient with left frontal convexity meningioma (a). The tumor appears in several transverse scans as a circumscribed area of increased perfusion, and the blood flow in the surrounding edematous cerebral tissue is distinctly decreased. The increase in intracranial pressure leads to a decrease in overall blood flow (cf. Fig. 12). Regional differences of λ (partition coefficient of the tracer between tissue and blood) are demonstrated (**b**)

stromabliegenden Hirnregionen Mangeldurchblutungen oder durch Ruptur der dünnwandigen Gefäße intrazerebrale Hämatome verursachen. Durch das Stealphänomen kann in entfernten Regionen die Durchblutung vermindert sein, da über arterio-arterielle Kollateralen Blut von nicht betroffenen Gefäßgebieten abgezapft wird.

cient blood flow in surrounding and downstream brain regions or intracerebral hematomas due to rupture of the thin-walled vessels. The steal effect means that the blood flow can be reduced in distant regions, since blood is drawn off from nonaffected vascular areas via arterio-arterial collaterals.

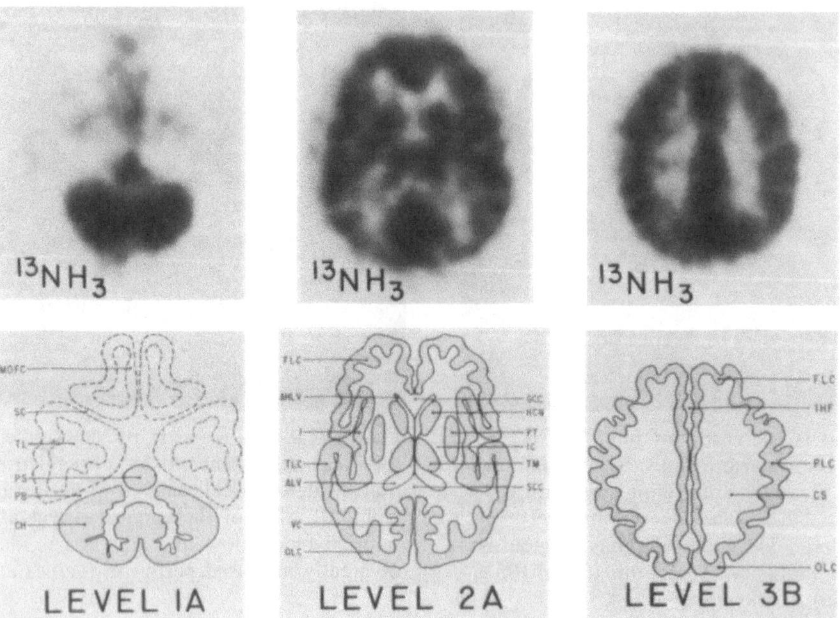

Abb. 43 *(6.3.2)*. PET-Schnittbilder der Verteilung von $^{13}NH_3$ in 3 Ebenen des Gehirns einer gesunden Versuchsperson. Anatomische Details (vgl. Skizzen) können gut aufgelöst werden. (D. Kuhl, Los Angeles)

Fig. 43 *(6.3.2)*. PET images of the distribution of $^{13}NH_3$ in three planes of the brain of a healthy volunteer. Anatomical details (see sketches) can be well resolved. (Courtesy of D. Kuhl, Los Angeles)

6.2.5 Hirntumoren

In Hirntumoren ist die regionale Durchblutung in den Arealen gesteigert, in denen die Vaskularisation über der des normalen Hirngewebes liegt, und in denen arteriovenöse Shunts vorkommen. In der Umgebung des Hirntumors ist durch das perifokale Ödem der zerebrovaskuläre Widerstand erhöht und die Durchblutung vermindert.

6.3 [^{13}N]-Ammoniak

6.3.1 Darstellung des Tracers und Prinzip der Messung

$^{13}NH_3$ kann entweder „on line" direkt im Zyklotrontarget oder durch Reduktion der in einem Wassertarget erhaltenen Produktgemische erzeugt werden (Straatmann 1977). Die Verteilung eines Tracers in Abhängigkeit von der Blutzufuhr zu einem Organ kann zur Messung der regionalen Durchblutung herangezogen werden. Dazu muß der Tracer bei der ersten Passage aus dem Blut extrahiert werden. Das für diesen Zweck angewandte $^{13}NH_3$ wird aber nicht vollständig extrahiert, und die Extraktionsrate ist abhängig von der Durchblutungshöhe, so daß nur semiquantitative Werte der regionalen Hirndurchblutung nach intravenöser Gabe von $^{13}NH_3$ erhalten werden (Phelps et al. 1981).

6.2.5 Brain Tumors

In brain tumors the regional blood flow is increased in those areas in which the vascularization exceeds that of normal cerebral tissue and in which arteriovenous shunts occur. Around the brain tumor the cerebrovascular resistance is increased and the blood flow decreased owing to the perifocal edema.

6.3 [^{13}N] Ammonia

6.3.1 Production of Tracer and Principle of Measurement

$^{13}NH_3$ can be produced either online, directly in the cyclotron target, or by reduction of the product mixtures contained in a water target (Straatmann 1977). The distribution of the tracer as a function of the blood supply to an organ can be used to measure the regional blood flow. For this purpose the tracer must be extracted from the blood in the first pass. The $^{13}NH_3$ used for this purpose is not completely extracted, however, and the extraction rate is dependent on the level of blood flow, so that only semiquantitative values are obtained for after i.v. administration of $^{13}NH_3$ (Phelps et al. 1981).

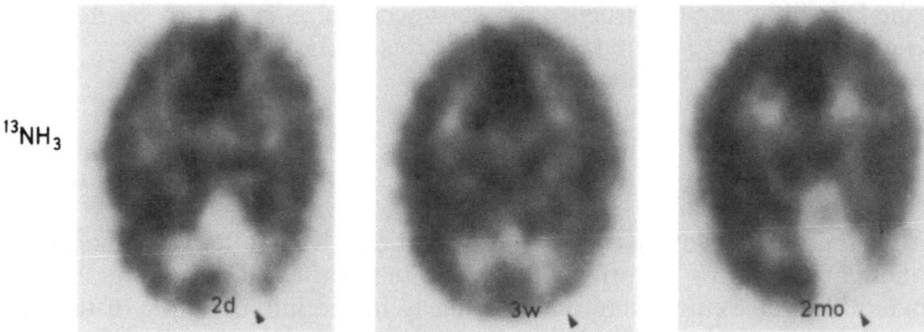

Abb. 44 *(6.3.3)*. PET-Schnittbilder der ^{13}NH$_3$-Verteilung bei einem Patienten mit ischämischem Insult links frontal: hochgradige fokale Durchblutungsstörung 2 Tage nach Insult, Reperfusion in den Infarkt 3 Wochen und bleibende Verminderung der Durchblutung im Defekt 2 Monate nach dem Schlaganfall. (D. Kuhl, Los Angeles)

Fig. 44 *(6.3.3)*. PET images of the ^{13}NH$_3$ distribution in a patient with left frontal ischemic stroke: high-grade focal blood flow disturbance 2 days after the attack, reperfusion into the infarction 3 weeks after, and permanent reduction of the blood flow in the defect 2 months after the stroke. (Courtesy of D. Kuhl, Los Angeles)

6.3.2 Normalwerte

Aus der Verteilung von ^{13}NH$_3$ können bei normalen Versuchspersonen die anatomischen Strukturen (Kortex, Marklager, Basalganglien, Thalamus, Kleinhirn, Hirnstamm) und Unterschiede der Durchblutung in verschiedenen

6.3.2 Normal Values

In normal volunteers, the anatomical structures (cortex, cerebral medulla, basal ganglia, thalamus, cerebellum, brain stem) and differences in the blood flow in different structures (e.g., higher blood flow in the visual cortex than in the pari-

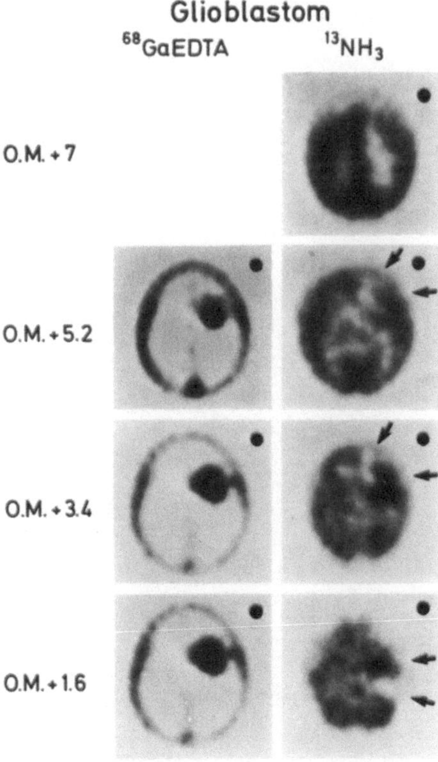

Abb. 45 *(6.3.4)*. PET-Schnittbilder der ^{68}Ga-EDTA und der ^{13}NH$_3$-Verteilung bei einem Patienten mit Glioblastom: Die Störung der Blut-Hirn-Schranke im Tumor wird durch vermehrte Aufnahme von ^{68}Ga angezeigt, Anteile des Tumors mit hoher Durchblutung lassen sich von Anteilen mit niederer Durchblutung (Nekrosen, Zysten) abgrenzen. Die Umgebung und der über dem Tumor liegende Kortex sind vermindert durchblutet (Ödem und Inaktivierung). (M.E. Phelps, Los Angeles)

Fig. 45 *(6.3.4)* PET images showing [^{68}Ga]EDTA and ^{13}NH$_3$ distribution in a patient with glioblastoma: Perturbation of the blood-brain barrier in the tumor is documented by increased uptake of ^{68}Ga, and parts of the tumor where blood flow is high can be distinguished from those where it is low (necroses, cysts). The blood flow is reduced in the surrounding area and in the cortex situated above the tumor (edema and inactivation). (Courtesy of M.E. Phelps, Los Angeles)

Strukturen (z.B. hohe Durchblutung im visuellen Kortex im Vergleich zum parieto-okzipitalen Kortex) dargestellt werden.

eto-occipital cortex) can be demonstrated from the distribution of $^{13}NH_3$.

6.3.3 Ischämische Insulte

Bei Patienten mit ischämischen Insulten ist besonders initial die Durchblutung im betroffenen Areal stark vermindert. Im subakuten Stadium wird das ischämische Gewebe wieder perfundiert, doch sinkt die regionale Durchblutung im Defektstadium wieder ab (Kuhl et al. 1980).

6.3.3 Ischemic Insults

In patients who suffer ischemic strokes the blood flow in the affected area is greatly reduced, particularly in the initial phase. In the subacute stage the ischemic tissue is reperfused, but the rCBF decreases again in the defect stage (Kuhl et al. 1980).

6.3.4 Hirntumoren

In malignen Hirntumoren ist die Durchblutung meist gesteigert, in der Umgebung des Tumors wegen des Ödems vermindert.

6.3.4 Brain Tumors

In malignant brain tumors the blood flow is usually increased, while it is decreased around the tumor because of the edema.

7 Messung des Glukosestoffwechsels

7 Measurement of Glucose Metabolism

Da der Energiebedarf des Gehirns fast ausschließlich aus Glukose gedeckt wird, kann der Funktionszustand des Gewebes aus dem Glukoseumsatz abgeschätzt und quantitativ dargestellt werden. Die am weitesten verbreitete Untersuchungsmethode verwendet ^{18}F-2-Fluor-2-Deoxy-D-Glukose (^{18}FDG) zur bildlichen quantitativen Erfassung des Glukoseumsatzes mittels PET (Reivich et al. 1979).

7.1 Synthese von [^{18}F]-2-Fluor-2-Deoxy-D-Glukose

Seit Beschreibung der ersten Synthese der ^{18}F-2-Fluor-2-Deoxy-D-Glukose (Ido et al. 1978) aus ^{18}F-F$_2$ und Triazetylglukal sind eine ganze Reihe weiterer Methoden zur Darstellung dieses „Arbeitspferdes" der PET entwickelt worden. Ziel dieser Neuentwicklungen war es meist, die relativ geringe radiochemische Ausbeute (10%) der ersten Methode zu steigern. Tabelle 3 gibt einen Überblick.

Ein wesentlicher Fortschritt war die Einführung des neuen Vorläufers CH$_3$COO^{18}F (Shiue et al. 1982), der eine Verdoppelung der Ausbeute erbrachte.

Vor kurzem (Ehrenkaufer et al. 1984) gelang es, CH$_3$COO^{18}F durch eine Gas-Feststoffreaktion aus F$_2$ als gasförmiges Produkt zu erhalten und mit ungeschütztem Glukal in Wasser zur Reaktion zu bringen, was die Synthesezeit auf 15 min verringerte und die Ausbeute auf 40% steigerte. Abb. 46 zeigt einen schematischen Überblick über eine ferngesteuerte Apparatur, mit der nach dieser Methode nach 40–80 minütiger Zyklotronbestrahlung (Strahlstrom 25 µA) 50–100 mCi injektionsfertiges Produkt erhalten werden.

Die bei beiden genannten Methoden verwendete Addition von Azetylhypofluorit an Glukal bzw. Triazetylglukal ist jedoch nicht, wie zunächst erwartet, hoch stereoselektiv. Es wird in je nach Methode wechselndem Ausmaß auch ^{18}F-2-Fluor-Deoxymannose gebildet, die vom Gehirn in gleicher Weise wie Deoxyglukose verwertet wird.

Since the energy requirement of the brain is supplied almost exclusively by glucose, the functional state of the tissue can be estimated and quantitatively demonstrated by reference to the glucose metabolism. The investigation method in most widespread use relies on [^{18}F]fluoro-2-deoxy-D-glucose (^{18}FDG) for quantitative imaging of the glucose metabolism by means of PET (Reivich et al. 1979).

7.1 Synthesis of [^{18}F] 2-Fluoro-2-deoxy-D-glucose

Since the description of the first synthesis of [^{18}F]2-fluoro-2-deoxy-D-glucose (Ido et al. 1978) from [^{18}F]F$_2$ and triacetylglucal, a large number of other methods of synthesizing this "workhorse" of PET have been developed. The aim of these new developments was usually to increase the relatively small radiochemical yield (10%) with the first method. Table 3 provides a survey.

A major advance was made with the introduction of the new precursor CH$_3$COO^{18}F (Shiue et al. 1982), which effectively doubled the yield.

Recently (Ehrenkaufer 1984) it proved possible to obtain CH$_3$COO^{18}F as a gaseous product from F$_2$ by means of a gas-solid reaction and to react it in water with unprotected glucal, which reduced the synthesis time to 15 min and increased the yield to 40%. Figure 46 gives a schematic overview of a remote-controlled unit in which 50–100 mCi injectable product is obtained by this method after 40–80 min cyclotron irradiation (beam current 25 µA).

Addition of acetyl hypofluorite to glucal or triacetylglucal in both of the methods referred to is not, as at first expected, highly stereoselective. Depending on the method, [^{18}F]2-fluorodeoxymannose is formed in different quantities, which is utilized by the brain in the same way as deoxyglucose.

Mention should also be made of the experiments aimed at using ^{18}F$^-$ to avoid the limitation of the radiochemical yield to 50%, which is inher-

Tabelle 3 *(7.1)*. Vergleich einiger Synthesemethoden für [^{18}F]-2-Desoxy-2-Fluor-D-Glukose

Methode	Autor	Radio-chemische Ausbeute (%)	Zeit (min)
F$_2$ + TAG^a in Freon	Ido et al. (1978)	10	90
F$_2$ + Glukal in H$_2$O	Bida et al. (1984)	30	30
CH$_3$COOF + TAG in CH$_3$COOH	Shiue et al. (1982)	20	70
XeF$_2$ + TAG in Äther BF$_3$·OEt$_2$	Shiue et al. (1983) Sodd et al. (1983)	20	45
CH$_3$COOF (gas-förmig) + Glukal in H$_2$O	Ehrenkaufer et al. (1984)	40	15
CH$_3$COOF (gas-förmig) + TAG in Freon	Bida et al. (1984)	20	60
F$^-$ + Triflat	Levy et al. (1982)	10	120
F$^-$ + zyklischer Sulfatester	Tewson (1983)	40	40

Table 3 *(7.1)*. Comparison of some methods of synthesis for [^{18}F] 2-deoxy-2-fluoro-D-glucose

Method	Reference	Radio-chemical yield (%)	Time (min)
F$_2$ + TAG^a in Freon	Ido et al. (1978)	10	90
F$_2$ + glucal in H$_2$O	Bida et al. (1984)	30	30
CH$_3$COOF + TAG in CH$_3$COOH	Shiue et al. (1982)	20	70
XeF$_2$ + TAG in Ether BF$_3$·OEt$_2$	Shiue et al. (1983) Sodd et al. (1983)	20	45
CH$_3$COOF (gaseous) + glucal in H$_2$O	Ehrenkaufer et al. (1984)	40	15
CH$_3$COOF (gaseous) + TAG in Freon	Bida et al. (1984)	20	60
F$^-$ + triflate	Levy et al. (1982)	10	120
F$^-$ + cyclic sulfate ester	Tewson (1983)	40	40

^{a} 3,4,6-tri-O-acetyl-D-glucal

Zu erwähnen sind auch die Versuche, durch Einsatz von ^{18}F$^-$ die allen vom ^{18}F$_2$ ausgehenden Methoden innewohnende Begrenzung auf 50% radiochemische Ausbeute zu umgehen (Tewson 1983).

ent in all the methods based on ^{18}F$_2$ (Tewson 1983).

7.2 Bestimmung der regionalen zerebralen metabolischen Rate für Glukose (rCMRGl)

Die Glukosestoffwechseluntersuchung mit ^{18}FDG stellt eine direkte Übertragung der ^{14}C-Deoxyglukose-Autoradiographie von Sokoloff

7.2 Determination of the Regional Cerebral Metabolic Rate for Glucose (rCMRGl)

The study of glucose metabolism with ^{18}FDG is a direct application of the autoradiographic technique of Sokoloff et al. (1977) with

Abb. 46a, b *(7.1)*. Die Schemazeichnungen **a** und **b** zeigen die beiden Teile einer ferngesteuerten Apparatur zur Produktion von ^{18}F-FDG. Teil **a** befindet sich im Zyklotrontargetraum. Der linke untere Teil der Apparatur dient zum Füllen des Zyklotrontargets (rechts oben). Im Target wird durch die ^{20}Ne(d, α) ^{18}F-Reaktion unter Zusatz von F$_2$ das markierte ^{18}F-F$_2$ erzeugt. Nach der Bestrahlung wird das unter hohem Druck stehende Gas expandiert. Der Azetatkomplex wandelt das ^{18}F-F$_2$ im Durchfluß in CH$_3$COO^{18}F um. Im Reaktionsgefäß wird dieses Azetylhypofluorit dann mit Glukal in wäßriger Lösung (bzw. Triazetylglukal in Freon) umgesetzt. Zur Hydrolyse wird HCl zugegeben. Teil **b** befindet sich in einer abgeschirmten heißen Zelle. Hier wird die Hydrolyse durch kurzes Erhitzen bewirkt. Mit Hilfe einer motorisierten Spritze wird die Lösung zur Reinigung auf die Säule gegeben. Es wird mit H$_2$O nachgewaschen, isotonisch eingestellt und steril-filtriert. Alle Manipulationen lassen sich ferngesteuert durchführen. Die gesamte Synthesedauer beträgt 30 min, gerechnet vom Bestrahlungsende

Fig. 46a, b *(7.1)*. Schematics showing the two parts of a remote controlled unit for production of [^{18}F]FDG. **a** In the cyclotron target vault. The left lower part of the unit is used to fill the cyclotron target (*top right*). In the target, the labeled [^{18}F]F$_2$ is produced by way of the ^{20}Ne(d, α) ^{18}F reaction with addition of F$_2$. After the irradiation the gas, which is under high pressure, is expanded. The acetate complex converts the [^{18}F]F$_2$ in a flow system to CH$_3$COO^{18}F. In the reaction vessel, this acetyl hypofluorite is then converted with glucal in aqueous solution (or triacetylglucal in Freon). HCl is added for hydrolysis. **b** In a shielded hot cell. Hydrolysis is effected by a short period of heating. With the aid of a motorized syringe the solution is applied to the column for purification. It is rewashed with H$_2$O, isotonically adjusted, and sterile-filtered. All manipulations can be carried out by remote control. The total synthesis time is 30 min from the end of irradiation

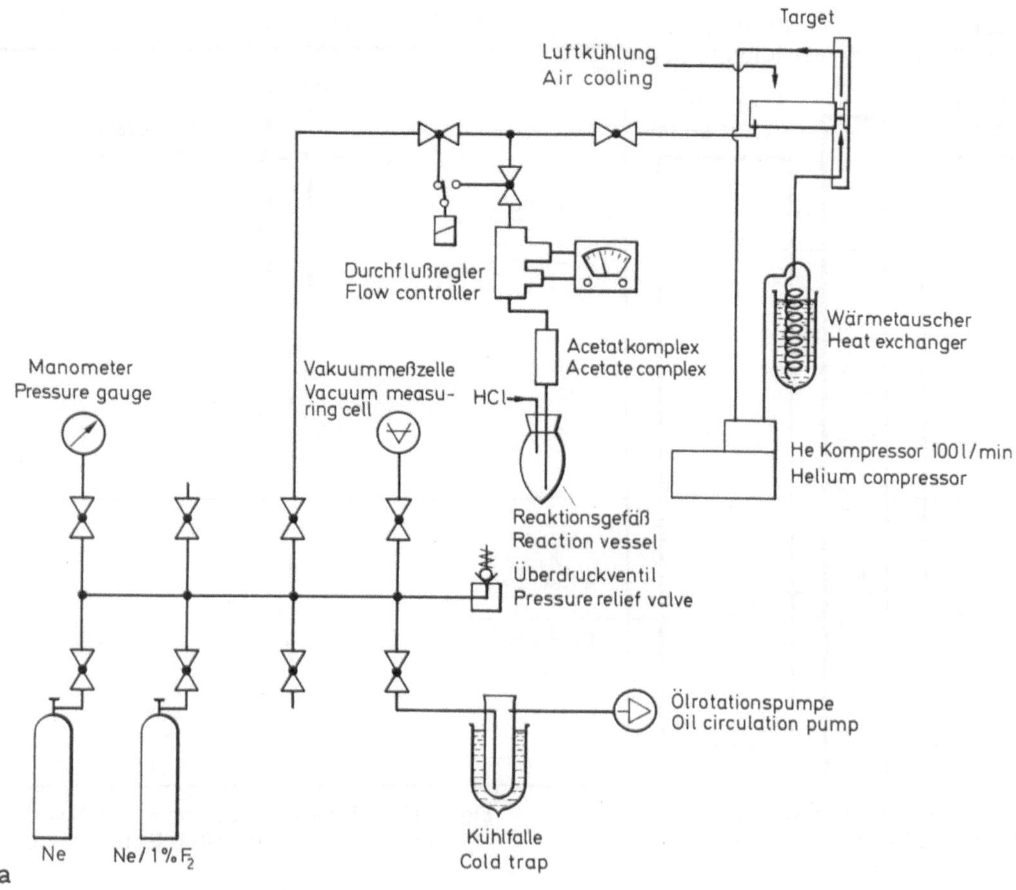

Target
Luftkühlung
Air cooling
Durchflußregler
Flow controller
Manometer
Pressure gauge
Vakuummeßzelle
Vacuum measuring cell
Acetatkomplex
Acetate complex
HCl
Wärmetauscher
Heat exchanger
He Kompressor 100 l/min
Helium compressor
Reaktionsgefäß
Reaction vessel
Überdruckventil
Pressure relief valve
Ölrotationspumpe
Oil circulation pump
Ne
Ne / 1‰ F₂
Kühlfalle
Cold trap
a

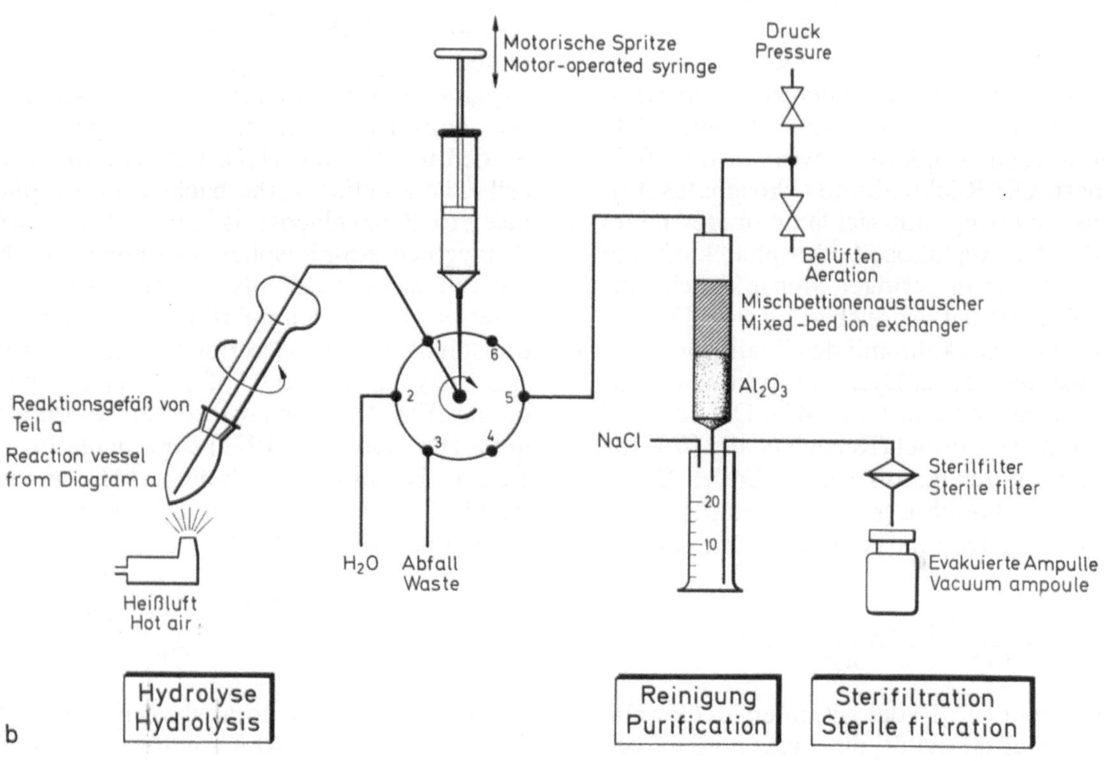

Motorische Spritze
Motor-operated syringe
Druck
Pressure
Belüften
Aeration
Mischbettionenaustauscher
Mixed-bed ion exchanger
Reaktionsgefäß von
Teil a
Reaction vessel
from Diagram a
Al₂O₃
NaCl
Sterilfilter
Sterile filter
H₂O
Abfall
Waste
Evakuierte Ampulle
Vacuum ampoule
Heißluft
Hot air
Hydrolyse
Hydrolysis
Reinigung
Purification
Sterilfiltration
Sterile filtration
b

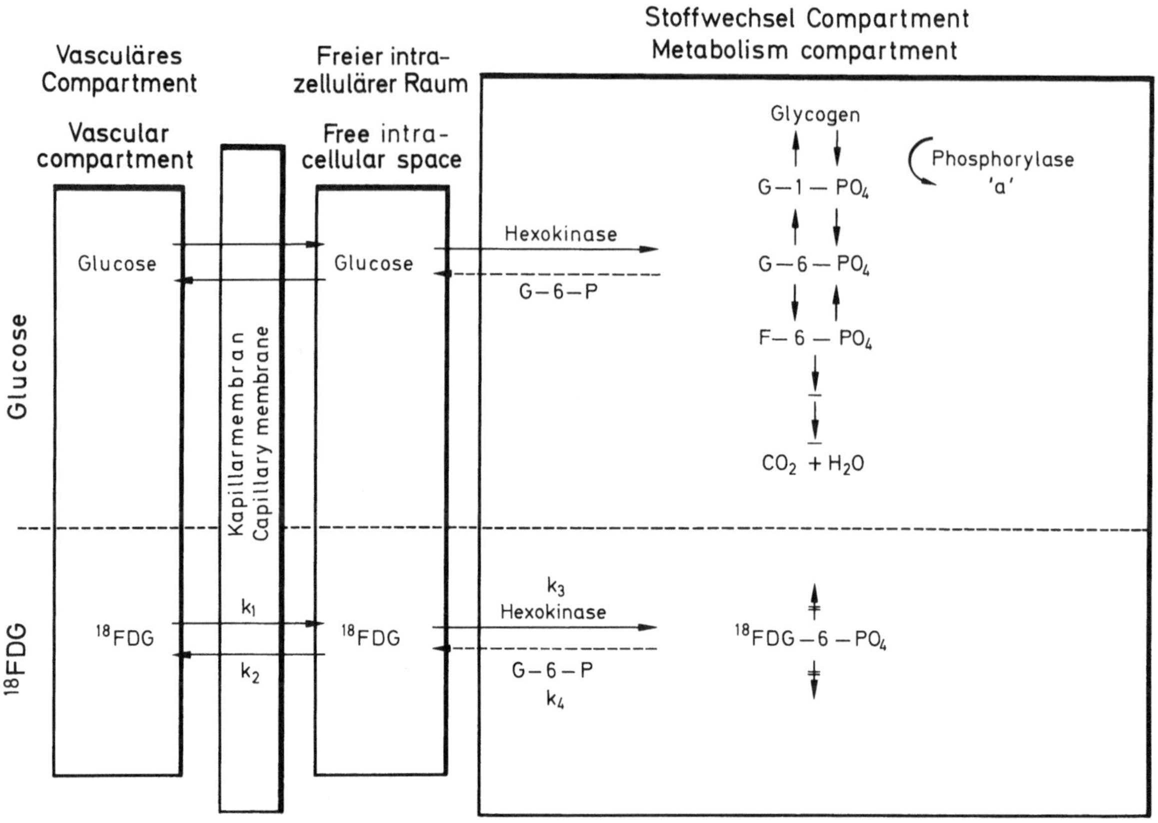

Abb. 47 *(7.2)*. Drei-Kompartment-Modell zur Berechnung der rCMRGl mit der ^{18}FDG-Methode (Nach Sokoloff et al. 1977)

Fig. 47 *(7.2)*. Three-compartment model (Sokoloff et al. 1977) for calculation of rCMRGI by the ^{18}FDG method

et al. (1977) dar. Das von Sokoloff entwickelte Modell kann direkt angewandt werden, da sich die an Stelle 2 markierte Fluordeoxyglukose gleich wie Deoxyglukose verhält (Abb. 47). Sie wird wie Glukose in die Zelle transportiert und mit Hilfe der Hexokinase zu ^{18}F-Deoxyglukose-6-Phosphat phosphoryliert. Deoxyglukose-6-Phosphat kann aber nicht weiter zu Fruktose-6-Phosphat umgewandelt und zu CO$_2$ und H$_2$O abgebaut werden, sondern es wird in der Zelle angereichert. Die Rückreaktion (Phosphatase) zu Deoxyglukose erfolgt mit viel langsamerer Kinetik und das Deoxyglukose-6-Phosphat kann die Zellmembran nur in geringer Menge durchdringen. Die Kinetik der Anreicherung von Deoxyglukose-6-Phosphat kann mit den Transport- und Enzymkonstanten eines Drei-Kompartment-Modells beschrieben werden (Abb. 48). Die entsprechende komplexe Formel (Reivich et al. 1979) für die Berechnung der regionalen zerebralen Stoffwechselrate von Glukose (rCMRGl) kann vereinfacht folgendermaßen dargestellt werden (Phelps et al. 1979):

$$rCMRGl = \frac{(Gl)}{LC} \cdot \frac{C(^{18}F) - C(FDG)}{A_b}$$

Dabei entspricht C(^{18}F) der gesamten im Gewebe gemessenen Fluoraktivität, die direkt im PET be-

[^{14}C]deoxyglucose. The model developed by Sokoloff et al. can be applied directly because the fluorodeoxyglucose labeled at point 2 behaves in the same way as deoxyglucose (Fig. 47). It is transported into the cell in the same way as glucose and, with the aid of hexokinase, is phosphorylated to [^{18}F]deoxyglucose-6-phosphate. Deoxyglucose-6-phosphate, however, cannot be further converted to fructose-6-phosphate and degraded to CO$_2$ and H$_2$O, but accumulates in the cell. The kinetics of the back-reaction (phosphatase) to deoxyglucose is much slower, and the deoxyglucose-6-phosphate can penetrate through the cell membrane only in small amounts. The kinetics of the accumulation of deoxyglucose-6-phosphate can be described with the transport and enzyme constants of a three-compartment model (Fig. 48). The corresponding complex formula (Reivich et al. 1979) for calculating the regional cerebral metabolic rate of glucose (rCMRGl) can be simplified to the following form (Phelps et al. 1979):

$$rCMRGl = \frac{(Gl)}{LC} \cdot \frac{C(^{18}F) - C(FDG)}{A_b}$$

where C(^{18}F) is the total fluorine activity measured in the tissue, which is determined directly

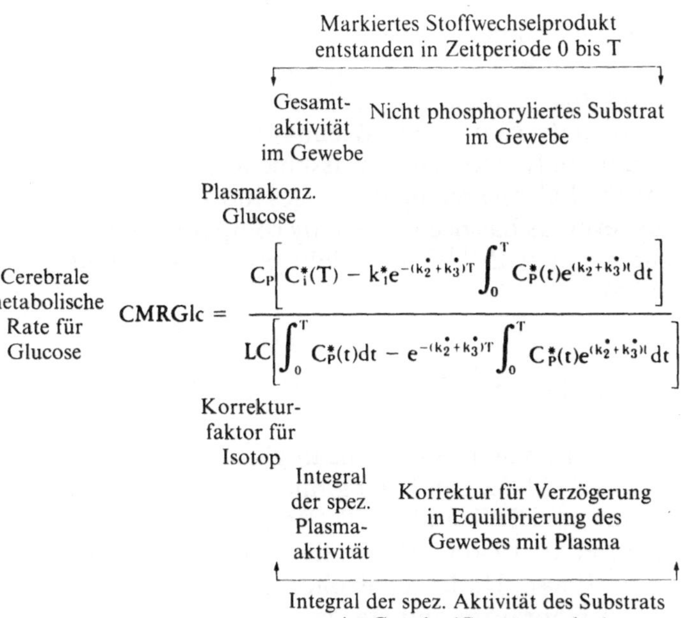

$$CMRGlc = \frac{C_P \left[C_i^*(T) - k_1^* e^{-(k_2^* + k_3^*)T} \int_0^T C_P^*(t) e^{(k_2^* + k_3^*)t} dt \right]}{LC \left[\int_0^T C_P^*(t) dt - e^{-(k_2^* + k_3^*)T} \int_0^T C_P^*(t) e^{(k_2^* + k_3^*)t} dt \right]}$$

Abb. 48 *(7.2)*. Gleichung zur Berechnung der rCMRGl

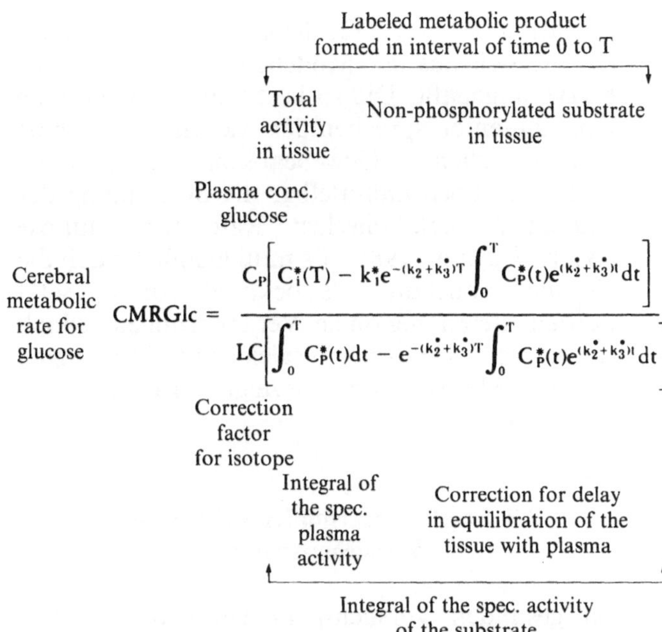

$$CMRGlc = \frac{C_P \left[C_i^*(T) - k_1^* e^{-(k_2^* + k_3^*)T} \int_0^T C_P^*(t) e^{(k_2^* + k_3^*)t} dt \right]}{LC \left[\int_0^T C_P^*(t) dt - e^{-(k_2^* + k_3^*)T} \int_0^T C_P^*(t) e^{(k_2^* + k_3^*)t} dt \right]}$$

Fig. 48 *(7.2)*. Operational equation for calculation of rCMRGl

stimmt wird. C(FDG) entspricht der Konzentration von freiem FDG im Gewebe, berechnet aus der Plasmakonzentration bis zum Meßzeitpunkt mit Hilfe der Konstanten des Modells. Die Differenz dieser beiden Werte gibt die lokale Gewebekonzentration von FDG-6-Phosphat an. A_b repräsentiert die Gesamtmenge von FDG, die ins Gewebe abgegeben wurde, und errechnet sich aus der Plasma-FDG-Konzentration bis zum Meßzeitpunkt, vermindert um die Verzögerung in der Gewebeäquilibrierung unter Verwendung der entsprechenden Modellkostanten. Der Quotient stellt somit die Phosphorylierungsrate für FDG dar. Die Multiplikation mit der Plasmakonzentration von Glukose (Gl) ergäbe die Rate der Glukosephosphorylierung, wenn sich diese wie FDG verhielte. Da die arteriovenöse Extraktion von Glukose nicht gleich der von FDG ist, muß der Wert mit einer experimentell bestimmten Konstante (LC = „lumped constant") korrigiert werden. Für die Messungen des regionalen Glukoseverbrauchs im Gehirn müssen somit nach intravenöser Gabe von 3–6 mCi ^{18}FDG die Plasmakurve von ^{18}FDG von Injektions- bis Meßzeitpunkt (meist ermittelt in arterialisiertem venösen Blut), der Glukosewert im Plasma und die regionale ^{18}F-Aktivität im Gehirn bestimmt werden.

Fehler, die sich in diesem Modell durch stark abweichende kinetische Konstanten im pathologischen Gewebe ergeben (Hawkins et al. 1981), können durch dynamische PET vermindert werden. Dabei wird ab dem Zeitpunkt der Injektion des Tracers die Gewebeaktivität in kurzen Zeitintervallen bestimmt. Den gemessenen regionalen Aktivitäts-Zeit-Kurven im Gewebe wird durch

in the PET; C(FDG) is the concentration of free FDG in the tissue, calculated from the plasma concentration up to time point T with the aid of the constants of the model. The difference between these two values gives the local tissue concentration of FDG-6-phosphate; A_b is the total quantity of FDG released into the tissue and is calculated from the plasma FDG concentration curve up to time point T, decreased by the delay in the tissue equilibration using the corresponding model constants. The quotient therefore gives the proportional phosphorylation rate of FDG. Multiplication by the plasma concentration of glucose (Gl) would yield the rate of glucose phosphorylation if it behaved in the same way as FDG. Since the arterial venous extraction of glucose is not identical with that of FDG, the value must be corrected with an experimentally determined constant (LC = lumped constant). For the measurement of the regional glucose consumption in the brain, therefore, after i.v. administration of 3–6 mCi ^{18}FDG the plasma curve of ^{18}FDG from the injection to the measurement time point (usually determined in arterialized venous blood), the glucose value in plasma, and the regional ^{18}F activity in the brain must be determined.

Errors resulting with this model from widely diverging kinetic constants in pathologic tissue (Hawkins et al. 1981) can be reduced by dynamic PET. For this purpose the tissue activity is determined at short time intervals from the time point of injection. By variation of the values for the kinetic constants, the curve deriving from the model equation is adapted to the measured regional activity – time curve. The kinetic constants

Variation der Werte für die kinetischen Konstanten die sich aus der Modellgleichung ergebende Kurve angepaßt. Die so bestimmten kinetischen Konstanten entsprechen der Aktivitätsaufnahme im entsprechenden Gewebeabschnitt am besten.

Sie erlauben unmittelbar die Berechnung der regionalen metabolischen Rate für Glukose (Wienhard et al. 1985). Es muß lediglich noch die „lumped constant" als bekannt vorausgesetzt werden, deren regionale Veränderungen jedoch gering sind, wie durch vergleichende Messungen mit ^{11}C-Methylglukose gezeigt wurde (Gjedde et al. 1985).

7.3 Stoffwechselstudien bei gesunden Versuchspersonen

Bei gesunden Versuchspersonen wurde mittels FDG und PET ein mittlerer Glukoseverbrauch von 29–32 µmol/100 g/min (Reivich et al. 1979; Kuhl et al. 1980a; Mazziotta et al. 1981; Heiss et al. 1984) gefunden. Unter Kontrollbedingungen (abgedunkeltes Laboratorium und gleichbleibendes Ventilatorengeräusch der Gerätekühlung) spiegelt sich die funktionelle Anatomie des Gehirns im axialen Schnittbild wider. Die metabolischen Raten können dabei direkt durch den Vergleich des Grauwertes oder der Farbe mit der Referenzskala ermittelt werden: Die höchsten Werte finden sich im visuellen Kortex (45–50 µmol/100 g/min) und im Striatum (42–46 µmol/100 g/min). Werte in anderen Arealen der Hirnrinde, in den Basalganglien (35–42 µmol/100 g/min) und in den grauen Strukturen der hinteren Schädelgrube (25–30 µmol/ 100 g/min) sind niedriger. Die niedrigsten rCMRGl finden sich in der weißen Substanz (15–22 µmol/100 g/min, Tabelle 4).

Eine Abnahme des Glukoseverbrauchs im Alter konnte in ausgedehnteren Untersuchungen nicht nachgewiesen werden: Bei 40 ausgewählten gesunden Männern waren weder die CMRGl der gesamten Hemisphäre noch die einzelnen Regionen signifikant mit dem Alter korreliert (Rapoport et al. 1983). Ähnliche Befunde wurden von Metter et al. (1984) und Leon et al. (1983) berichtet, wobei aber Metter et al. (1984) bei älteren Probanden andere interregionale Korrelationen der Glukoseraten fanden als bei jungen.

thus determined correspond best to the activity uptake in the corresponding tissue segment. They allow the regional metabolic rate for glucose to be directly calculated (Wienhard et al. 1985). It is now only necessary to assume a known value for the LC; the regional changes in LC are small, however, as has been shown by comparative measurements with ^{11}C-methylglucose (Gjedde et al. 1985).

7.3 Studies of Metabolism in Healthy Volunteers

In healthy volunteers, a mean glucose consumption of 29–32 µmol/100 g/min was found by means of FDG and PET (Reivich et al. 1979; Kuhl et al. 1980a; Mazziotta et al. 1981; Heiss et al. 1984). Under controlled conditions (darkened laboratory and steady noise from fans of equipment cooling systems) the functional anatomy of the brain is reflected in the metabolic activity of the axial section. The metabolic rates can then be compared directly by matching the gray value or the color with the reference scale: The highest values are found in the visual cortex (45–50 µmol/100 g/min) and in the striatum (42–46 µmol/100 g/min). Values in other areas of the cerebral cortex and in the basal ganglia (35–42 µmol/100 g/min) and in the gray structures of the posterior cranial fossa (25–30 µmol/ 100 g/min) are lower. The lowest rCMRGl values are found in the white matter (15–22 µmol/100 g/ min, Table 4).

A decrease in the glucose consumption in advanced age was not detected in rather extensive investigations: In 40 selected healthy men, the CMRGl of neither the total hemisphere nor the individual regions was correlated significantly with age (Rapoport et al. 1983). Similar findings have been reported by Metter et al. (1984) and Leon et al. (1983), although Metter et al. (1984) found different interregional correlations of the glucose rates in elderly than in young volunteers.

Tabelle 4 *(7.3)*. rCMRGl in gesunden Versuchspersonen. Vergleich der Werte aus eigenen Studien mit publizierten Werten anderer Untersucher. Mittelwerte (µmol/100 g/min)/Variationskoeffizient (%)

	Heiss et al. (1984)	Reivich et al. (1979)	Kuhl et al. (1980a)	Alavi et al. (1981)	Mazziotta et al. (1981)	Kuhl et al. (1982)	Hawkins et al. (1983)	Rapoport et al. (1983)	Rougemont et al. (1983)	Schwartz et al. (1983)
Zerebraler Kortex	28.6/19.2	32.1/–			23.4/4.4					22.8/20.5
Nucleus dentatus	29.0/19.8									
Vermis	28.8/14.8									
Pons	18.8/33.8									
Mesenzephalon	22.7/28.0									
Pedunculus cerebri	21.4/19.5									
Thalamus	36.9/23.6	41.2/26.0			36.6/19.2	33.4/20.9	24.3/15.2	30.7/26.2	31.5/31.5	28.4/25.0
Nucleus lentiformis	41.6/23.5	35.6/7.2			45.2/20.0		36.9/22.8		38.5/14.1	33.3/14.0
Nucleus caudatus	40.0/20.7	38.0/7.8	37.2/8.3		39.8/23.5	34.7/21.2	35.5/18.9	30.7/24.2	36.6/20.8	30.0/19.6
Frontale weiße Substanz	18.4/26.0	20.2/49.3	23.1/24.0							
Temporale weiße Substanz	19.2/20.5									
Okzipitale weiße Substanz	16.6/29.3	23.5/15.6	19.5/16.0							
Centrum semiovale	15.7/19.8	20.6/6.5	18.2/18.0		29.0/26.2	15.5/24.6	21.9/28.3	15.2/24.3		14.8/21.4
Gyrus cinguli	41.8/14.5				43.2/27.1			36.1/21.4		34.4/21.6
Hippokampale Strukturen	28.3/21.9	33.5/4.4						24.5/28.9		24.9/28.1
Frontomesialer Kortex	39.6/15.8	46.0/2.4						31.5/25.9	40.4/25.2	30.5/23.8
Frontolateraler Kortex	40.6/16.8	47.0/4.8	37.7/13.5	26.4/?	43.0/24.2	32.7/26.3		33.6/24.5	33.3/20.3	32.2/22.9
Insularer Kortex	39.2/17.2									32.5/21.5
Temporaler Kortex	33.0/18.6	45.1/–	38.0/6.6	28.3/?	44.1/26.0	34.2/24.2		27.9/23.2	39.2/22.3	23.5/24.7
Parietaler Kortex	36.0/12.3	37.9/16.9	35.7/12.9	29.1/?	43.1/22.7	33.0/24.7		31.4/23.9	42.1/16.4	30.3/21.2
Okzipitaler Kortex	31.8/21.9		35.6/14.4	22.0/?	37.1/24.4	28.7/25.7		26.6/29.2		24.1/21.1
Primärer visueller Kortex	42.6/16.8	57.0/13.4	43.7/11.7	33.2/?	46.6/23.7	40.8/23.2		33.4/21.4	46.6/25.3	30.9/18.9

Table 4 *(7.3)*. Comparison of values recorded for rCMRGl in healthy volunteers in personal studies and published studies conducted by other groups

	Heiss et al. (1984)	Reivich et al. (1979)	Kuhl et al. (1980a)	Alavi et al. (1981)	Mazziotta et al. (1981)	Kuhl et al. (1982)	Hawkins et al. (1983)	Rapoport et al. (1983)	Rougemont et al. (1983)	Schwartz et al. (1983)
Cerebral cortex	28.6/19.2	32.1/–			23.4/4.4					22.8/20.5
Nucleus dentatus	29.0/19.8									
Vermis	28.8/14.8									
Pons	18.8/33.8									
Mesencephalon	22.7/28.0									
Pedunculus cerebri	21.4/19.5									
Thalamus	36.9/23.6	41.2/26.0			36.6/19.2	33.4/20.9	24.3/15.2	30.7/26.2	31.5/31.5	28.4/25.0
Nucleus lentiformis	41.6/23.5	35.6/7.2			45.2/20.0		36.9/22.8		38.5/14.1	33.3/14.0
Nucleus caudatus	40.0/20.7	38.0/7.8	37.2/8.3		39.8/23.5	34.7/21.2	35.5/18.9	30.7/24.2	36.6/20.8	30.0/19.6
Frontal white matter	18.4/26.0	20.2/49.3	23.1/24.0							
Temporal white matter	19.2/20.5									
Occipital white matter	16.6/29.3	23.5/15.6	19.5/16.0							
Centrum semiovale	15.7/19.8	20.6/6.5	18.2/18.0		29.0/26.2	15.5/24.6	21.9/28.3	15.2/24.3		14.8/21.4
Gyrus cinguli	41.8/14.5				43.2/27.1			36.1/21.4		34.4/21.6
Hippocampal structure	28.3/21.9	33.5/4.4						24.5/28.9		24.9/28.1
Frontomesial cortex	39.6/15.8	46.0/2.4						31.5/25.9	40.4/25.2	30.5/23.8
Frontalateral cortex	40.6/16.8	47.0/4.8	37.7/13.5	26.4/?	43.0/24.2	32.7/26.3		33.6/24.5	33.3/20.3	32.2/22.9
Insular cortex	39.2/17.2									32.5/21.5
Temporal cortex	33.0/18.6	45.1/–	38.0/6.6	28.3/?	44.1/26.0	34.2/24.2		27.9/23.2	39.2/22.3	23.5/24.7
Parietal cortex	36.0/12.3	37.9/16.9	35.7/12.9	29.1/?	43.1/22.7	33.0/24.7		31.4/23.9	42.1/16.4	30.3/21.2
Occipital cortex	31.8/21.9		35.6/14.4	22.0/?	37.1/24.4	28.7/25.7		26.6/29.2		24.1/21.1
Primary visual cortex	42.6/16.8	57.0/13.4	43.7/11.7	33.2/?	46.6/23.7	40.8/23.2		33.4/21.4	46.6/25.3	30.9/18.9

Figures give mean values (µmol/100 g per min)/coefficient of variation (%)

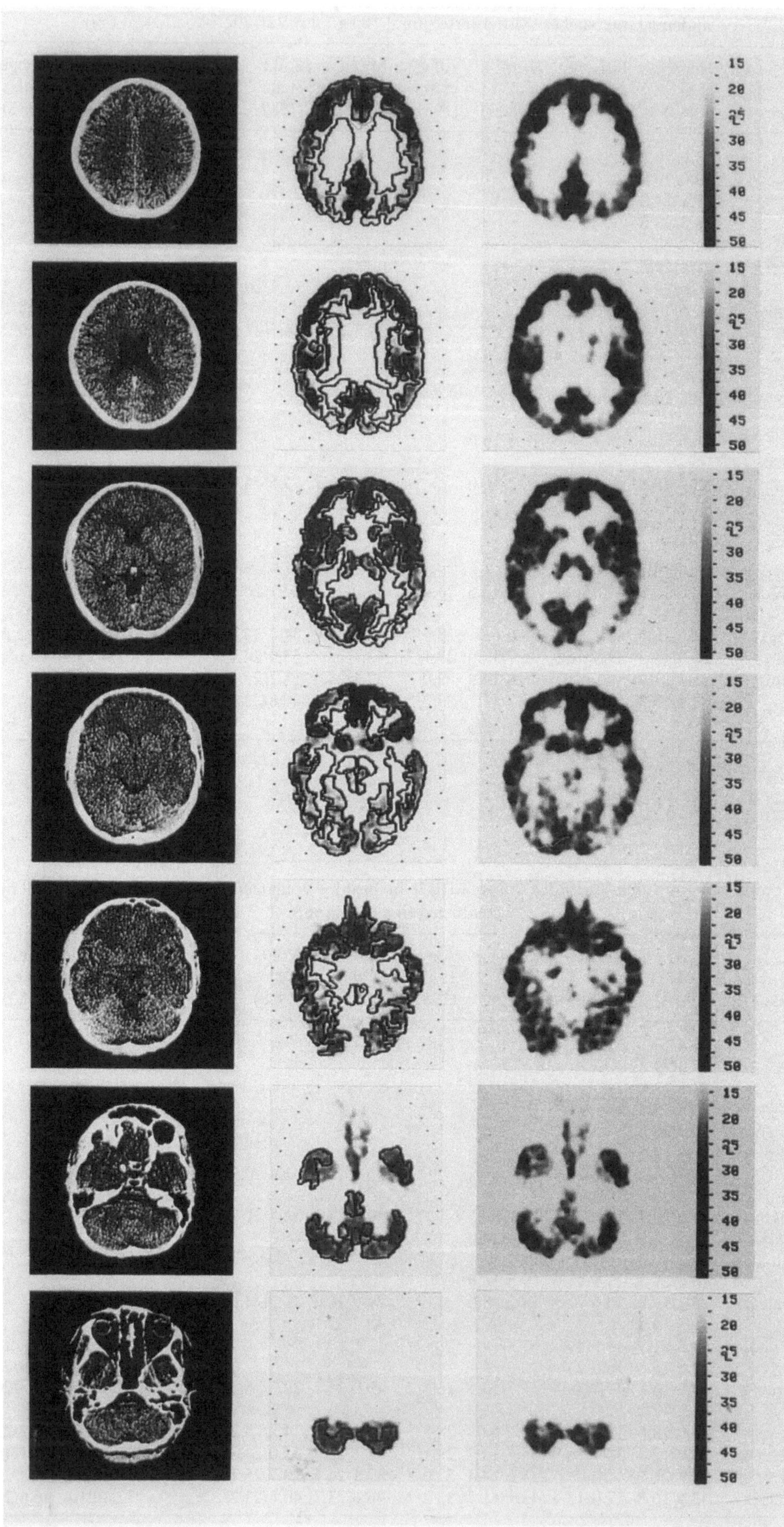

7.4 Funktionelle Aktivierung

Aufgrund der Kopplung des Stoffwechsels an die Funktion führt funktionelle Aktivierung durch spezifische Reize oder Aufgaben zur regionalen Steigerung des Glukosestoffwechsels in entsprechenden Hirnstrukturen. Untersuchungen mit verschiedenen Reizmodalitäten und während Ausführung unterschiedlicher Partialfunktionen haben eine direkte Beziehung zwischen Stoffwechselaktivierung und Intensität bzw. Komplexität der Reize oder Aufgaben nachgewiesen (Phelps et al. 1982; Greenberg et al. 1981). Die PET unter Anwendung von FDG kann damit für Untersuchungen der funktionellen Neuroanatomie herangezogen werden.

7.4 Functional Activation

Because of the coupling of the metabolism to the function, functional activation by specific stimuli or tasks leads to a regional increase in the glucose metabolism in corresponding cerebral structures. Investigations with different stimulus modes and during performance of different partial functions have demonstrated a direct relationship between metabolic activation and intensity and the complexity of the stimuli or tasks (Phelps et al. 1982; Greenberg et al. 1982). PET with FDG can thus be used to investigate functional neuroanatomy.

◁ **Abb. 49** *(7.3)*. CT (linke Reihe) und korrespondierende FDG-PET (rechte Reihe) von 7 transaxialen Schnitten in gleichen Abständen von der Kanthomeatallinie (CML) bis 81 mm darüber bei 35jähriger gesunder Versuchsperson. Die mittlere Reihe zeigt die Umrisse von Regionen, mit denen anatomische Strukturen zur Berechnung der kinetischen Konstanten und der metabolischen Raten für Glukose (CMRGl) definiert werden können. Die Skala neben den metabolischen Bildern (rechts) gibt in Grauwerten die CMRGl in µmol/100 g/min an

Fig. 49 *(7.3)*. CT *(left column)* and corresponding [^{18}F]2-fluoro-2-deoxy-D-glucose *(right column)* images of seven equally spaced transaxial sections across the brain of a 35-year-old healthy male volunteer, from the canthomeatal line *(bottom row)* up to 81 mm above it *(top row)*. Center column shows contours of all regions of interest superimposed on activity maps. *Reference gray scales* on metabolic maps indicate local cerebral metabolic rate for glucose according to in vivo autoradiographic model (µmol/100 g/min)

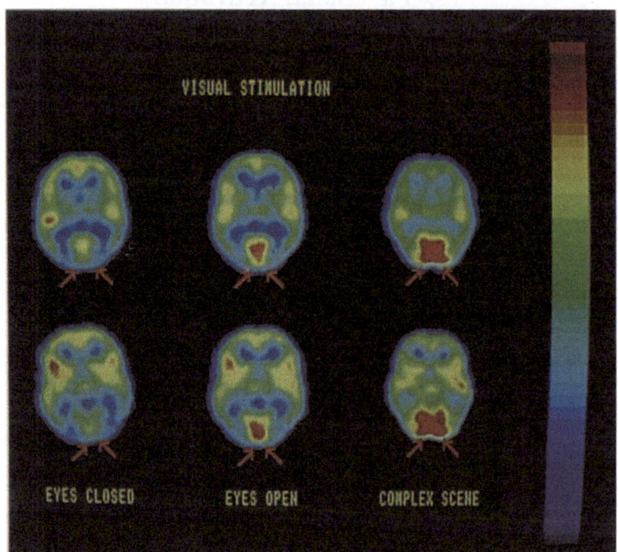

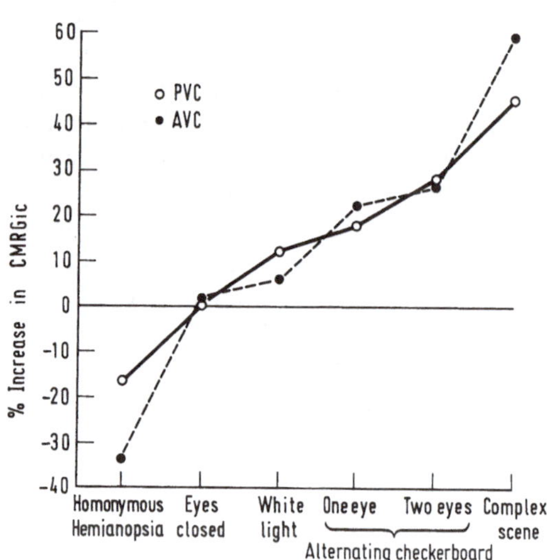

Abb. 50 *(7.4)*. FDG-PET-Schnittbilder (etwa 35 und 45 mm über CML) des Glukosestoffwechsels während 3 verschiedener Stadien visueller Aktivierung: mit geschlossenen Augen, mit offenen Augen bei Reizung mit weißem Licht (570 lux) und bei Betrachtung einer komplexen Szene. Der primäre visuelle Kortex liegt paramedian im Okzipitallappen, der assoziative visuelle Kortex an der dorsolateralen Oberfläche der Okzipitallappen. Die Bilder zeigen eine proportionale Zunahme des Stoffwechsels dieser Strukturen mit zunehmender Komplexität des Reizes. (M.E. Phelps, Los Angeles)

Abb. 51 *(7.4)*. Diagramm der prozentualen Änderung der Glukosestoffwechselrate im visuellen Kortex als Funktion der Reizung. Proportionale Zunahme des Stoffwechsels mit funktioneller Aktivierung, Abnahme vom Ausgangswert (geschlossene Augen) bei homonymer Hemianopsie durch einseitige Unterbrechung der Sehbahn. (PVC: primärer visueller Kortex; AVC: visueller Assoziationskortex) (M.E. Phelps, Los Angeles)

Fig. 50 *(7.4)*. FDG-PET images (approximately 35 and 45 mm above CML) of the glucose metabolism during three different stages of visual activation: with eyes closed, with eyes open during stimulation with white light (570 lx), and while viewing a complex scene. The primary visual cortex lies paramedially in the occipital lobe, and the associative visual cortex at the dorsolateral surface of the occipital lobe. The images show a proportional increase in the metabolism of these structures as the complexity of the stimulus increases. (Courtesy of M.E. Phelps, Los Angeles)

Fig. 51 *(7.4)*. Percentage change in glucose metabolism rate in the visual cortex as a function of stimulation. Proportional increase in the metabolism with functional activation, decrease from the initial value (eyes closed) on homonymous hemianopsia owing to unilateral interruption of the visual pathway. (PVC: primary visual cortex; AVC: associative visual cortex). (Courtesy of M.E. Phelps, Los Angeles)

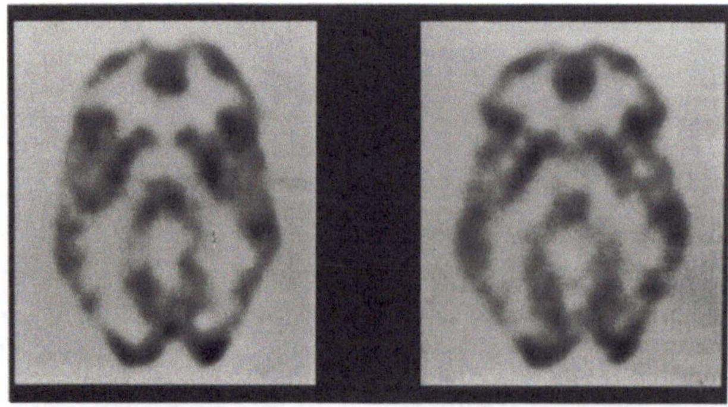

Abb. 52 *(7.4)*. Topographische Repräsentation der Macula im Okzipitallappen dargestellt durch umschriebene Glukosestoffwechselsteigerung während selektiver Reizung der zentralen Netzhautregion durch Lesen gedruckter Wörter. Im Vergleich zur Ganzfeldreizung ist dabei vor allem der Okzipitalpol betroffen. (J.C. Mazziotta, Los Angeles)

Fig. 52 *(7.4)*. Topographic representation of the macula in the occipital lobe demonstrated by circumscribed increase in glucose metabolism during selective stimulation of the central cortex region by reading printed words. In contrast to wholefield stimulation, the occipital pole is chiefly affected. (Courtesy of J.C. Mazziotta, Los Angeles)

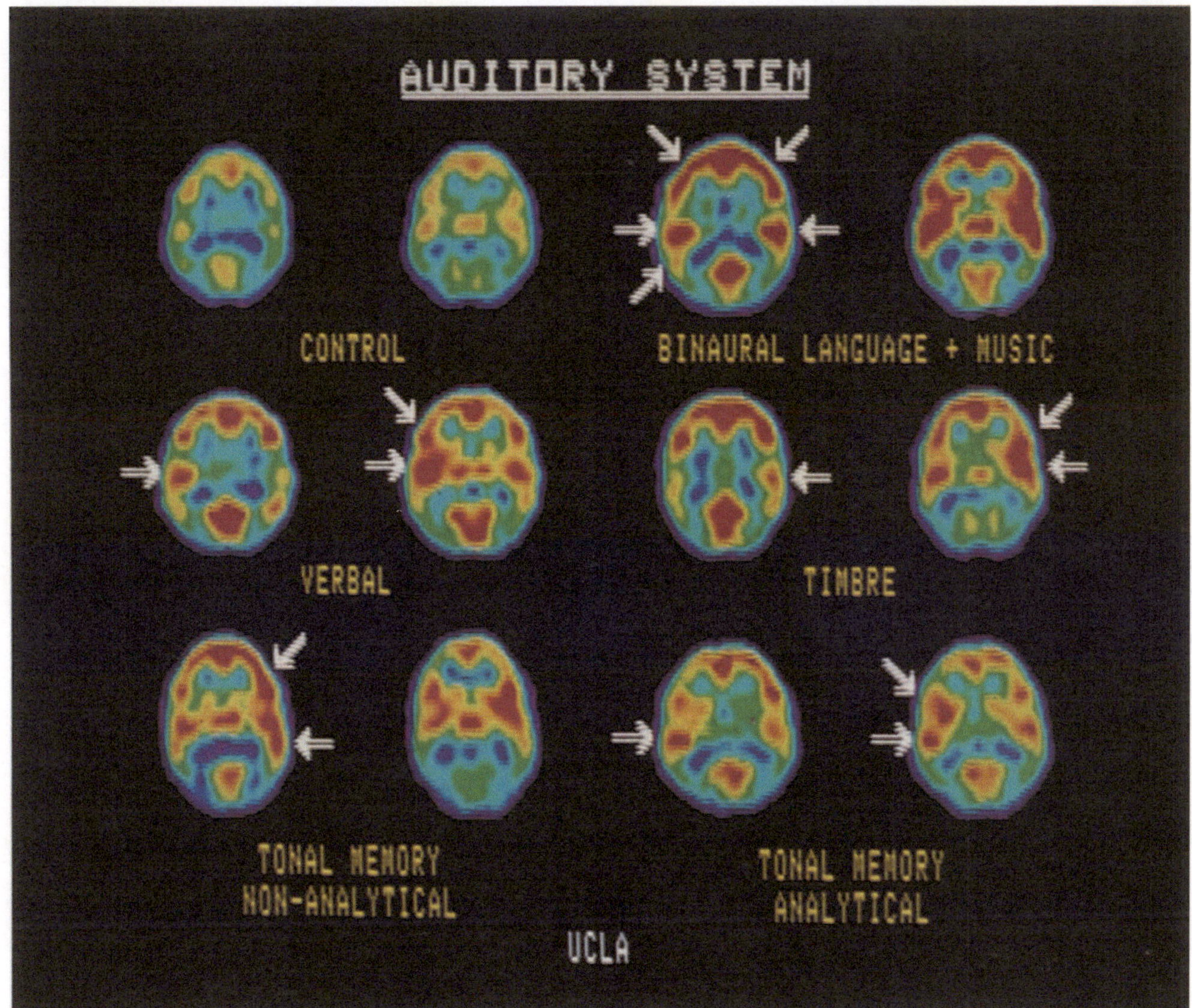

Abb. 53 *(7.4)*. Regionaler zerebraler Glukosestoffwechsel gemessen mittels FDG-PET während unterschiedlicher auditiver Reizung. Während der Kontrolluntersuchung waren die Ohren lautdicht verschlossen; während beidseitiger Reizung mit Sprache und Musik tritt diffuse Aktivierung in beiden Temporal- und Frontallappen ein. Verbale Reizung (einseitige Darbietung einer Erzählung) führte zu linksseitiger Stoffwechselzunahme, bei Reizung mit harmonischen Klängen kam es zu rechtsseitiger Aktivierung des Glukoseumsatzes. Der Effekt einer Stimulation mit Tonfolgen hing von der Strategie ab, die beim Abhören eingesetzt wurde: bei musikalisch gebildeten Personen, die die Tonfolgen analysierten, nahm der Stoffwechsel links zu, bei Personen ohne musikalische Ausbildung kam es zu einer diffusen rechtsseitigen Stoffwechselsteigerung. Alle Änderungen waren statistisch signifikant ($P < 0.05$), die Farbskala ist proportional der CMRGl. (J.C. Mazziotta, Los Angeles)

Fig. 53 *(7.4)*. Regional cerebral glucose metabolism measured by means of FDG-PET during different types of auditory stimulation. During the control investigation, the ears were completely insulated from sound; during bilateral stimulation with speech and music, diffuse activation occurred in both temporal and frontal lobes. Verbal stimulation (unilateral recitation of a story) resulted in increased metabolism on the left side, and on stimulation with harmonic sounds activation of the glucose metabolism occurred on the right. The effect of stimulation with sound sequences depended on the strategy used during listening: In musically educated persons who analyzed the sound sequences the metabolism increased on the left, whereas in persons without musical education a diffuse right-side metabolism increase was observed. All changes were statistically significant ($P < 0.05$); color scale is proportional to CMRGl. (Courtesy of J.C. Mazziotta, Los Angeles)

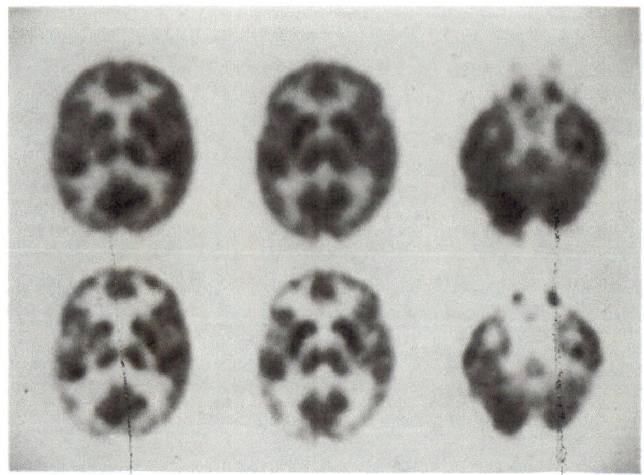

Abb. 54 *(7.4)*. FDG-PET-Bilder von 2 Versuchspersonen ohne (obere Reihe) und während auditiver Reizung (untere Reihe). Während des Hörens einer Erzählung Aktivierung des auditiven Kortex in der hinteren Heschlschen Querwindung des Temporallappens mit Darstellung der anatomischen Asymmetrie (links größer, weiter hinten liegend). Zusätzliche Aktivierung des Hippokampus (unterste Schnittebene, rechtes Bild) durch die Aufforderung, sich die Erzählung zu merken und später zu reproduzieren. (J.C. Mazziotta, Los Angeles)

Fig. 54 *(7.4)*. FDG-PET images recorded in two volunteers without (*top row*) and during auditory stimulation (*bottom row*). While listening to a story, activation of the auditory cortex in the posterior Heschl's convolutions of the temporal lobe with demonstration of the anatomical asymmetry (left greater, located further back). Additional activation of the hippocampus (lowest plane, *right image*) followed the request to attend to the story and reproduce it later. (Courtesy of J.C. Mazziotta, Los Angeles)

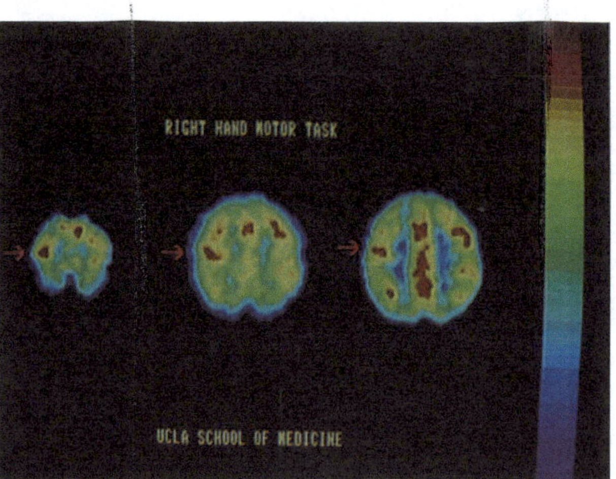

Abb. 55 *(7.4)*. FDG-PET-Bilder einer Versuchsperson während Bewegung der rechten Hand. Aktivierung des Glukosestoffwechsels an entsprechender Stelle der Präzentralwindung links sowie median in der supplementären motorischen Area. (J.C. Mazziotta, Los Angeles)

Fig. 55 *(7.4)*. FDG-PET images recorded in a volunteer during movement of the right hand. Activation of the glucose metabolism at the corresponding point of the precentral left convolution and in the median supplementary motor area. (Courtesy of J.C. Mazziotta, Los Angeles)

Abb. 57 *(7.4)*. Vergleich der Aktivierung des Glukosestoffwechsels während verschiedener Reize bzw. Aufgaben. Die Lokalisation dieser Funktionen im zerebralen Kortex kann mittels FDG-PET eindeutig dargestellt werden. (J.C. Mazziotta, Los Angeles)

Fig. 57 *(7.4)*. Comparison of activation of the glucose metabolism during different stimuli and tasks. The localization of these functions in the cerebral cortex can be demonstrated unambigously by means of FDG-PET. (Courtesy of J.C. Mazziotta, Los Angeles) ▷

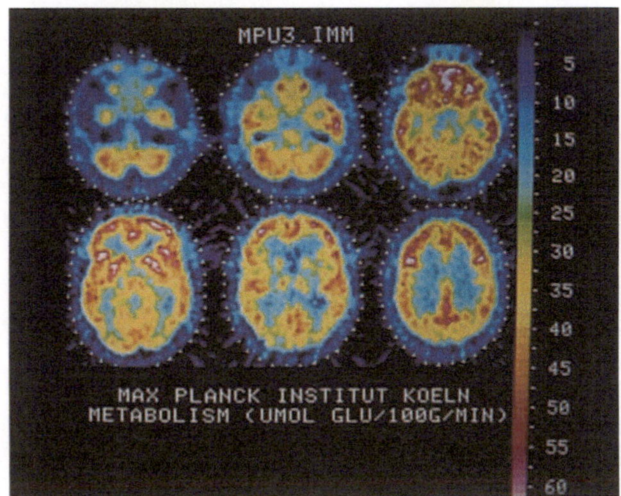
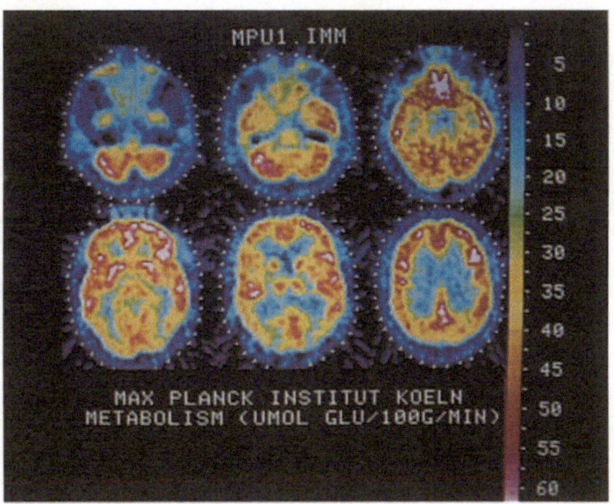

a

b

Abb. 56a, b *(7.4)*. rCMRGl gemessen mit FDG (5–70 mm über CML) bei 29jähriger Versuchsperson in Ruhe **(a)** und während Aktivierung durch freies assoziatives Sprechen **(b)**. Während der Sprachproduktion nimmt der Stoffwechsel links frontal bis temporal mit Maximum in der Broca-Region zu (Werte vgl. Tabelle 5). Zusätzlich steigt auch die CMRGl im kontralateralen Kleinhirn (automatisches Sprechen)

Fig. 56a, b. *(7.4)*. rCMRGl measured with FDG (5–70 mm above CML) in a 29-year-old volunteer at rest **(a)** and during activation by free associative speech **(b)**. During speech production the metabolism increases on the left from frontal to temporal areas, with its peak in Broca's region (values cf. Table 5). In addition, CMRGl also increases in the contralateral cerebellum (automatic speech)

Tabelle 5 *(7.4)*. CMRGl (μmol/100 g/min) vor und nach Sprachstimulation bei gesunder 29jähriger Versuchsperson; deutliche Zunahme der Stoffwechselraten mit Maximum in der vorderen Inselregion; Aktivierung des kontralateralen Cerebellums

	Kontrolle		Sprachaktivierung	
	links	rechts	links	rechts
Frontaler Kortex	47	42	60	48
Parietaler Kortex	44	36	43	46
Okzipitaler Kortex	31	39	31	35
Insula anterior	56	57	65	53
Insula posterior	47	43	51	53
Nucleus caudatus	50	46	52	55
Nucleus lentiformis	57	58	56	59
Thalamus	38	40	43	47
Cerebellum	46	48	53	58

Table 5 *(7.4)*. CMRGl (μmol/100 g/min) before and after speech stimulation in a healthy 29-year-old volunteer, showing distinct increase in metabolic rates, with maximum in the frontal insular region, and activation of the contralateral cerebellum

	Control		Speech activation	
	Left	Right	Left	Right
Frontal cortex	47	42	60	48
Parietal cortex	44	36	43	46
Occipital cortex	31	39	31	35
Insula anterior	56	57	65	53
Insula posterior	47	43	51	53
Nucleus caudatus	50	46	52	55
Nucleus lentiformis	57	58	56	59
Thalamus	38	40	43	47
Cerebellum	46	48	53	58

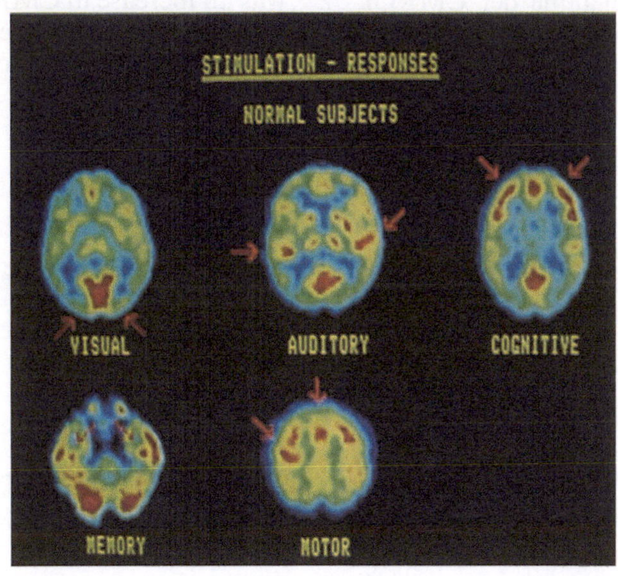

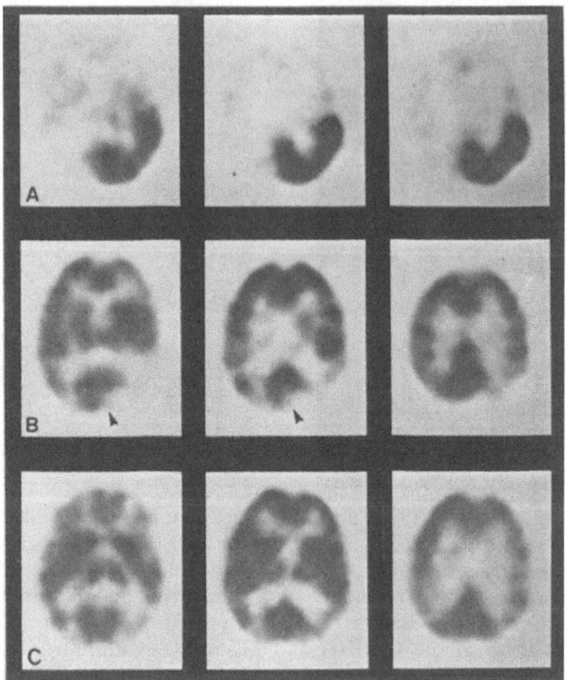

<table>
<tr><td>

Abb. 58 *(7.4)*. Steigerung des Glukosestoffwechsels regional okzipital bis parieto-temporal während visueller Halluzinationen *(A)*. Nach Abklingen des Anfalls *(B)* findet sich in der betroffenen Region eine Verminderung der Stoffwechselraten (postiktale Hemmung), im anfallsfreien Intervall *(C)* ist der Stoffwechsel nur geringgradig vermindert. (Mazziotta und Phelps, Los Angeles)

</td><td>

Fig. 58 *(7.4)*. Increase in the regional glucose metabolism from the occipital to the parietotemporal area during visual hallucinations (A). After the ictus has subsided (B) metabolic rates decrease (postictal inhibition) in the affected region, and in the attack-free interval (C) the metabolism is only slightly reduced. (Courtesy of Mazziotta and Phelps, Los Angeles)

</td></tr>
</table>

7.5 Schlaf und Traum

Die Verminderung der Hirnaktivität im Schlaf verbunden mit der Blockade sensorischer Eindrücke von außen führen zu einer Reduktion der CMRGl im Vergleich zum Wachzustand in allen kortikalen und basalen grauen Strukturen. Eine spezifische Steigerung in einer Hirnstruktur (Schlafzentrum?) wurde nicht beobachtet. Im Traum kam es zu einer Zunahme der CMRGl, die besonders deutlich im visuellen Kortex sowie in Anteilen des Temporal- und Frontallappens war (Heiss et al. 1985).

7.5 Sleep and Dreaming

The decrease in cerebral activity during sleep combined with the blockage of sensory impressions from outside leads to a reduction in CMRGl compared to that in the waking state in all cortical and basal gray structures. No specific increase was observed in any cerebral structure (sleep center?). In the dreaming state there was an increase in CMRGl, which was particularly clear in the visual cortex and in parts of the temporal and frontal lobes (Heiss et al. 1985).

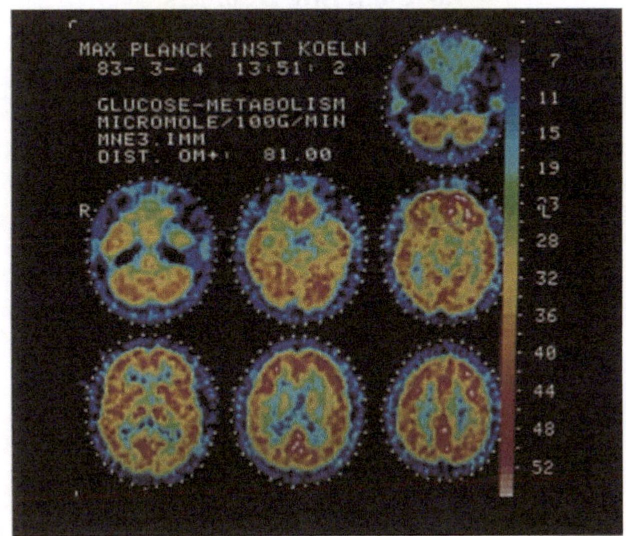
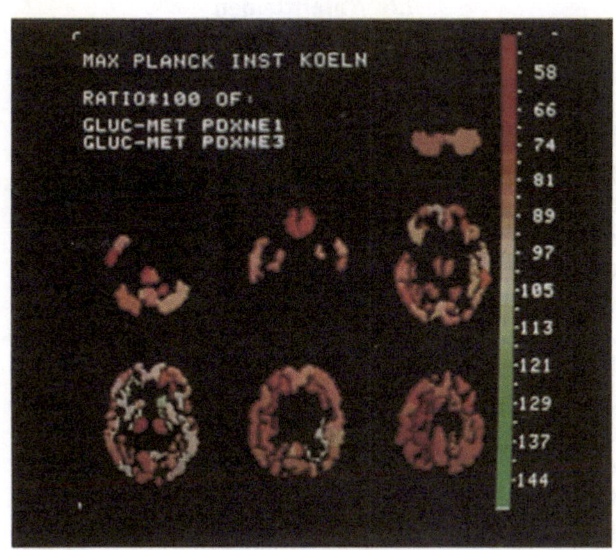

Abb. 59a, b *(7.5)*. FDG-PET-Bilder 0–81 mm über CML bei gesunder 37jähriger Versuchsperson in wachem Zustand (**a**) und im Schlaf. Änderungen während Schlaf (**b**) gegenüber Wachzustand (100%) sind für einzelne Regionen errechnet und farblich dargestellt (Vergleich zu Farbskala). Mit wenigen Ausnahmen nimmt der Glukosestoffwechsel in den Hirnregionen ab

Fig. 59a, b. *(7.5)*. FDG-PET images 0–81 mm above CML in a healthy 37-year-old volunteer in the waking state (**a**) and during sleep. Changes during sleep (**b**) compared with the waking state (100%) are calculated for individual regions and represented in colors (comparison with color scale). With few exceptions, the glucose metabolism decreases in all regions of the brain

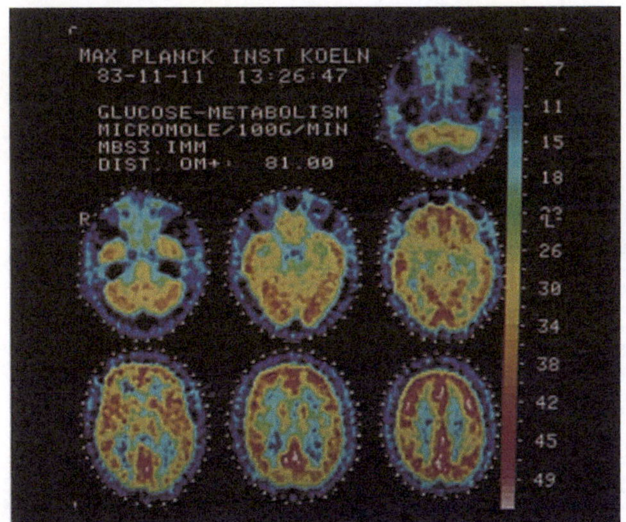
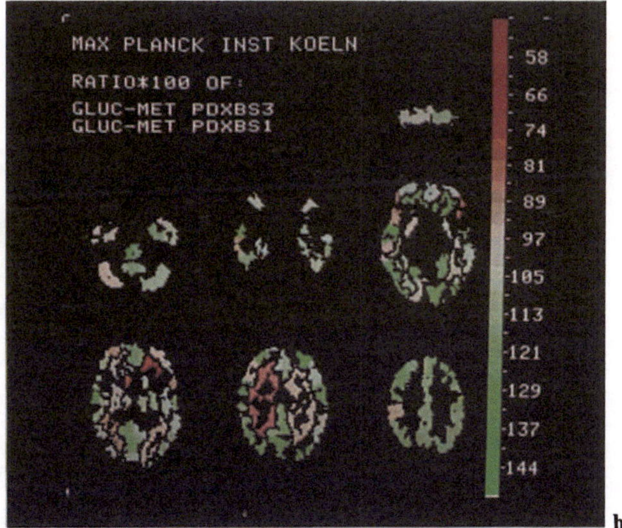

Abb. 60a, b *(7.5)*. FDG-PET-Bilder 0–81 mm über CML bei gesunder 28jähriger Versuchsperson in wachem Zustand (**a**), Änderung während Alptraum gegenüber Wachzustand (100%) in einzelnen Hirnregionen (**b**). In den meisten Arealen nimmt der Stoffwechsel zu, diese Zunahme ist besonders okzipital, temporal und frontal ausgeprägt

Fig. 60a, b *(7.5)*. FDG-PET images 0–81 mm above CML in a healthy 28-year-old volunteer in the waking state (**a**), and the change during a nightmare compared with the waking state (100%) in individual brain regions (**b**). In most areas the metabolism increases, and this increase is particularly marked in the occipital, temporal, and frontal areas

7.6 Anfallsleiden

Anfallsleiden sind funktionelle Störungen der Gehirntätigkeit und führen damit zu besonders deutlichen Änderungen des Hirnstoffwechsels (gekoppelt mit der Hirndurchblutung). Häufig können aber keine morphologischen Veränderungen nachgewiesen werden. Die mittels PET entdeckten Stoffwechseländerungen können häufig die elektrophysiologischen Befunde ergänzen und zur Abklärung fokaler Herde beisteuern: In den epileptogenen Herden ist während eines Anfalls der Stoffwechsel aufgrund der gesteigerten Aktivität erhöht, die Ausbreitung des Anfallsgeschehens auf andere Hirnstrukturen zeigt sich als Stoffwechselzunahme an; im anfallsfreien Intervall sind die Herde häufig als hypometabole Bezirke zu erkennen. PET-Untersuchungen von Anfallspatienten können damit auch zu therapeutischen Entscheidungen (Indikation zur operativen Entfernung eines epileptogenen Herdes) beitragen (Kuhl et al. 1980b; Engel et al. 1982; Mazziotta u. Engel 1984).

7.6 Convulsive Disorders

Convulsive disorders are functional disturbances of the brain activity, and as such lead to particularly marked changes in brain metabolism (and through coupling also in cerebral blood flow). Frequently, however, no morphological changes can be detected. The metabolic changes detected by means of PET can frequently complement the electrophysiological findings and can contribute to the clarification of foci: In the epileptogenic foci the metabolism is increased during an attack owing to the increased activity, and the spread of the convulsive activity to other brain structures is manifested as an increase in metabolism; in the attack-free interval the foci are frequently recognizable as hypometabolic areas. PET investigations in convulsive patients can therefore also be used in reaching therapeutic decisions (e.g., whether to perform surgical removal of an epileptogenic focus) (Kuhl et al. 1980b; Engel et al. 1982; Mazziotta and Engel 1984).

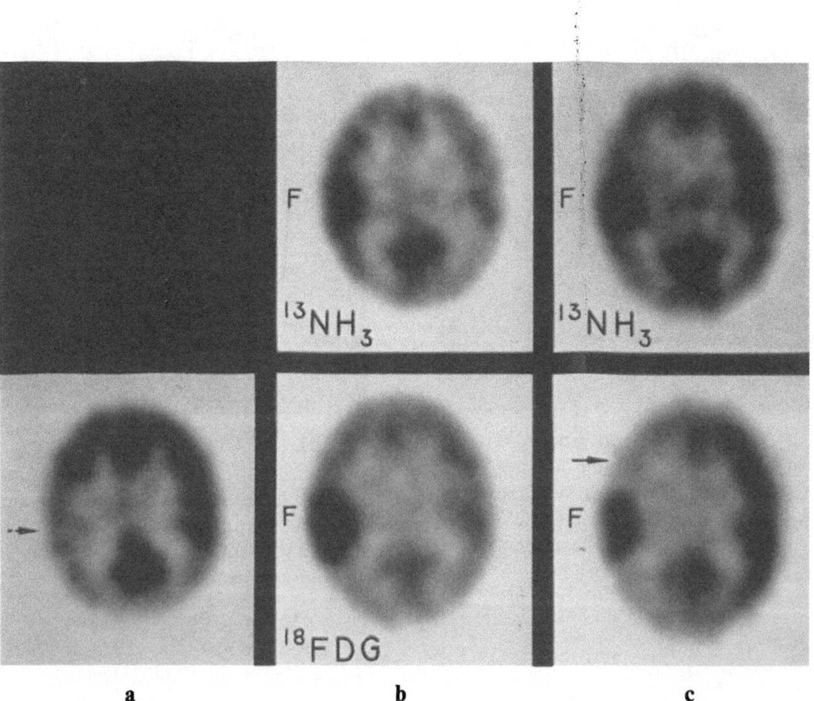

a   b   c

Abb. 61a–c *(7.6)*. PET-Bilder der relativen regionalen Durchblutung ($^{13}NH_3$) und des Glukosestoffwechsels (^{18}FDG) bei Patienten mit fokalen Anfällen. Während des Anfalls (**b**) findet sich eine scharf begrenzte Stoffwechselsteigerung und eine mehr ausgedehnte Durchblutungssteigerung in einer im anfallsfreien Intervall hypometabolen Zone ((**a**), Pfeil). Im späteren Anfallsabschnitt (**c**) bilden sich hypometabole Regionen (Hemmzonen?) in der Umgebung des epileptogenen Herdes. (D. Kuhl, Los Angeles)

Fig. 61a–c *(7.6)*. PET images of relative regional blood flows ($^{13}NH_3$) and glucose metabolism (^{18}FDG) in patients during focal attacks. During the seizure (**b**) there is a sharply defined increase in metabolism, and a more extended increase in blood flow in a hypometabolic zone in the seizure-free interval ((**a**) *arrow*). In the later part of the attack (**c**) hypometabolic regions (inhibition zones?) form in the vicinity of the epileptogenic focus. (Courtesy of D. Kuhl, Los Angeles)

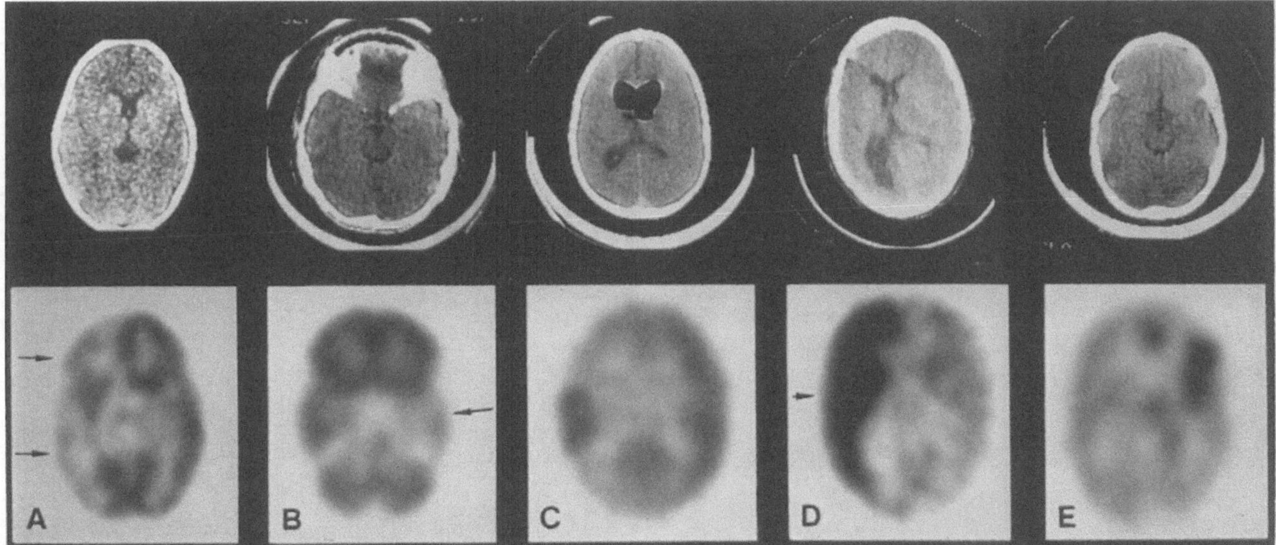

Abb. 62 A–E *(7.6)*. Befunde in CT und FDG-PET bei einer Reihe von Patienten mit Epilepsie. **A** Bei einem Patienten mit nicht fokalen Anfällen im anfallsfreien Intervall fand sich eine große hypometabole Region (Pfeil) bei unauffälligem CT. **B** Ein Patient mit fokalen Anfällen zeigte im anfallsfreien Intervall temporal Hypometabolismus (Pfeile) bei normalem CT; diese fokale Stoffwechselverminderung ist typisch für epileptogene Herde (Herd im EEG bestätigt). **C** Bei dem Patienten mit motorischen Anfällen rechts zeigte das CT keine strukturellen Änderungen (Luft im Ventrikel nach Pneumenzephalographie), im PET fand sich während des Anfalls (klinisch und im EEG dokumentiert) eine starke Stoffwechselsteigerung in der linken Präzentralregion. Im anfallsfreien Intervall zeigte diese Region verminderten Stoffwechsel. **D** Bei dem Patienten mit nicht lokalisierten Anfällen fand sich im CT eine linksseitige Hemiatrophie des Gehirns. Im PET war während des Anfalls der Stoffwechsel in der ganzen linken Hemisphäre gesteigert (im anfallsfreien Intervall vermindert). **E** Bei normalem CT zeigte das PET während eines fokal beginnenden und dann generalisierten Anfalls mehrere hypermetabole Herde (rechts frontal, Gyrus cinguli, Insel, rechter Thalamus, basaler temporo- okzipitaler Kortex) entsprechend der Ausbreitung der Krampfaktivität. (J.C. Mazziotta, Los Angeles)

Fig. 62 A–E *(7.6)*. Findings recorded with CT and FDG-PET in a number of patients with epilepsy. **A** In one patient with non-focal attacks, a large hypometabolic region (*arrow*) with normal CT was found in the ictus-free interval; **B** Patient with focal attacks showed temporal hypometabolism (*arrows*) with normal CT in the attack-free interval; this focal metabolism decrease is typical of epileptogenic foci (focus confirmed in EEG); **C** In a patient with right-sided motor attacks, CT revealed no structural changes (air in the ventricle after pneumoencephalography), while on PET during the attack (documented clinically) a pronounced metabolism increase was observed in the left precentral region. In the ictus-free interval, this region displayed reduced metabolism; **D** In the patient with nonlocalized attacks, a left-sided hemiatrophy of the brain was observed on CT. During this attack, the metabolism in the entire left hemisphere was increased in the PET (reduced in the attack-free interval); **E** Despite normal CT, PET during an attack commencing as a focal one and subsequently becoming generalized showed several hypermetabolic foci (right frontal, gyrus cinguli, insula, right thalamus, basal temporal occipital cortex) corresponding to the extent of the convulsive activity. (Courtesy of J.C. Mazziotta, Los Angeles)

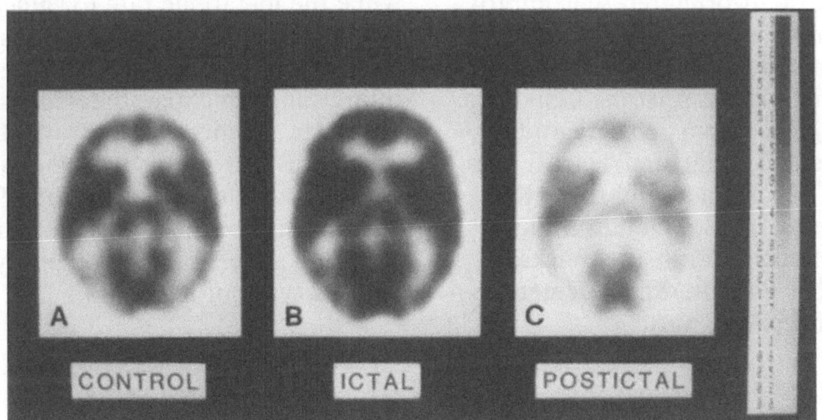

Abb. 63 *(7.6)*. FDG-PET-Bilder bei einem Patienten vor, während und nach Elektrokrampftherapie wegen endogener Depression. Im Vergleich zum Kontrollbefund vor EKT ist während des Krampfes die CMRGl diffus gesteigert, in der postiktalen Phase (postiktale Abflachung im EEG) besonders kortikal diffus vermindert. Skala in mg/100 g/min. (J.C. Mazziotta, Los Angeles)

Fig. 63 *(7.6)*. FDG-PET images recorded in a patient before, during, and after electroconvulsive therapy for endogenous depression. Compared with the control findings before ECT, during the convulsion CMRGl is diffusely increased and in the postictal phase (postictal flattening in the EEG) it is diffusely decreased, particularly cortically. (*Scale units* mg/100 g/ min). (Courtesy of J.C. Mazziotta, Los Angeles)

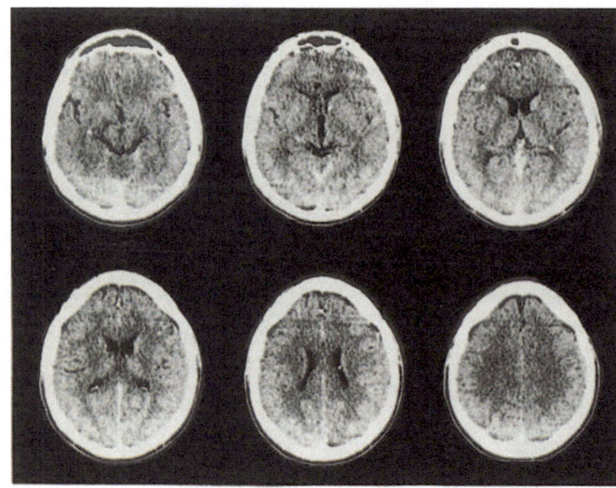

Abb. 64 *(7.6)*. CT und FDG-PET bei einem 22jährigen Patienten mit epileptischen Anfällen bei tuberöser Sklerose: Nachweis kortikaler hypometaboler Herde im PET. Im CT stellen sich die kortikalen Läsionen nicht sicher dar, es finden sich hingegen typische periventrikuläre Verkalkungen

Fig. 64 *(7.6)*. CT and FDG-PET in a 22-year-old patient with epileptic attacks with tuberous sclerosis: detection of cortical hypometabolic foci by PET. CT does not definitively reveal the cortical lesions, but typical periventricular calcifications are present

7.7 Demenzen

Demenzen, die vor allem als nicht lokalisierbare Störungen der Hirnleistung klinisch manifest werden, können durch konventionelle neurologische Zusatzuntersuchungen kaum diagnostiziert werden. Erst in späteren Stadien bei ausgeprägter Hirnatrophie sind CT-Veränderungen nachweisbar. Bei seniler Demenz und präseniler Demenz vom Alzheimer-Typ (SDAT) ist der Glukosestoffwechsel im Gehirn frühzeitig verändert, wobei diese Störung besonders im parieto-temporalen Kortex ausgeprägt ist und auch den frontalen Assoziationskortex betrifft, während die metabolische Rate für Glukose in primären sensomotorischen und visuellen Arealen sowie in den Basalganglien und im Cerebellum nicht beeinträchtigt ist. Bei Multi-Infarkt-Demenzen ist die Glukoseaufnahme in Abhängigkeit vom Schweregrad des klinischen Bildes beeinträchtigt und betrifft vor allem die Regionen der kleinen Infarkte (Kuhl et al. 1983; Foster et al. 1983). Durch Glukosestoffwechseluntersuchungen kann die Wirksamkeit einer Therapie bei Patienten mit Demenzen verschiedenen Typs überprüft werden.

7.7 Dementias

Dementias, which are clinically manifested above all in the form of nonlocalizable disturbances in cerebral performance, can scarcely be diagnosed by means of conventional supplementary neurological investigations. Only in later stages, when pronounced brain atrophy is present, can changes be detected by means of CT. In presenile dementia and senile dementia of the Alzheimer type (SDAT) the glucose metabolism in the brain is prematurely reduced, this disturbance being most pronounced in the parietotemporal cortex and also affecting the frontal association cortex, while the metabolic rate for glucose in the primary sensorimotor and visual areas and in the basal ganglia and cerebellum is not impaired. In multiinfarction dementia, the glucose uptake is impaired in relation to the severity of the clinical symptoms, affecting the regions of small infarctions in particular (Kuhl et al. 1983; Foster et al. 1983). Glucose metabolism studies are useful for checking the efficacy of a therapy in patients with various types of dementia.

Abb. 67 *(7.7)*. CT- und FDG-PET-Bilder 5–70 mm über CML einer 45jährigen Patientin mit Multi-Infarkt-Syndrom; im CT mehrere hypodense Läsionen als Folgen der kleinen ischämischen Infarkte; CMRGl ist in den Infarkten deutlich vermindert

Fig. 67 *(7.7)*. CT and FDG-PET images 5–70 mm above CML ▷ in a 45-year-old patient with multi-infarction syndrome. CT shows several hypodense lesions as sequelae of the small ischemic infarctions; CMRGl is distinctly reduced in the area of the infarction

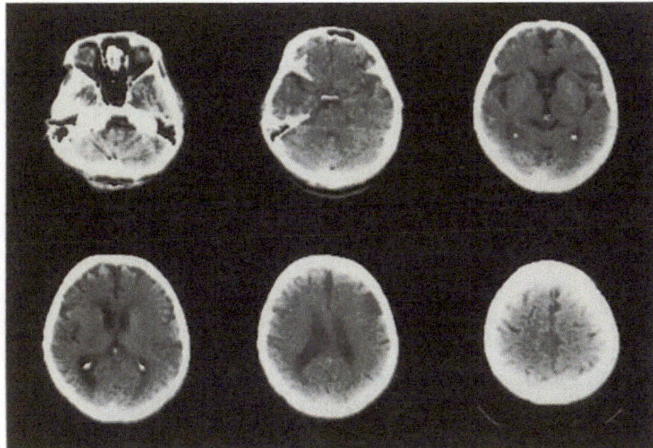
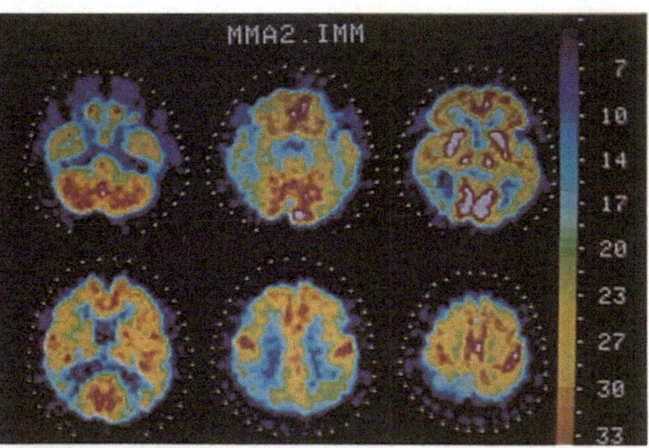

Abb. 65 *(7.7)*. CT- und FDG-PET-Bilder 13–81 mm über CML einer 63jährigen Patientin mit Alzheimer-Demenz: starke Stoffwechselverminderung vor allem im parietalen und temporalen Kortex beiderseits mit relativer Aussparung der primären sensorischen und sensomotorischen Areale. Im CT nur verhältnismäßig geringe kortikale Atrophie nachweisbar

Fig. 65 *(7.7)*. CT and FDG-PET images 13–81 mm above CML in a 63-year-old female patient with Alzheimer's dementia: pronounced bilateral decrease in metabolism, particularly in the parietal and temporal cortex, with relative recessing of the primary sensory and sensorimotor areas. Relatively little cortical atrophy detectable on CT

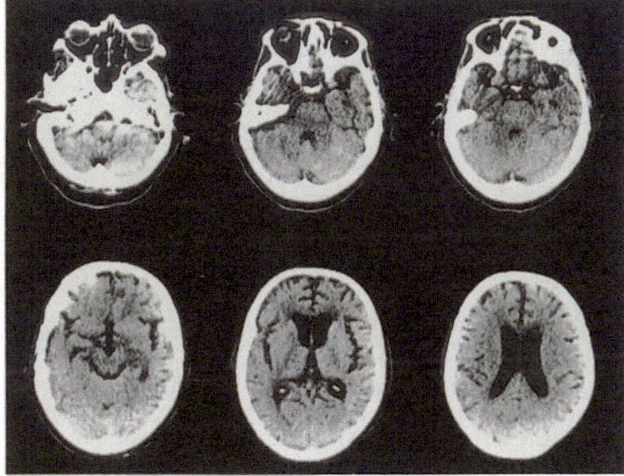
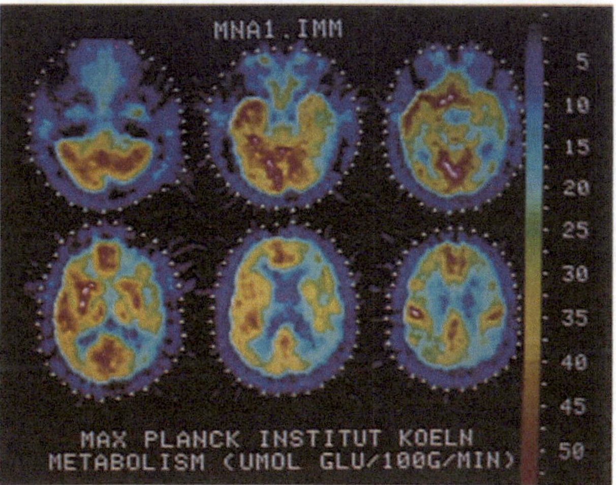

Abb. 66 *(7.7)*. CT- und FDG-PET-Bilder 5–70 mm über CML einer 47jährigen Patientin mit degenerativer Demenz (Verdacht auf M. Pick). Neben Parietal- und Temporallappen ist vor allem der Frontallappen von der Stoffwechselstörung betroffen, die primären Zentren, der Gyrus cinguli, die basalen Ganglien und Strukturen der hinteren Schädelgrube sind relativ ausgespart. Im CT geringe kortikale Atrophie

Fig. 66 *(7.7)*. CT and FDG-PET images 5–70 mm above CML in a 47-year-old female patient with degenerative dementia (suspected Pick's disease). In addition to the parietal and temporal lobes, the frontal lobe is affected to an especially marked degree by the metabolic disturbance; the primary centers, the cingulate gyrus, basal ganglia, and structures of the posterior cranial fossa are relatively recessed. Slight cortical atrophy in the CT

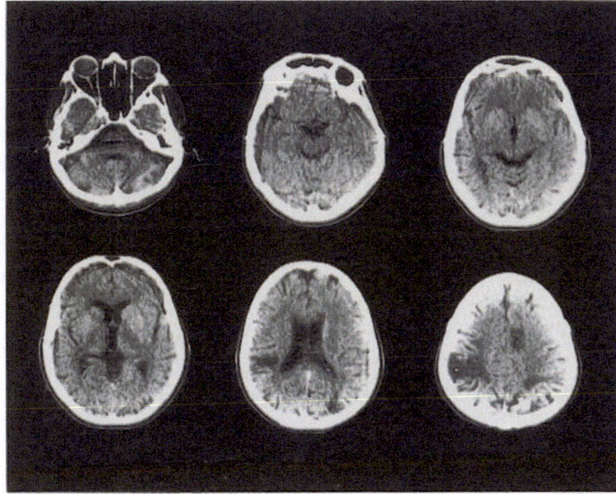
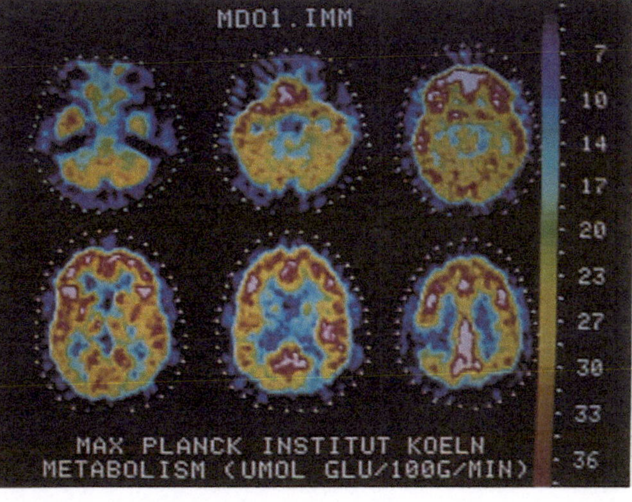

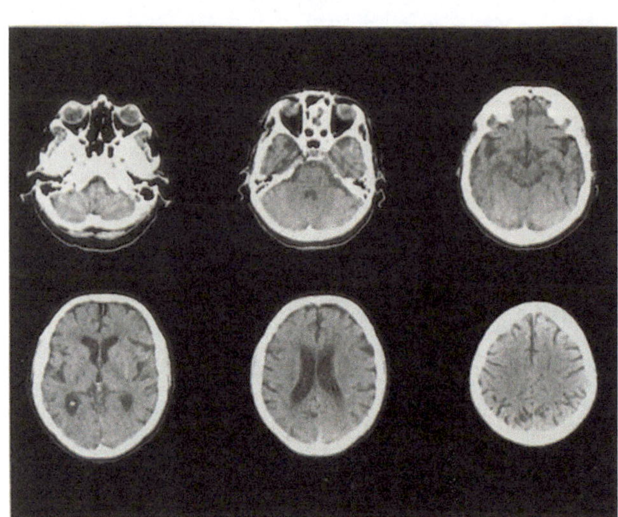

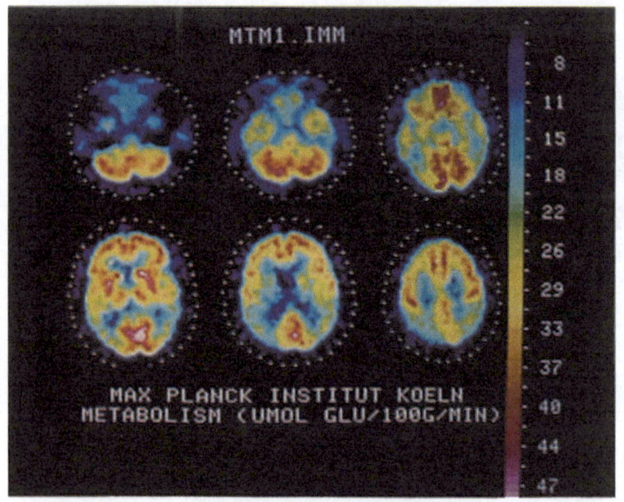

b

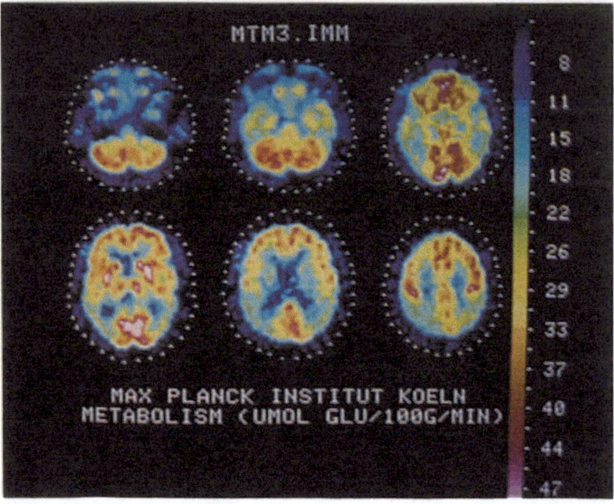

c

a

Abb. 68a–c *(7.7)*. CT-(**a**) und FDG-PET-Bilder 5–70 mm über CML einer 60jährigen Patientin mit Alzheimer-Demenz vor (**b**) und nach (**c**) Gabe von Piracetam (Nootrop®, 14 Tage 2 × tgl. 6 g als Infusion). Für M. Alzheimer typisches Muster (Stoffwechselverminderung parietal und temporal). Durch die Behandlung wird die Vigilanz gebessert, die CMRGl in den Basalganglien nimmt zu (vgl. Tabelle 6)

Fig. 68a–c *(7.7)*. CT (**a**) and FGD-PET images 5–70 mm above CML in a 60-year-old female patient with Alzheimer's dementia before (**b**) and after (**c**) administration of piracetam (Nootrop 69 twice daily for 14 days by infusion). Typical example of Alzheimer's disease (parietally and temporally reduced metabolism). As a result of treatment vigilance is improved, and CMRGl in the basal ganglia increases (cf. Table 6)

Tabelle 6. *(7.7)* CMRGl (in μmol/100 g/min) vor und nach Gabe von Piracetam (Nootrop®, 2mal 6 g Infusion tgl. über 14 Tage) bei Patientin mit Demenz vom Alzheimer-Typ; Verbesserung der Vigilanz begleitet von deutlicher Zunahme der CMRGl in Basalganglien

	Kontrolle		Nach Piracetam	
	links	rechts	links	rechts
Kortex	33,6	32,6	34,0	32,0
Basalganglien	43,6	41,0	47,4	44,0
Thalamus	37,8	33,1	38,6	36,4
Marklager	19,2	18,9	19,7	18,9
Hirnstamm	32,4	32,4	32,9	31,6
Cerebellum	33,3	35,5	33,6	36,4

Table 6 *(7.7)*. CMRGl (μmol/100 g/min) before and after administration of piracetam[a] in a female patient with Alzheimer's dementia; an improvement in vigilance was accompanied by a definite increase in CMRGl in the basal ganglia

	Control		After piracetam	
	left	right	left	right
Cortex	33.6	32.6	34.0	32.0
Basal ganglia	43.6	41.0	47.4	44.0
Thalamus	37.8	33.1	38.6	36.4
White matter	19.2	18.9	19.7	18.9
Brain stem	32.4	32.4	32.9	31.6
Cerebellum	33.3	35.5	33.6	36.4

[a] Nootrop, infusion of 6 g twice daily for 14 days

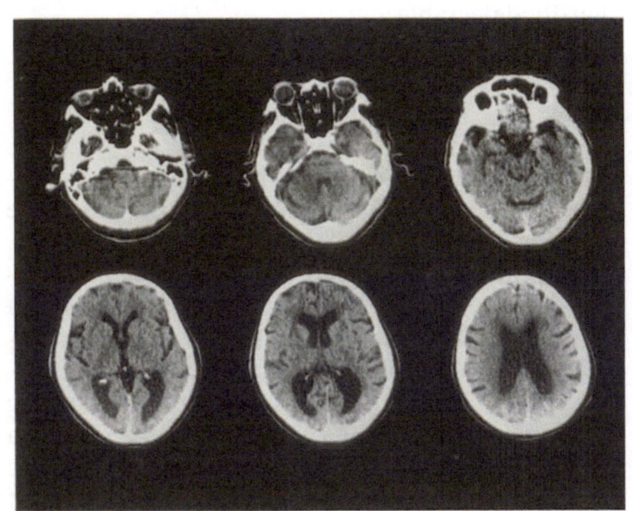

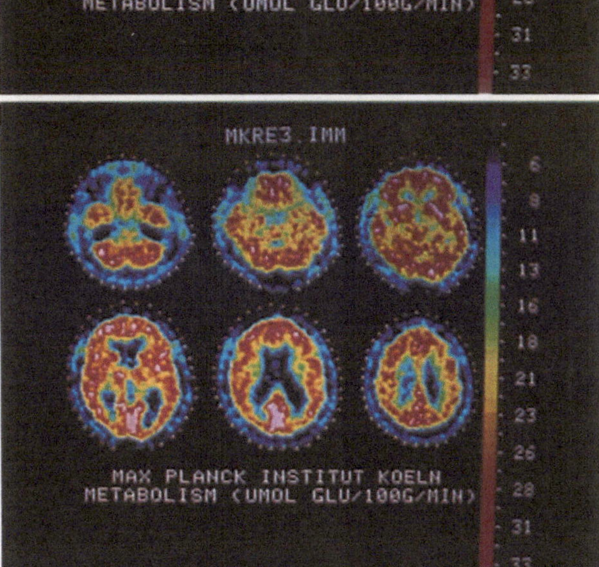

Abb. 69a–c *(7.7)*. (**a**) CT- und FDG-Bilder 10–75 mm über CML einer 76jährigen Patientin mit Multi-Infarkt-Demenz. Diffuse Verminderung des Stoffwechsels entsprechend ausgeprägter Atrophie im CT; zusätzlich Herde mit vermindertem Stoffwechsel in kleinen Infarkten (**b**). Nach Behandlung mit Piracetam (Nootrop® 5 Tage 2 × tgl. 6 g als Infusion) bessern sich Vigilanz und Hirnleistung, der Stoffwechsel nimmt in allen grauen Strukturen deutlich zu (**c**) (Werte vgl. Tabelle 7)

Fig. 69a–c *(7.7)*. CT (**a**) and FDG-PET images 10–75 mm above CML in a 76-year-old female patient with multi-infarction dementia. Diffuse reduction in metabolism corresponding to pronounced atrophy in CT; in addition, foci with decreased metabolism in small infarctions (**b**). After treatment with piracetam (Nootrop 6 g twice daily for 5 days by infusion) both vigilance and brain performance have increased, and metabolism shows a definite increase in all gray structures (**c**) (values cf. Table 7)

Tabelle 7 *(7.7)* CMRGl (µmol/100 g/min) vor und nach Gabe von Piracetam (Nootrop®, 2mal 6 g Infusion tgl. über 5 Tage) bei Patientin mit Multi-Infarkt-Demenz; Verbesserung der Hirnleistung begleitet von deutlicher Zunahme der CMRGl in Hirnrinde, Basalganglien und Thalamus

	Kontrolle		Nach Piracetam	
	links	rechts	links	rechts
Kortex	25,7	26,0	28,1	28,4
Basalganglien	28,6	29,7	31,8	32,7
Thalamus	26,3	28,7	27,7	30,9
Marklager	11,2	12,9	12,7	12,6
Hirnstamm	22,5	24,3	24,1	24,8
Cerebellum	25,2	25,9	26,2	26,7

Table 7 *(7.7)*. CMRGl (µmol/100 g/min) before and after administration of piracetam[a] in a female patient with multi-infarction dementia; brain performance was improved and there was a definite increase in CMRGl in cerebral cortex, basal ganglia, and thalamus

	Control		After piracetam	
	left	right	left	right
Cortex	25.7	26.0	28.1	28.4
Basal ganglia	28.6	29.7	31.8	32.7
Thalamus	26.3	28.7	27.7	30.9
White matter	11.2	12.9	12.7	12.6
Brain stem	22.5	24.3	24.1	24.8
Cerebellum	25.2	25.9	26.2	26.7

[a] Nootrop, infusion of 6 g daily for 5 days

67

7.8 Extrapyramidale Syndrome

Extrapyramidale Syndrome sind meist durch Degeneration von Neuronen in komplexen Funktionskreisen (Basalganglien, Hirnstammkernen, Cerebellum, Thalamus, Hirnrinde) verursacht. Spezifische Schädigungen in selektierten Kerngebieten können mittels FDG-PET frühzeitig erfaßt werden (z.B. Chorea Huntington). Bei primär funktioneller Änderung komplexer Neuronenkreise (z.B. M. Parkinson) sind Stoffwechselstörungen kaum nachweisbar.

7.8.1 Chorea Huntington

Bei Chorea Huntington betreffen die Stoffwechselstörungen die Basalganglien, besonders den Nucleus caudatus und das Putamen (Kuhl et al. 1982), und stehen in Beziehung zum Schweregrad der klinischen Ausfälle. Bei leichteren Fällen ist der Stoffwechsel im Striatum bereits deutlich verändert, ohne daß eine Atrophie dieser Kerne im CT nachgewiesen werden kann. Erst bei längerem Bestehen der Erkrankung und Entwicklung einer Demenz ist der Stoffwechsel auch in der Hirnrinde vermindert. Eine Verminderung der Glukoseaufnahme im Striatum bei Angehörigen von Chorea-Familien kann evtl. auf das spätere Manifestwerden der Erkrankung hinweisen.

7.8.2 Morbus Parkinson

Bei M. Parkinson ist der Glukosestoffwechsel in den Basalganglien nicht vermindert. Auch der Effekt der Dopa-Therapie ist nicht von Änderungen des Glukoseverbrauchs begleitet.

7.8.3 Morbus Wilson

Bei M. Wilson – einem autosomal rezessiven Erbleiden mit Störung der Kupfertransportkapazität des Coeruloplasmins und resultierender vermehrter Kupferablagerung in vielen Organen – entwickelt sich wegen der Kupferablagerung im Gehirn, besonders in den Basalganglien, ein komplexes extrapyramidales Syndrom mit Demenz (Hawkins et al. 1983).

7.8 Extrapyramidal Syndromes

Extrapyramidal syndromes are usually caused by the degeneration of neurons in complex functional circuits (basal ganglia – brain stem nuclei – cerebellum – thalamus – cerebral cortex). Specific damage in selected nuclear areas can be detected at an early stage by means of FDG-PET (e.g., Huntington's chorea). With primary functional changes in complex neuron circuits (e.g., Parkinson's disease) metabolic disturbances are hardly detectable.

7.8.1 Huntington's Chorea

In Huntington's chorea, the metabolic disturbances affect the basal ganglia, particularly the nucleus caudatus and the putamen (Kuhl et al. 1982), and are related to the severity of the clinical deficits. In less severe cases, the metabolism in the striatum is already distinctly changed without any atrophy of these nuclei being demonstrable at CT. Only if the disease is of longer standing and a dementia has developed is the metabolism in the cerebral cortex also reduced. A decrease in glucose uptake in the striatum in members of chorea families may be a sign that the disease will subsequently become manifest.

7.8.2 Parkinson's Disease

In Parkinson's disease the glucose metabolism in the basal ganglia is not reduced. The effect of dopa therapy is also not accompanied by changes in glucose consumption.

7.8.3 Wilson's Disease

In Wilson's disease – an autosomal recessive hereditary disease with disturbance of the copper transport capacity of the ceruloplasmin and resulting increased copper deposition in many organs – a complex extrapyramidal syndrome with dementia develops as a result of copper deposition in the brain and particularly in the basal ganglia (Hawkins et al. 1983).

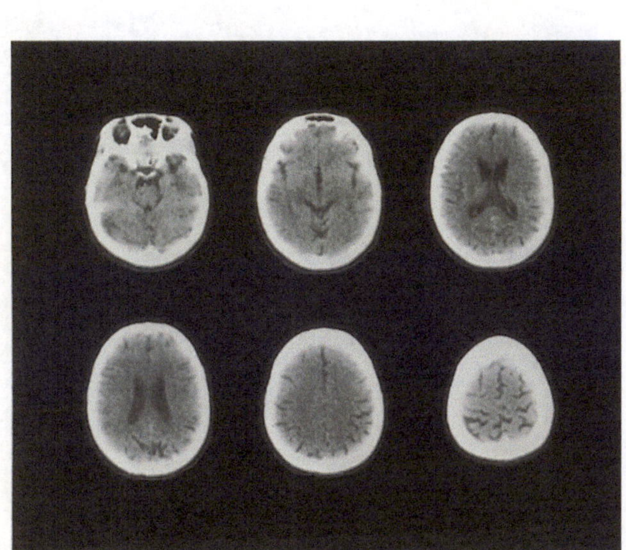
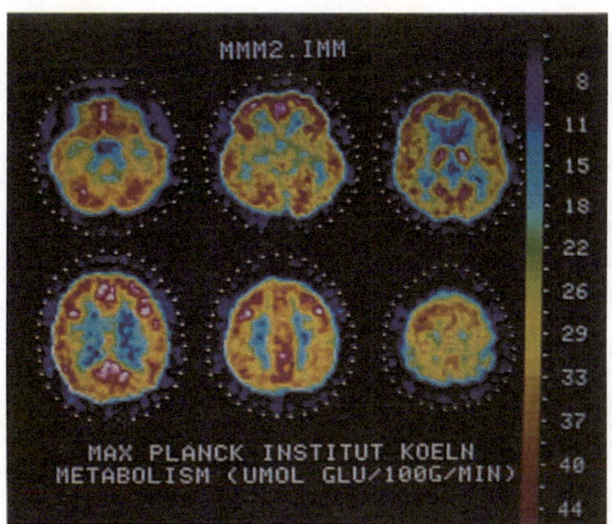

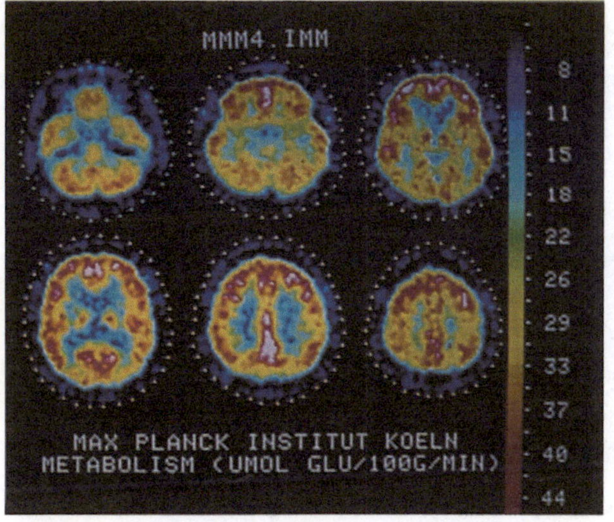

Abb. 70a–c *(7.8.1)*. CT- und FDG-PET-Bilder 10–79 mm über CML einer 34jährigen Patientin mit Chorea Huntington. Atrophie des Nucleus caudatus im CT, deutliche Verminderung des Glukosestoffwechsels im Nucleus caudatus und Putamen (**b**). Während eines Therapieversuchs mit Isonikotinsäurehydrazid für 6 Monate nimmt der Stoffwechsel dieser Strukturen weiter ab (**c**)

Fig. 70a–c *(7.8)*. CT (**a**) and FDG-PET images 10–79 mm above CML in a 34-year-old female patient with Huntington's chorea. Atrophy of the nucleus caudatus on CT, definite decrease in glucose metabolism in the nucleus caudatus and putamen (**b**). During a 6-month therapy trial with isonicotinic acid hydrazide the metabolism of these structures continues to decrease (**c**)

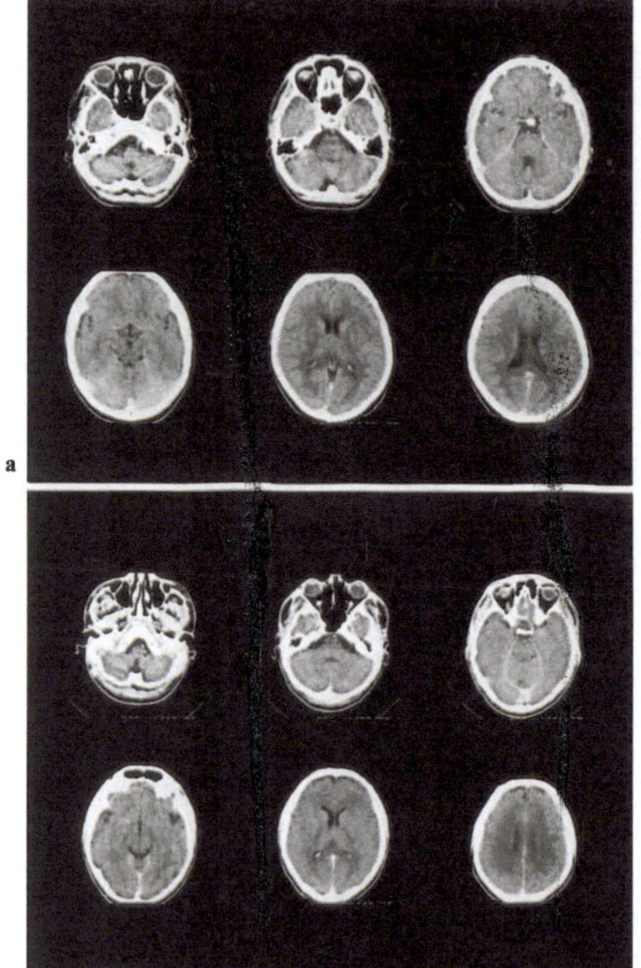

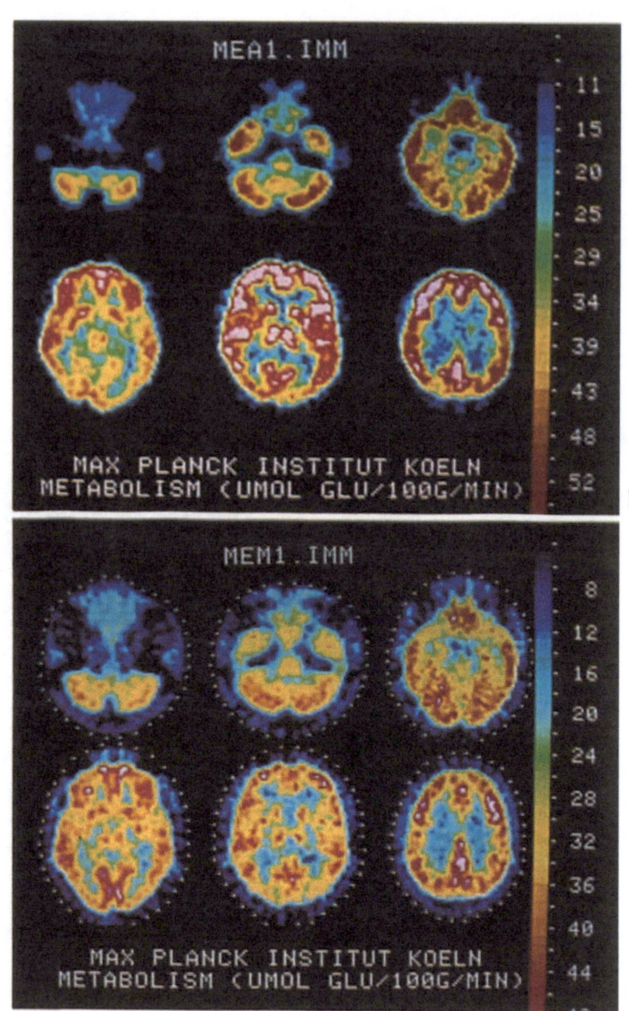

Abb. 71a–d *(7.8.1)*. CT- und FDG-PET-Bilder zweier symptomloser Angehöriger (Schwester und Bruder) einer Chorea-Familie. In beiden Fällen zeigt das CT normale anatomische Strukturen. Bei der 21jährigen *EA* (**a, b**) ist die CMRGl im Striatum mit 56 µmol/100 g/min normal, bei dem 26jährigen *EM* (**c, d**) ist der Stoffwechsel mit 42 µmol/100 g/min leicht vermindert

Fig. 71a–d *(7.8.1)*. CT and FDG-PET images recorded in two asymptomatic members (sister and brother) of a chorea family. In both cases CT shows normal anatomical structures. In the 21-year-old, *EA* (**a, b**), CMRGl in the striatum is normal at 56 µmol/100 g per min and in the 26-year-old, *EM* (**c, d**), the metabolism is slightly reduced at 42 µmol/100 g/min

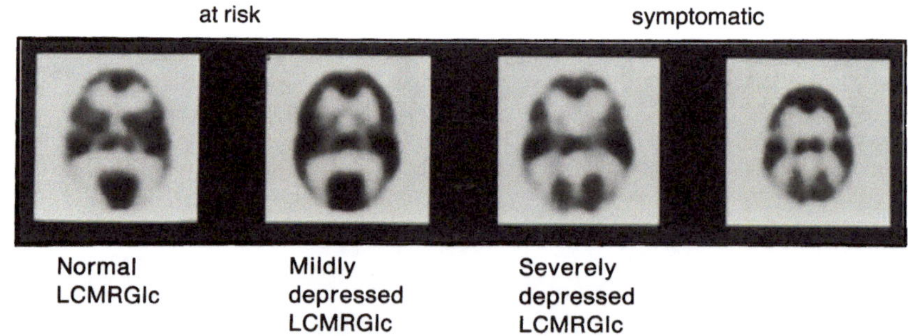

Abb. 72 *(7.8.1)*. Bei Angehörigen von Chorea-Familien ("at risk"), die im Vergleich zu Chorea-Patienten ("symptomatic") noch nicht klinisch manifest erkrankt sind, kann aus der Verminderung der Glukoseaufnahme im CT-intakten Corpus striatum evtl. der Ausbruch der Krankheit vorausgesagt werden. Die FDG-PET-Bilder zeigen 4 Angehörige einer Chorea-Familie mit unterschiedlichem Stoffwechsel im Striatum: normal, leicht und stark vermindert (ohne klinische Ausfälle) und ausgeprägte spezifische Störung bei dem erkrankten Familienmitglied. (D. Kuhl, Los Angeles)

Fig. 72 *(7.8.1)*. In members of chorea families (persons at risk), who as opposed to chorea patients (symptomatic), have not yet displayed clinically manifest symptoms, it may be possible to predict the onset of disease from the reduction in glucose uptake by the intact corpus striatum in CT. These FDG-PET images were recorded in four members of a chorea family with different metabolisms in the striatum: normal, slightly and greatly reduced (without clinical deficits), and pronounced specific disturbance in the manifestly affected member of the family. (Courtesy of D. Kuhl, Los Angeles)

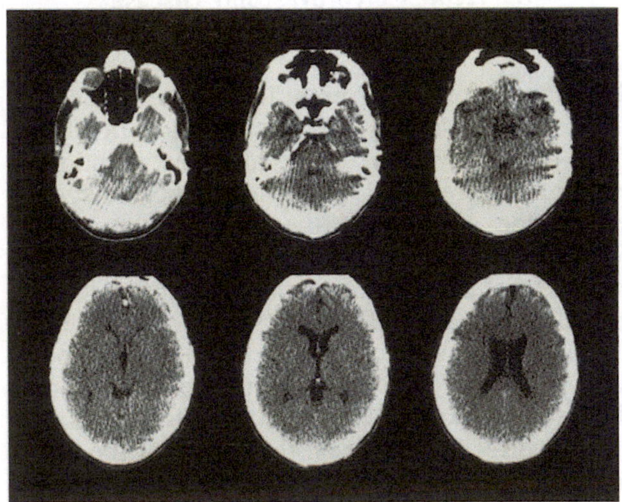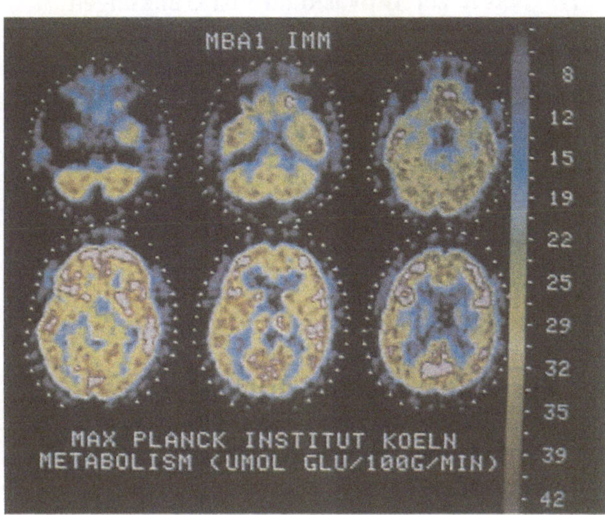

Abb. 73 *(7.8.2)*. CT- und FDG-PET-Bilder 5–70 mm über CML eines 20jährigen Patienten mit M. Parkinson; im CT keine Hinweise auf lokale Atrophie, der Stoffwechsel ist in allen Strukturen im Bereich der Norm

Fig. 73 *(7.8.2)*. CT and FDG-PET images 5–70 mm above CML in a 20-year-old patient with Parkinson's disease. CT shows no evidence of local atrophy, and metabolism is within the normal range in all structures

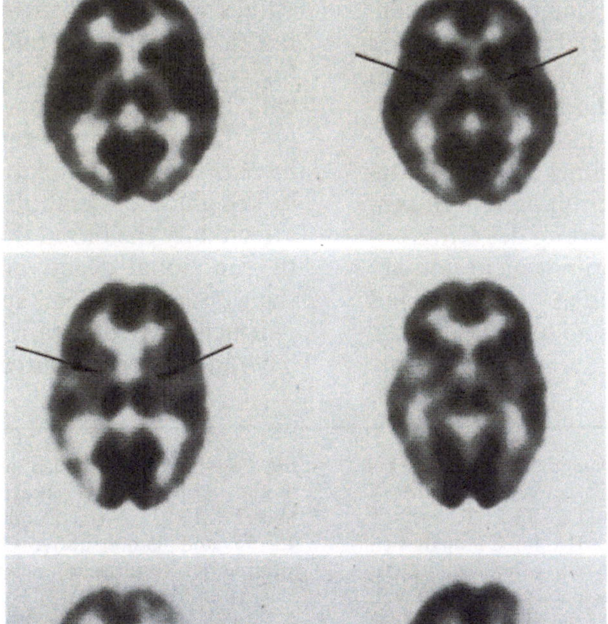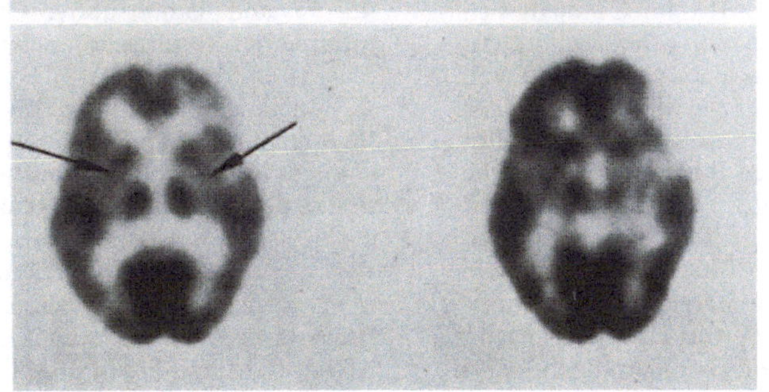

Abb. 74 *(7.8.3)*. FDG-PET-Bilder bei Patienten mit Wilsonscher Erkrankung zeigen eine deutliche diffuse Verminderung des Stoffwechsels (ausgeprägte Demenz) mit besonderer Störung im Putamen (Pfeile), während der Stoffwechsel im Nucleus caudatus relativ gut erhalten ist (Gegensatz zu Chorea Huntington). (Vgl. dazu Hawkins et al. 1983) (J.C. Mazziotta, Los Angeles)

Fig. 74 *(7.8.3)*. FDG-PET images recorded in patients with Wilson's disease show a definite diffuse reduction in metabolism (pronounced dementia), with particular disturbance in the putamen (*arrows*), while the metabolism in the nucleus caudatus is relatively well preserved (contrast to Huntington's chorea). (c.f. Hawkins et al. 1983) (Courtesy of J.C. Mazziotta, Los Angeles)

7.9 Akute zerebrovaskuläre Erkrankungen (Insulte)

Die häufigsten zerebralen Insulte, die ischämischen Insulte, werden durch fokale Durchblutungsstörungen verursacht, wobei Lokalisation, Schweregrad und Dauer der regionalen Mangeldurchblutung die Ausprägung der klinischen Symptome – reversible funktionelle Ausfälle oder irreversible Störungen der Gewebsstruktur – bedingen. Die regionale Durchblutungsstörung ist die Ursache des ischämischen Insultes, die dadurch ausgelöste regionale Stoffwechselstörung kann in Ausdehnung und Dauer die Durchblutungsstörung übertreffen und hat damit direkten Einfluß auf die Ausgestaltung des neurologischen Syndroms, den Schweregrad der über die lokalisierbaren Symptome hinausgehenden Hirnleistungsschwäche, den klinischen Verlauf und die Rückbildungsfähigkeit der Ausfälle. Stoffwechsel und Durchblutung sind in der ersten Phase nach dem Insult im ischämischen Gewebe häufig entkoppelt (Kuhl et al. 1980b; Wise et al. 1983; Baron et al. 1984). Besonders bei den FDG-Studien wurde deutlich, daß die metabolisch gestörten Bezirke immer größer als die morphologisch faßbaren Läsionen (CT und MRI) sind. In Regionen, die im CT als Infarkt zu definieren waren, fand sich die niedrigste rCMRGl. Zusätzlich zeigten aber immer auch morphologisch intakte Hirnstrukturen – homolaterale kortikale und subkortikale Areale außerhalb des Infarkts, kontralaterale Kleinhirnhemisphäre – verminderten Glukosestoffwechsel. Diese Verminderung des Glukosestoffwechsels in Arealen, die primär nicht von der Durchblutungsstörung betroffen waren, sind durch funktionelle Deaktivierung nach Unterbrechung der verbindenden Fasersysteme verur-

7.9 Acute Cerebrovascular Disease (Stroke)

The most frequent cerebral insults, ischemic strokes, are caused by focal disturbances in blood flow, the localization, degree of severity, and duration of the regional blood flow deficiency governing the severity of the clinical symptoms, which can be reversible functional deficits or irreversible disturbances of tissue structures. The regional disturbance of blood flow is the cause of the ischemic insult, and the regional metabolic disturbance triggered by this can exceed the blood flow disturbance in extent and duration, thus exerting a direct influence on the nature of the neurological syndrome, the severity of the psychoorganic syndrome beyond the localizable symptoms, the clinical course, and the capacity of the deficits for correction. Metabolism and blood flow are frequently uncoupled in the ischemic tissue in the first phase after the insult (Kuhl et al. 1980b; Wise et al. 1983; Baron et al. 1984). It has become apparent, particularly in FDG studies, that areas of disturbed metabolism are always greater than the morphologically detectable lesions (CT and MRI). The lowest rCMRGl values were found in regions recognizable as infarction on CT. In addition, however, morphologically intact brain structures – ipsilateral cortical and subcortical areas outside the infarction and the contralateral cerebellar hemisphere – also have reduced glucose metabolism. This reduction in the glucose metabolism in areas not primarily affected by the blood flow disturbance are caused by functional deactivation after interruption of the connecting fiber systems. They explain impairments of the brain performance that extend beyond the local syndrome caused by the infarc-

---

Abb. 75a–g (7.9). Unterschiedliche Darstellung eines Infarkts im Gebiet der A. cerebri media rechts bei einem 56jährigen Patienten im CT, MRI, ^{18}F-CH$_3$ und FDG-PET. a–c CT und MRI 45, 55 und 65 mm über CML: Im CT stellt sich das infarzierte Areal dar; im MRI – Multi-Echo-Technik mit Repetitionszeit von 650 ms und Echozeiten von 50, 100, 150 und 200 ms – stellten sich in den T$_1$-gewichteten Bildern (kurze Echozeiten) anatomische Details mit hohem Auflösungsvermögen, in den T$_2$-gewichteten Bildern pathologische Veränderungen mit maximalem Kontrast dar: zusätzlich zum infarzierten Gewebe bildet sich das perifokale Ödem in den T$_2$-gewichteten Aufnahmen ab. d ^{18}F-CH$_3$-Bilder 3 Tage nach Insult zeigen Ausdehnung der primären Durchblutungsstörung und inaktivierungsbedingte Perfusionsminderung im kontralateralen Kleinhirn. e In den FDG-Bildern nach Insult reicht die Stoffwechselstörung weit über das Gebiet der verminderten Durchblutung hinaus; die Verteilung ist ähnlich den T$_2$-gewichteten MR-Bildern, zusätzlich zeigen aber Basalganglien, Thalamus und kontralaterales Kleinhirn durch Inaktivierung verminderte Stoffwechselraten. f ^{18}F-CH$_3$-Bilder 17 Tage nach Insult zeigen Reperfusion in einigen Infarktsbereichen. g In den FDG-Bildern zeichnet sich die Ausdehnung des Defektes ab

Fig. 75a–g. (7.9). Visualization of an infarction in the region ▷ of the right middle cerebral artery in a 56-year-old patient by CT, MRI, ^{18}F-CH$_3$, and FDG-PET. a–c CT and MRI 45, 55, and 65 mm above CML: CT reveals the infarcted area; MRI (multiecho technique with repetition time of 650 ms and echo times of 50, 100, 150, and 200 ms), in the T$_1$-weighted images (short echo times) anatomical details with high resolution, and in the T$_2$-weighted images pathological changes with maximum contrast. In addition to the infarcted tissue, the perifocal edema is shown in the T$_2$-weighted scans. d [^{18}F]CH$_3$ images 3 days after insult show the extent of the primary blood flow disturbance and reduced perfusion in the contralateral cerebellum due to inactivation. e In the FDG images 3 days after insult the metabolic disturbance is seen to extend far beyond the area of reduced blood flow; the distribution resembles that of the T$_2$-weighted MR images, but the basal ganglia, thalamus, and contralateral cerebellum also show reduced metabolism rates due to inactivation. f [^{18}F]CH$_3$ images 17 days after insult show reperfusion of some infarcted areas. g FDG images reveal the extent of the defect

a

b

c

F10494.IMF
MAX PLANCK INSTITUT KOELN
FLOW   (ML/100G/MIN)
12
18
25
32
38
45
52
59
65
72
79

d

MTHO1.IMM
MAX PLANCK INSTITUT KOELN
METABOLISM (UMOL GLU/100G/MIN)
7
10
13
16
19
22
25
28
31
34
37

e

F12514.IMF
MAX PLANCK INSTITUT KOELN
FLOW   (ML/100G/MIN)
12
18
25
32
38
45
52
59
65
72
79

f

MTHO6.IMM
MAX PLANCK INSTITUT KOELN
METABOLISM (UMOL GLU/100G/MIN)
7
10
13
16
19
22
25
28
31
34
37

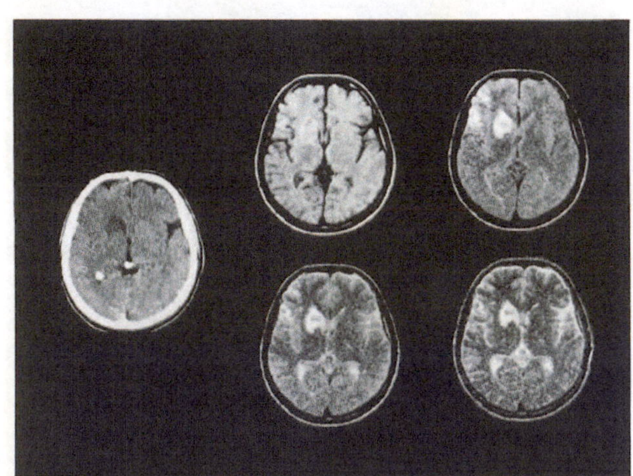

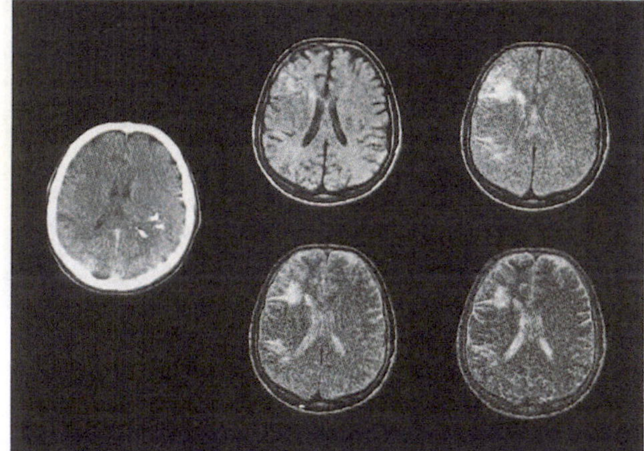

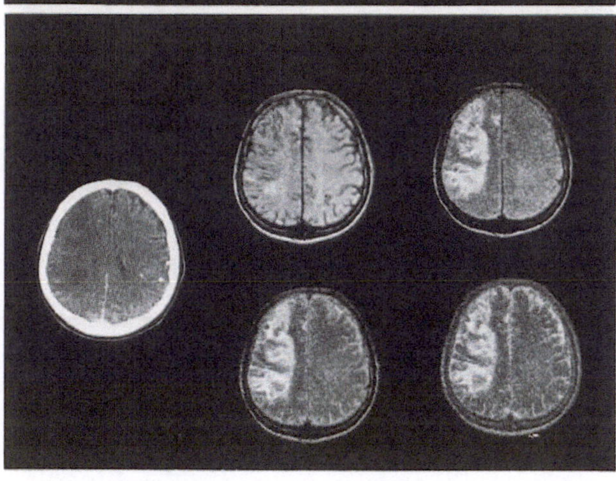

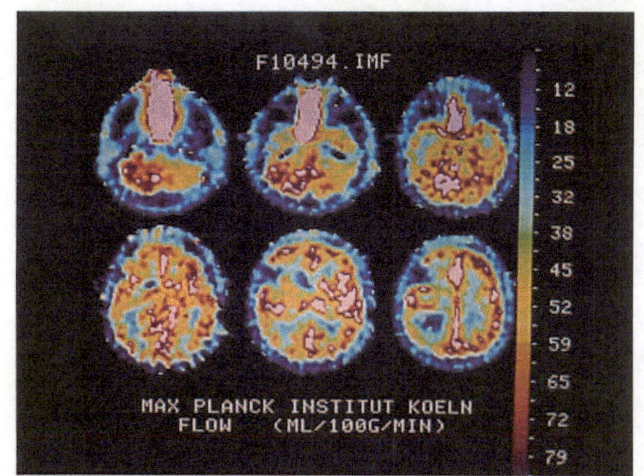

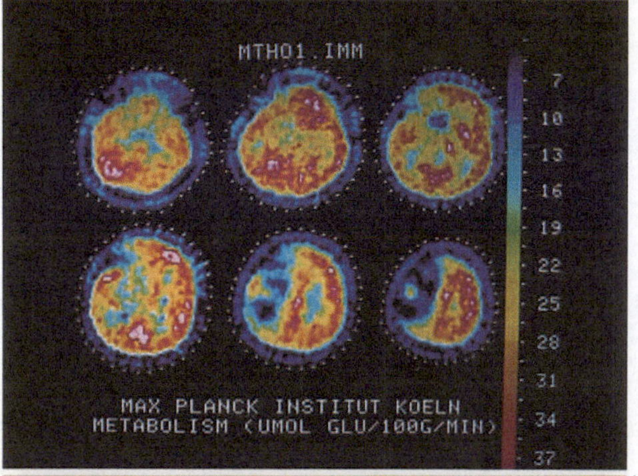

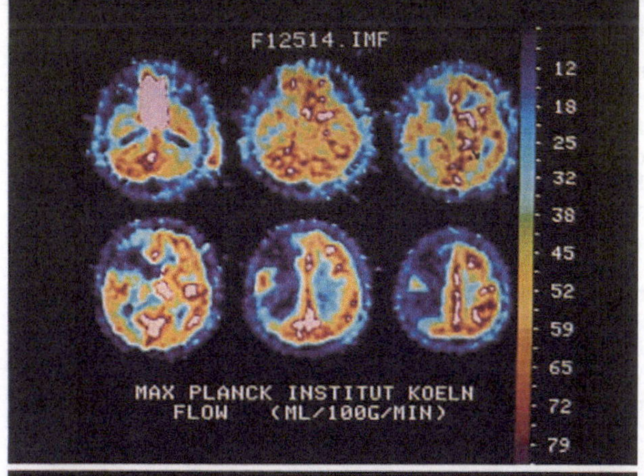

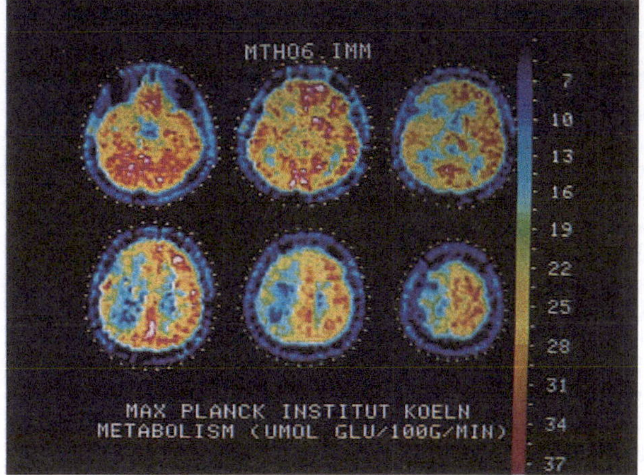

g

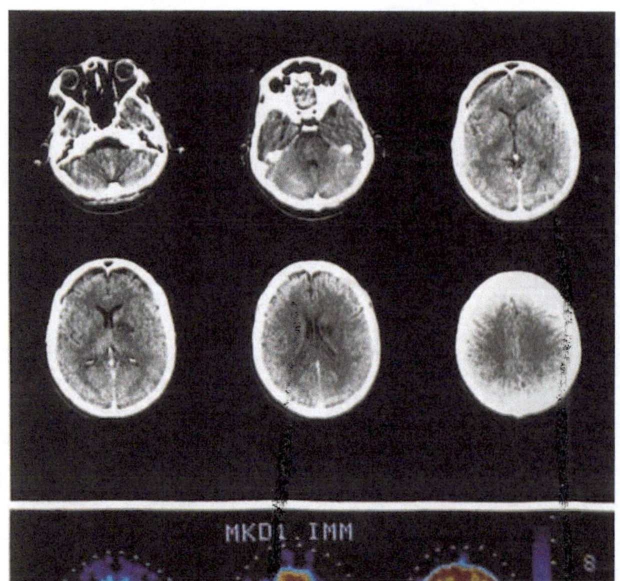

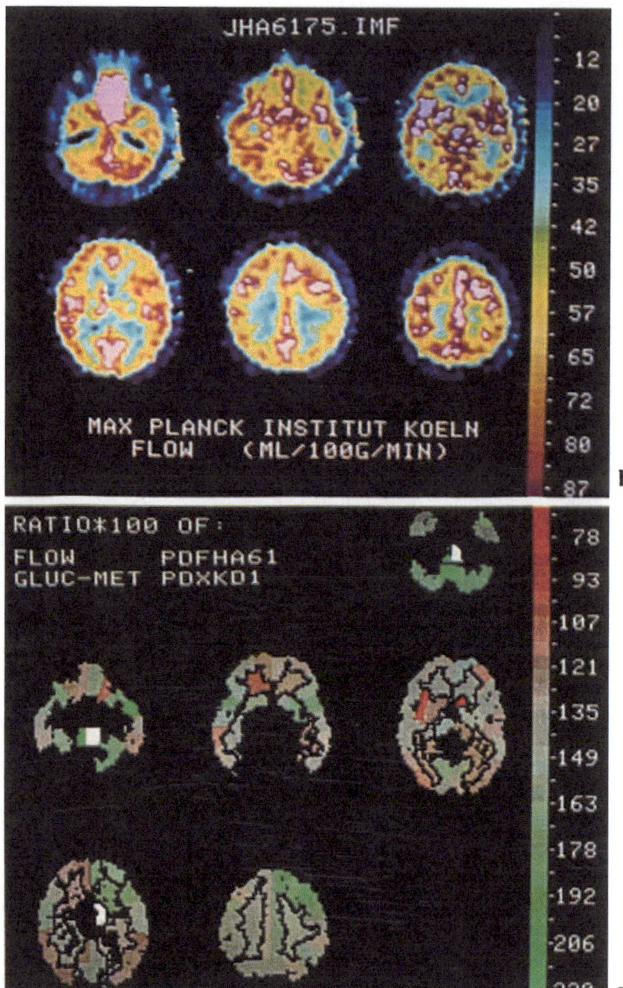

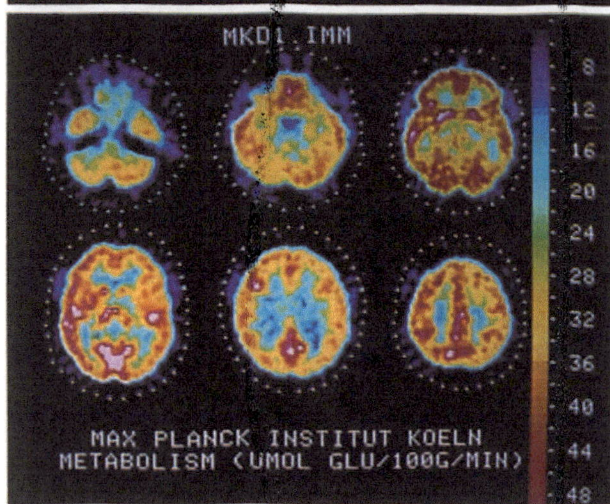

Abb. 76a–d *(7–9)*. CT-(**a**) ^{18}F-CH$_3$- und FDG-PET-Bilder einer 49jährigen Patientin mit Infarkt in der Capsula interna links. **b** Verminderte Durchblutung im Infarkt, in benachbarten Basalganglien und durch Inaktivierung im kontralateralen Kleinhirn; im darüberliegenden Frontallappen Hyperperfusion durch kompensatorische Steigerung der Kollateraldurchblutung. **c** Verminderung der Stoffwechselraten im Infarkt, in Basalganglien und Thalamus, in weiten Teilen der homolateralen Hirnrinde – auch im hyperperfundierten Frontallappen – und im kontralateralen Kleinhirn. **d** Bild der Relation von Durchblutung zu Stoffwechsel in einzelnen Regionen: Entkopplung mit maximaler Durchblutungsminderung im Infarkt und relativer Hyperperfusion im linken Frontallappen und im Kleinhirn

Fig. 76a–d *(7.9)*. CT (**a**) [^{18}F]CH$_3$, and FDG-PET images recorded in a 49-year-old female patient with infarction in the left internal capsule. **b** Reduced blood flow in the infarction, in neighboring basal ganglia and, due to inactivation, in the contralateral cerebellum; in the superjacent frontal lobe, hyperperfusion has resulted from compensatory increase in collateral blood flow. **c** Reduced rates of metabolism in the infarction, basal ganglia, and thalamus, in distant parts of the ipsilateral cerebral cortex (also in the hyperperfused frontal lobe) and in the contralateral cerebellum. **d** Image of relation of blood flow to metabolism in individual regions shows decoupling with maximum misery perfusion in the infarction, and relative hyperperfusion in the left frontal lobe and in the cerebellum

Abb. 77a–e *(7.9)*. CT-(**a**) und MR- (Multi-Echo-Technik) (**b**) und FDG-PET-Bilder (**c**) einer 26jährigen Patientin mit Infarkt nach Verschluß der A. cerebri media links. Am 2. Tag nach Insult ist die Ausdehnung des Infarkts im CT noch nicht erkennbar, im T$_2$-gewichteten MRI deutlich abgrenzbar. Im frühen Stadium (**d**) ist der Stoffwechsel im gesamten Gehirn stark beeinträchtigt, im infarzierten Bereich finden sich Areale mit gesteigerter Glukoseaufnahme (Hinweis auf anaerobe Glykolyse). **e** 31 Tage nach dem Insult findet sich ein ausgedehnter Defekt mit vermindertem Stoffwechsel und Inaktivierung morphologisch intakter Hirnstrukturen (Thalamus, kontralaterales Kleinhirn). Der Stoffwechsel in den anderen Hirnregionen hat sich mit Besserung der Bewußtseinslage normalisiert

Fig. 77a–e *(7.9)*. CT (**a**) and MR (multiecho technique) (**b**) ▷ and FDG-PET images recorded in a 26-year-old female patient with infarction after occlusion of the left middle cerebral artery. On day 2 after the insult the extent of the infarction is still not recognizable on CT, but in the T$_2$-weighted MRI it is clearly distinguishable. In the early stage (**d**) the metabolism is greatly impaired throughout the brain, and the infarcted zone shows areas of increased glucose uptake (evidence of anaerobic glycolysis). By 31 days after the insult (**e**) an extensive defect has developed with reduced metabolism and inactivation of morphologically intact brain structures (thalamus, contralateral cerebellum). The metabolism in the other brain regions has returned to normal, with improvement of the state of consciousness

a

b

c

MMAR1.IMM
9
14
18
23
27
32
36
41
45
50
54
MAX PLANCK INSTITUT KOELN
METABOLISM (UMOL GLU/100G/MIN)

d

MMAR3.IMM
9
14
18
23
27
32
36
41
45
50
54
MAX PLANCK INSTITUT KOELN
METABOLISM (UMOL GLU/100G/MIN)

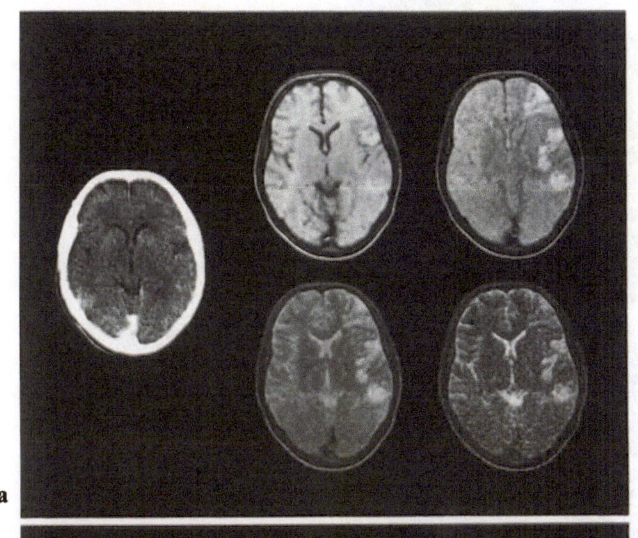

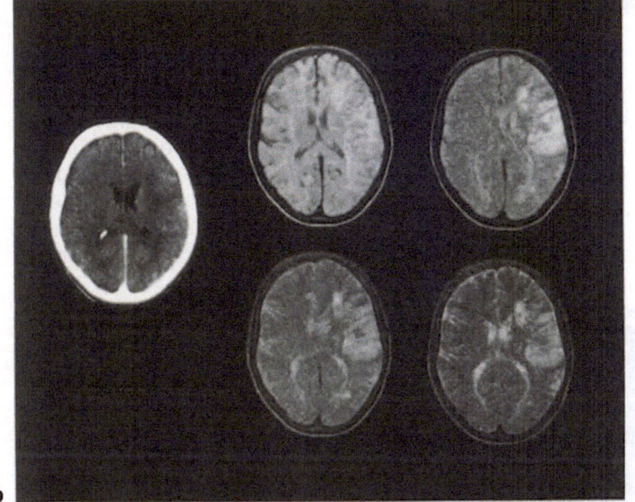

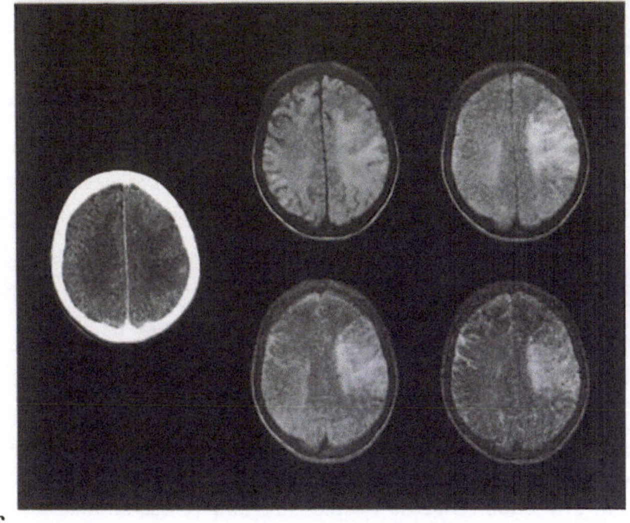

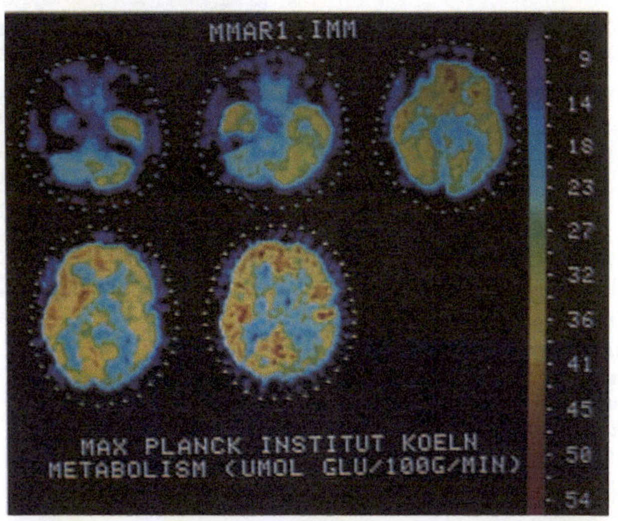

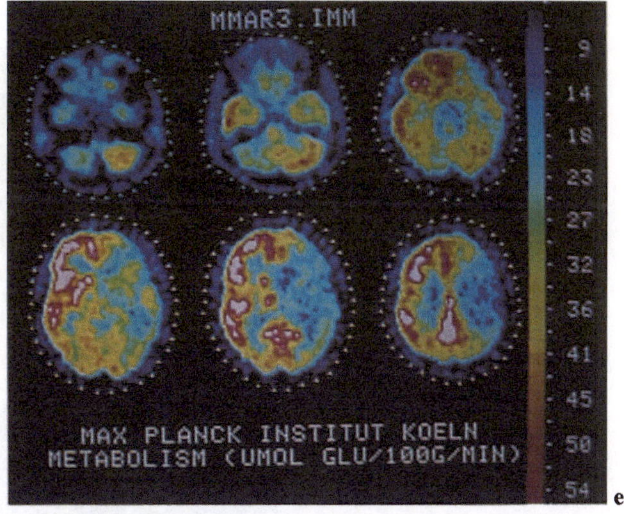

e

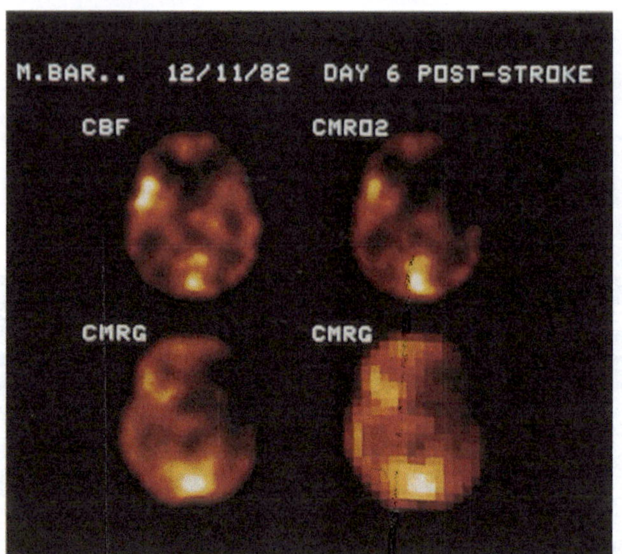

Abb. 78 *(7.9)*. Transaxiale PET in Höhe der Basalganglien bei einem Patienten 6 Tage nach ischämischem Insult: Vergleiche von regionaler Hirndurchblutung, regionalem Sauerstoffverbrauch und regionaler metabolischer Rate für Glukose zeigen Entkopplung zwischen Durchblutung (geringgradige Störung) und Stoffwechselparametern (Sauerstoff- und Glukoseverbrauch). (J.C. Baron, Orsay)

Fig. 78 *(7.9)*. Transaxial PET at the level of the basal ganglia of a patient 6 days after ischemic insult: comparison of regional brain blood flow, regional oxygen consumption and regional metabolic rate for glucose shows uncoupling between blood flow (low grade disturbance) and metabolic parameters (oxygen and glucose consumption). (Courtesy of J.C. Baron, Orsay)

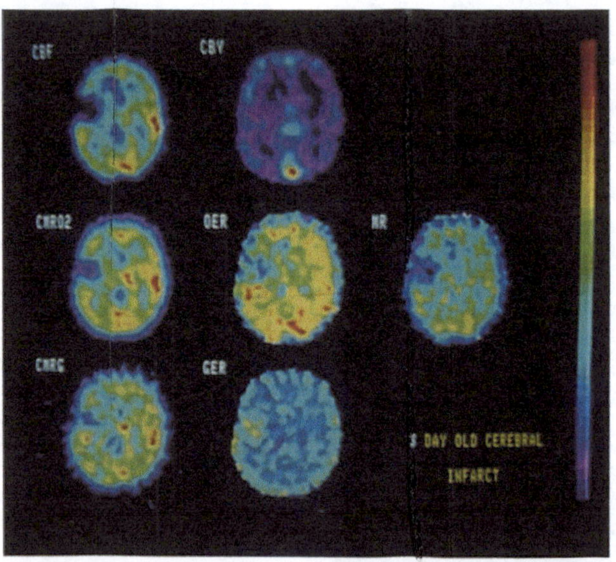

Abb. 79 *(7.9)*. Transaxiale PET-Bilder in Höhe der Basalganglien eines Patienten 3 Tage nach ischämischem Insult im Mediagebiet links aus Multitracerstudie: Der Vergleich zeigt regional verminderte Durchblutung bei hohem regionalen Blutvolumen und regional erniedrigte Werte für Sauerstoffverbrauch und -extraktion. Die Glukoseaufnahme ist regional weniger beeinflußt, die Extraktion von Glukose gesteigert, das Verhältnis CMRO$_2$: CMRGl (MR) erniedrigt (Hinweis auf Abbau der Glukose zu Laktat im Gewebe). (MRC Cyclotron Unit, Hammersmith Hospital, London)

Fig. 79 *(7.9)*. Transaxial PET images at the level of the basal ganglia of a patient 3 days after ischemic insult in the territory of the left middle artery during a multi-tracer study: Comparisons shows decreased blood flow with high regional blood volume and regionally lower values for oxygen consumption and extraction. Glucose uptake is regionally less influenced, the extraction of glucose increased, the ratio CMRO$_2$: CMRGl (MR), reduced: there is evidence of degradation of the glucose to lactate in tissue with metabolically active cells. (Courtesy of MRC Cyclotron Unit, Hammersmith Hospital, London)

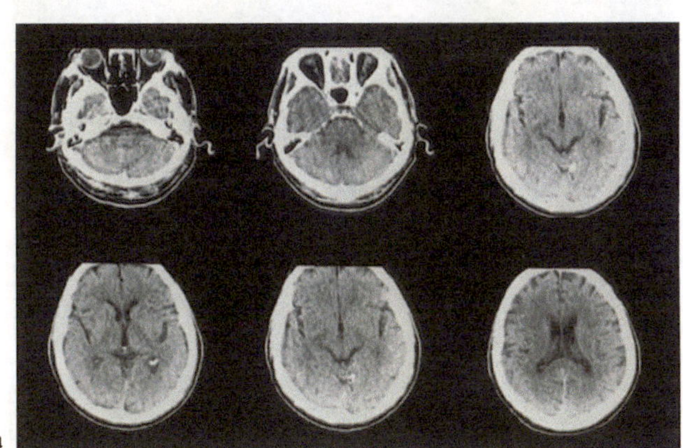

Abb. 80a–c *(7.9)*. CT-, ^{18}F-CH$_3$- und FDG-PET-Bilder eines 61jährigen Patienten mit motorischer Aphasie und diskreter, weitgehend rückgebildeter brachiofazialer Parese rechts nach fokaler Durchblutungsstörung. **a** Im CT ist keine eindeutige hypodense Läsion nachweisbar. **b** Eine umschriebene Mangeldurchblutung links frontal ist angedeutet. **c** Deutliche Minderung der CMRGl links frontal. Die durch Inaktivierung bedingte Stoffwechselminderung betrifft auch die Basalganglien, den Thalamus und das kontralaterale Kleinhirn

Fig. 80a–c *(7.9)*. CT, [^{18}F]CH$_3$, and FDG-PET images recorded in a 61-year-old patient with motor dysphasia and discrete, right brachiofacial paresis following focal blood flow disturbance, which has recovered to a large degree. **a** The CT reveals no definite hypodense lesion. **b** A left frontal circumscribed defective circulation is suggested. **c** Definite reduction in CMRGl in left frontal area. Reduced metabolism resulting from inactivation also affects the basal ganglia, the thalamus, and contralateral cerebellum

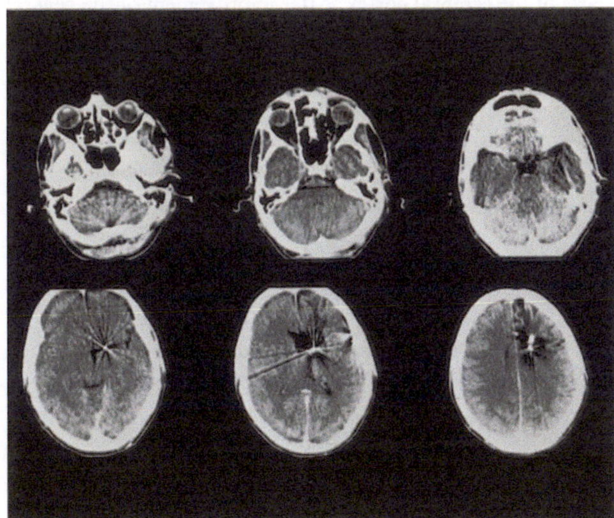

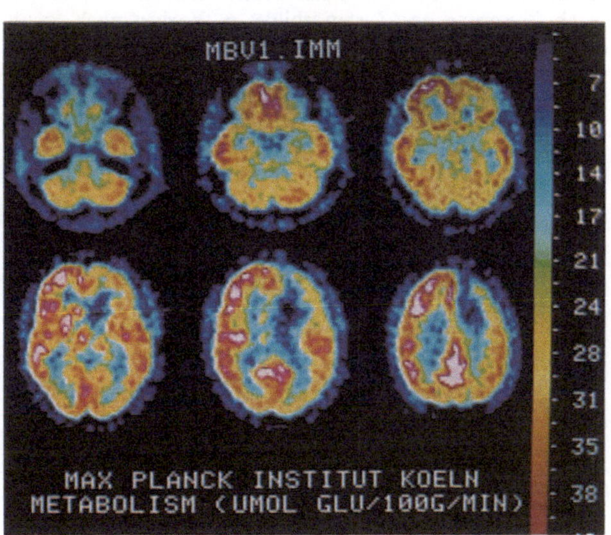

Abb. 81 *(7.9)*. CT- und FDG-PET-Bilder eines 47jährigen Patienten mit Infarkt im Gebiet der A. cerebri anterior nach Operation eines Aneurysmas an der A. communicans anterior links. Deutliche Stoffwechselstörung im Infarkt, mäßig inaktivierter Stoffwechsel in homolateralem Kortex, Basalganglien, Thalamus und kontralateralem Kleinhirn

Fig. 81 *(7.9)*. CT and FDG-PET images recorded in a 47-year-old patient with infarction in the region of the anterior cerebral artery after surgical treatment of an aneurysm in the left anterior communicating artery. Definite disturbed metabolism in the infarction, there is moderate inactivation of metabolism in the ipsilateral cortex, basal ganglia, and thalamus, and in the contralateral cerebellum

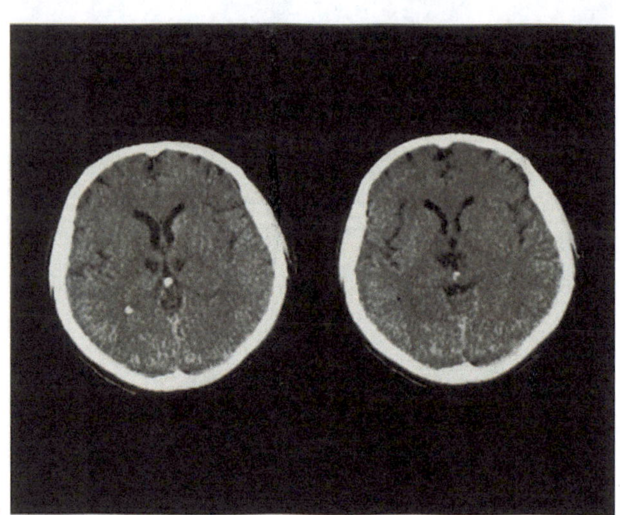

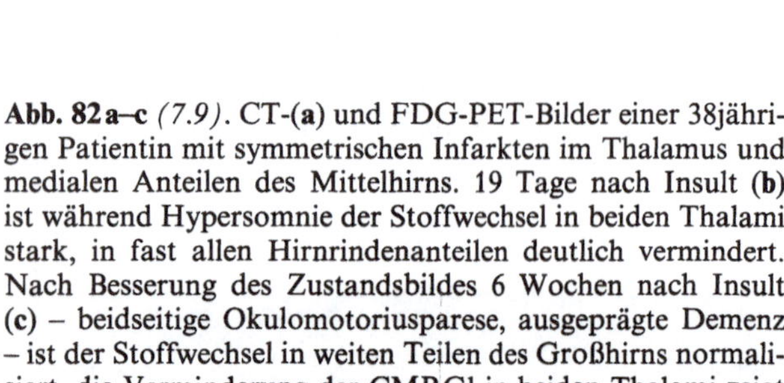

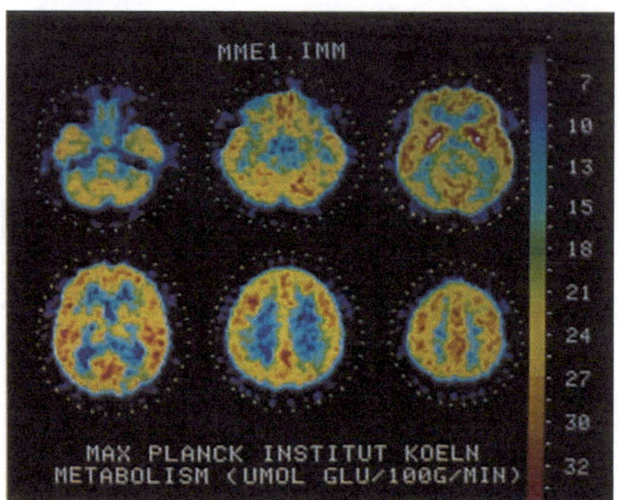

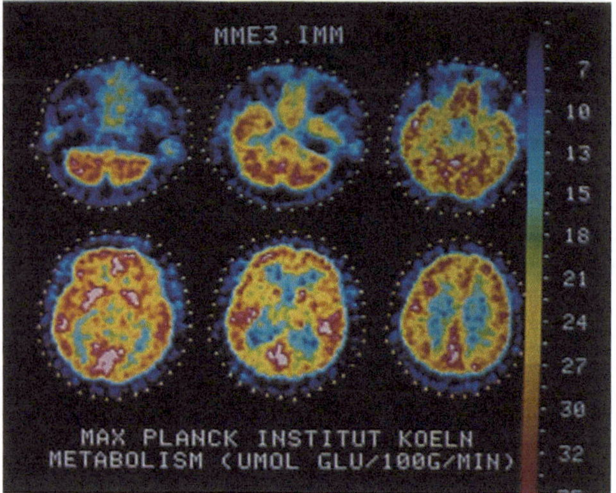

Abb. 82a–c *(7.9)*. CT-(**a**) und FDG-PET-Bilder einer 38jährigen Patientin mit symmetrischen Infarkten im Thalamus und medialen Anteilen des Mittelhirns. 19 Tage nach Insult (**b**) ist während Hypersomnie der Stoffwechsel in beiden Thalami stark, in fast allen Hirnrindenanteilen deutlich vermindert. Nach Besserung des Zustandsbildes 6 Wochen nach Insult (**c**) – beidseitige Okulomotoriusparese, ausgeprägte Demenz – ist der Stoffwechsel in weiten Teilen des Großhirns normalisiert, die Verminderung der CMRGl in beiden Thalami zeigt den Defekt an

Fig. 82a–c *(7.9)*. CT (**a**) and FDG-PET images recorded in a 38-year-old female patient with symmetrical infarctions in the thalamus and medial segments of the midbrain. By 19 days after insult (**b**) the metabolism is intense in both thalami during hypersomnia, and is distinctly reduced in almost all parts of the cerebral cortex. After improvement of the general condition 6 weeks after the insult (**c**) – bilateral oculomotor paresis, pronounced dementia – the metabolism has normalized in extensive areas of the cerebrum, and the reduction in CMRGl in both thalami shows the defect

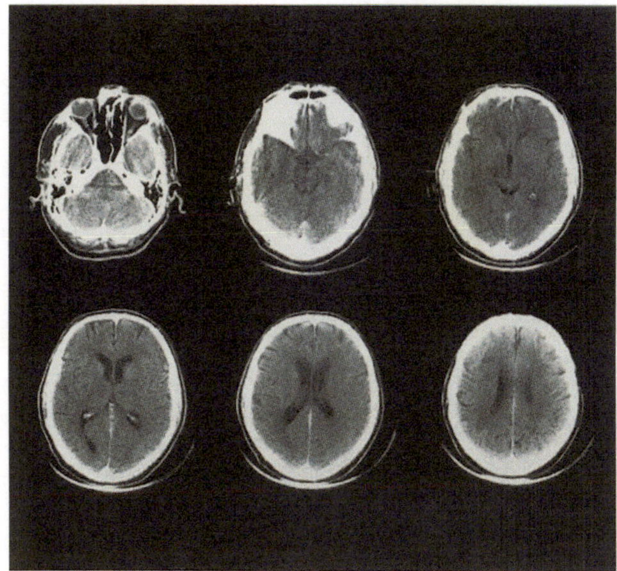

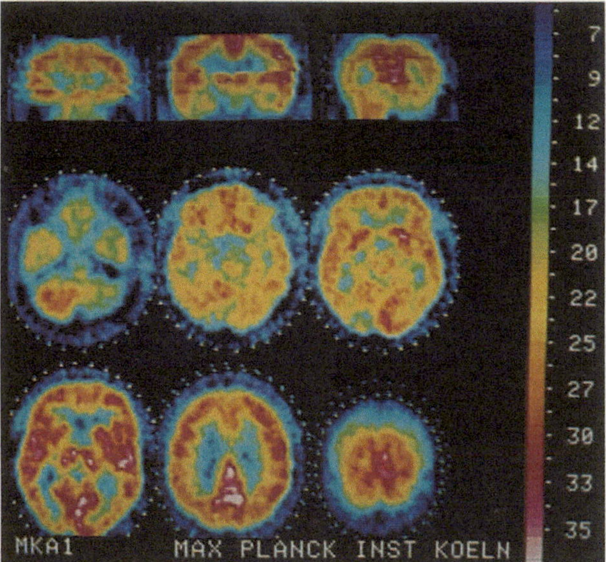

Abb. 83 *(7.9)*. CT- und FDG-PET-Bilder eines 66jährigen Patienten mit Infarkt im rechten Hirnschenkel. Bei hochgradiger kontralateraler Hemiparese ist der Stoffwechsel von Hirnrinde und Basalganglien seitengleich normal, die linke Kleinhirnhemisphäre im Stoffwechsel vermindert (Unterbrechung des Tractus cortico-ponto-cerebellaris im Pedunculus cerebri). In der obersten Reihe kommt der Seitenunterschied in rekonstruierten Frontalschnitten deutlich zur Darstellung

Fig. 83 *(7.9)*. CT and FDG-PET images recorded in a 66-year-old patient with infarction in the right cerebral peduncle. With high-grade contralateral hemiparesis the metabolism of the cerebral cortex and basal ganglia is bilaterally normal and the left cerebellar hemisphere shows reduced metabolism (interruption of the corticopontine-cerebellar tract in the cerebral peduncle). In the *top row* the lateral difference is clearly demonstrated in reconstructed frontal sections

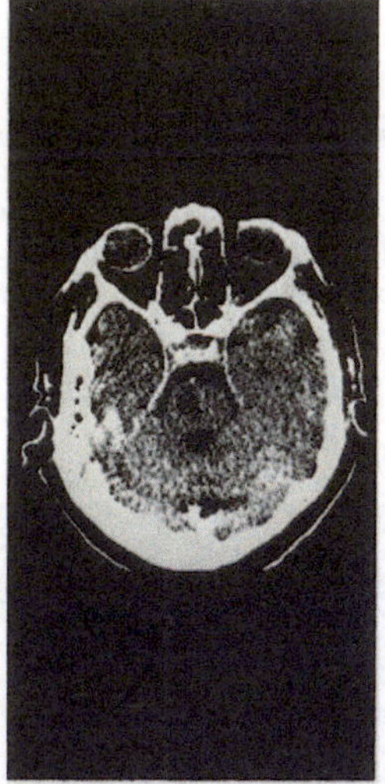

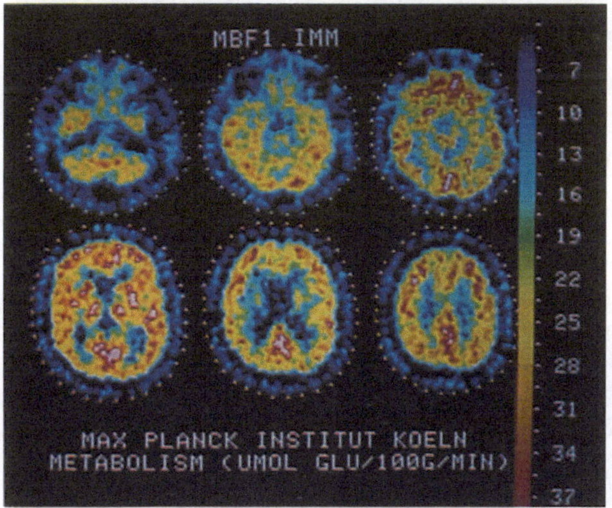

Abb. 84 *(7.9)*. CT- und FDG-PET-Bilder eines 71jährigen Patienten mit Infarkt rechts pontin. Keine Seitendifferenzen der Stoffwechselraten, im Kleinhirn ist der Glukoseumsatz beidseits grenzwertig erniedrigt

Fig. 84 *(7.9)*. CT and FDG-PET images recorded in a 61-year-old patient with right pontine infarction. No lateral differences in metabolic rates; in the cerebellum, the glucose metabolism shows bilateral marginal reductions

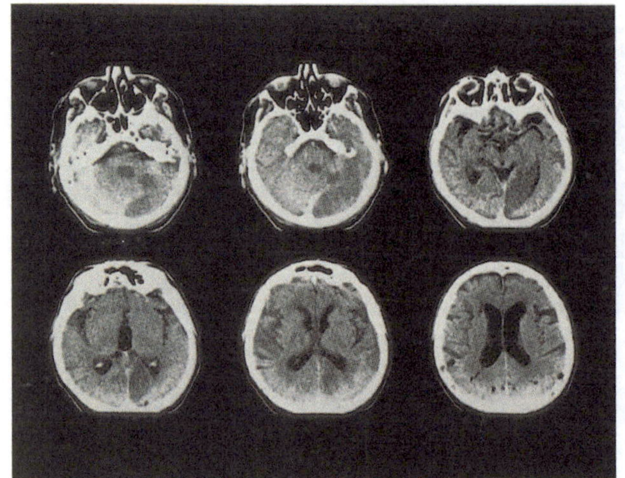

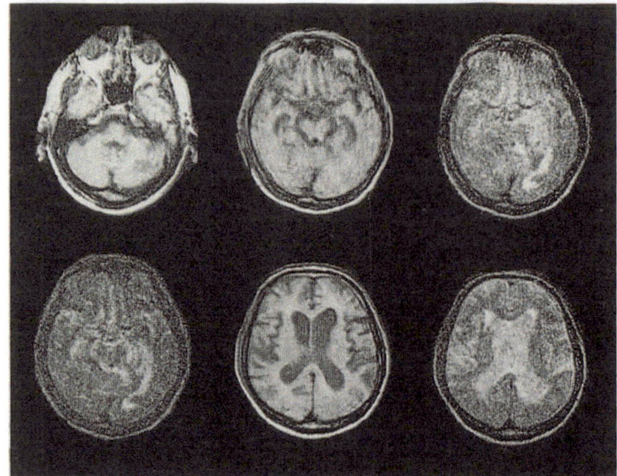

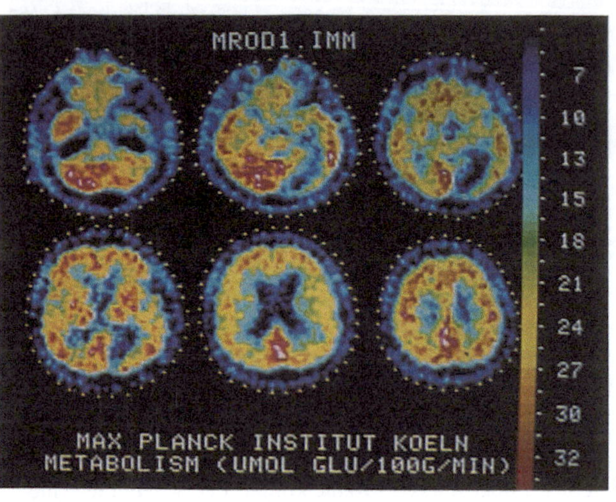

Abb. 85a–c *(7.9)*. CT-(**a**), MR-(**b**) und FDG-PET-Bilder (**c**) eines 65jährigen Patienten mit Infarkt im Bereich der A. cerebri posterior und A. cerebelli superior. Deutliche Stoffwechselstörung in infarzierten Arealen, weitere Stoffwechseldifferenzen sind nicht nachweisbar

Fig. 85a–c *(7.9)*. CT (**a**), MR (**b**) and FDG-PET images recorded in a 65-year-old patient with infarction in the region of the posterior cerebral artery and superior cerebellar artery. Definite metabolic disturbance in the infarcted areas, no other metabolic differences are detectable

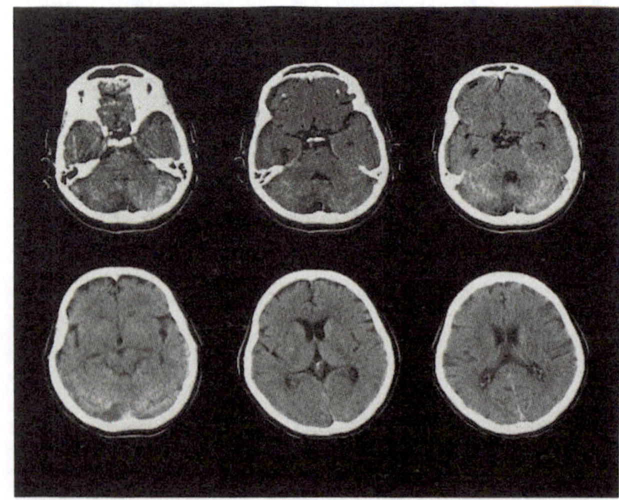

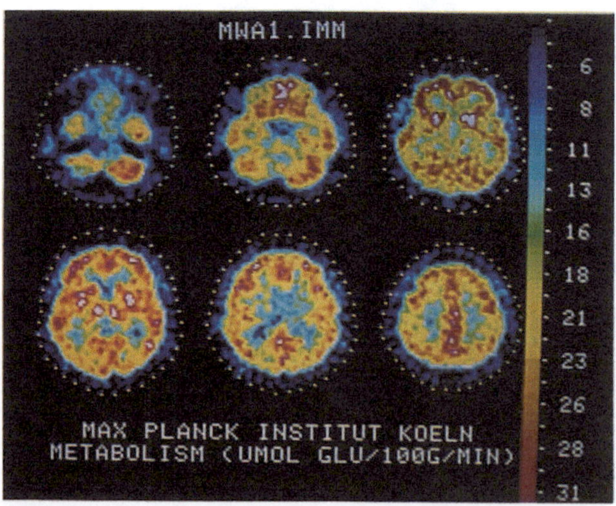

Abb. 86 *(7.9)*. CT- und FDG-PET-Bilder einer 57jährigen Patientin mit Infarkt im rechten Kleinhirn. Deutliche umschriebene Stoffwechselverminderung im Infarkt, keine Stoffwechselstörung in anderen Hirnstrukturen

Fig. 86 *(7.9)*. CT and FDG-PET images recorded in a 57-year-old female patient with infarction in the right cerebellum. Definite circumscribed metabolism decrease in the infarction, no metabolic disturbance is detectable in other brain structures

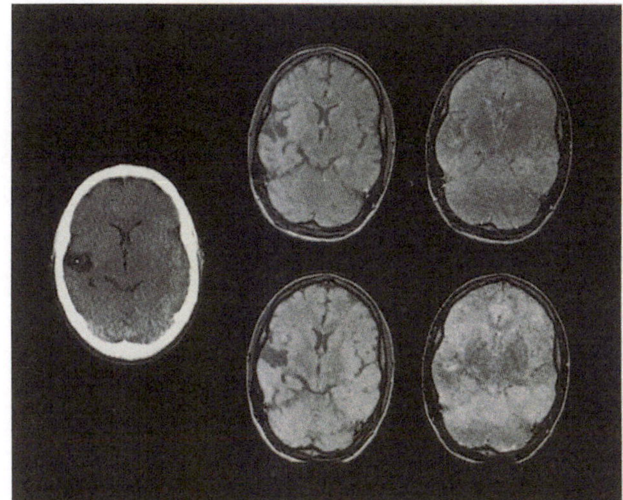

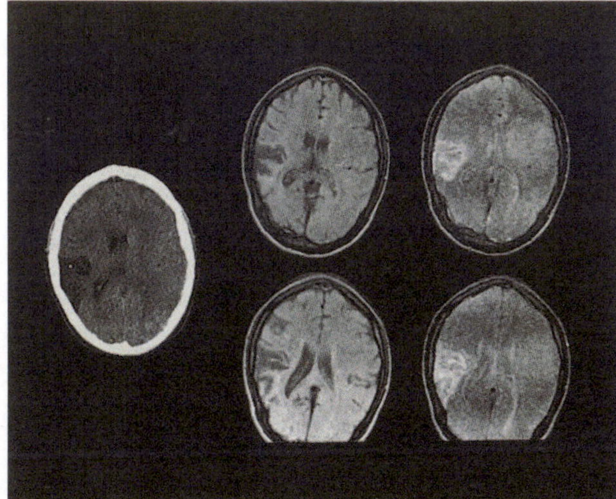

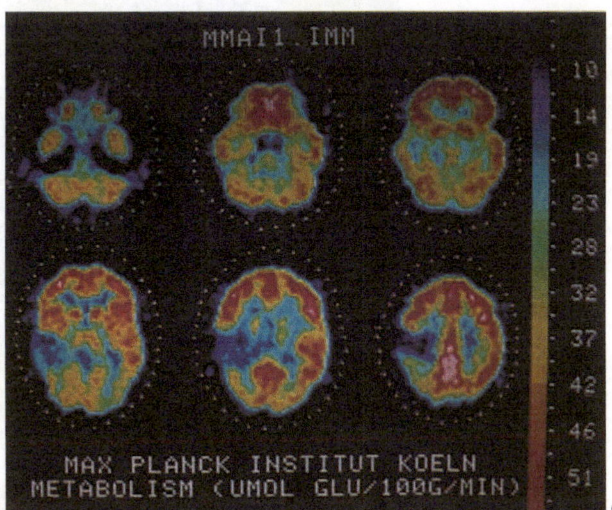

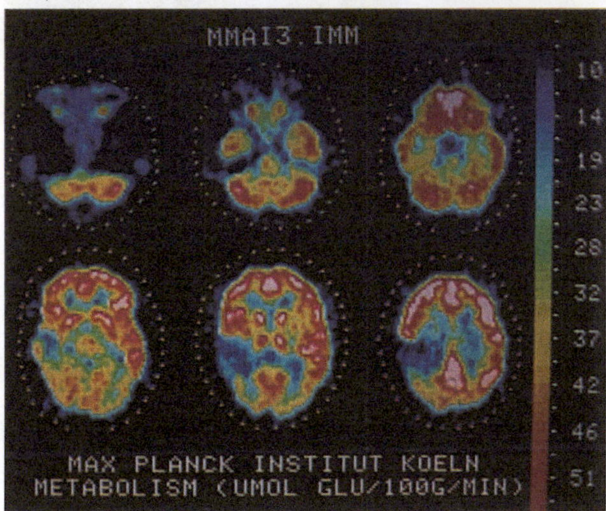

Abb. 87 a–d *(7.9)*. CT-, MRI- (Multi-Echo-Technik) **(a, b)** und FDG-PET-Bilder einer 26jährigen Patientin mit Infarkt im rechten Mediagebiet. Infarkt (CT) und perifokales Ödem (MRI) zeigen niedrigste Stoffwechselraten, Inaktivierung temporal und parietal sowie in Thalamus und kontralateralem Kleinhirn **(c)**. Während Sprachaktivierung **(d)** nehmen bei dieser Linkshänderin Stoffwechselraten in weiten Hirnabschnitten, besonders in der Broca-Gegend rechts und im linken Kleinhirn, zu (Werte vgl. Tabelle 8). Diese funktionelle Aktivierung weist auf Rehabilitationsfähigkeit der Sprachstörung hin

Fig. 87 a–d *(7.9)*. CT, MRI (multiecho technique) **(a, b)** and FDG-PET images in a 26-year-old female patient with infarction in the right middle cerebral artery region. Areas of infarction (CT) and perifocal edema (MRI) show the lowest metabolic rates, with inactivation in the temporal and parietal areas and in the thalamus and contralateral cerebellum **(c)**. During speech activation **(d)** of this left-handed patient, metabolic rate increases in distant brain segments, particularly in the right Broca's region and in the left cerebellum (for values see Table 8). This functional activation suggests a capacity for rehabilitation in this speech impairment

Tabelle 8 *(7.9)*. CMRGL (μmol/100 g/min) vor und nach Sprachstimulation einer 26jährigen Patientin (Linkshänderin) mit Infarkt im rechten Mediagebiet. Während der Sprachaktivierung nehmen die Stoffwechselraten beidseits, besonders rechts zu; Aktivierung des linken Cerebellums

Table 8 *(7.9)*. rCMRGl (μmol/100 g/min) before and after speech stimulation in a 26-year-old female patient (left-handed) with infarction in the right middle cerebral artery region: During speech activation the metabolic rates decreased bilaterally, particularly on the right, with activation of left cerebellum

	Kontrolle		Sprachaktivierung	
	links	rechts	links	rechts
Frontaler Kortex	47	45	56	48
Parietaler Kortex	50	14	50	11
Okzipitaler Kortex	38	35	34	30
Insula anterior	50	44	63	58
Insula posterior	47	12	57	15
Nucleus caudatus	45	43	54	49
Nucleus lentiformis	44	43	58	56
Thalamus	38	35	41	34
Cerebellum	40	39	54	37

	Control		Speech activation	
	left	right	left	right
Frontal cortex	47	45	56	48
Parietal cortex	50	14	50	11
Occipital cortex	38	35	34	30
Insula anterior	50	44	63	58
Insula posterior	47	12	57	15
Nucleus caudatus	45	43	54	49
Nucleus lentiformis	44	43	58	56
Thalamus	38	35	41	34
Cerebellum	40	39	54	37

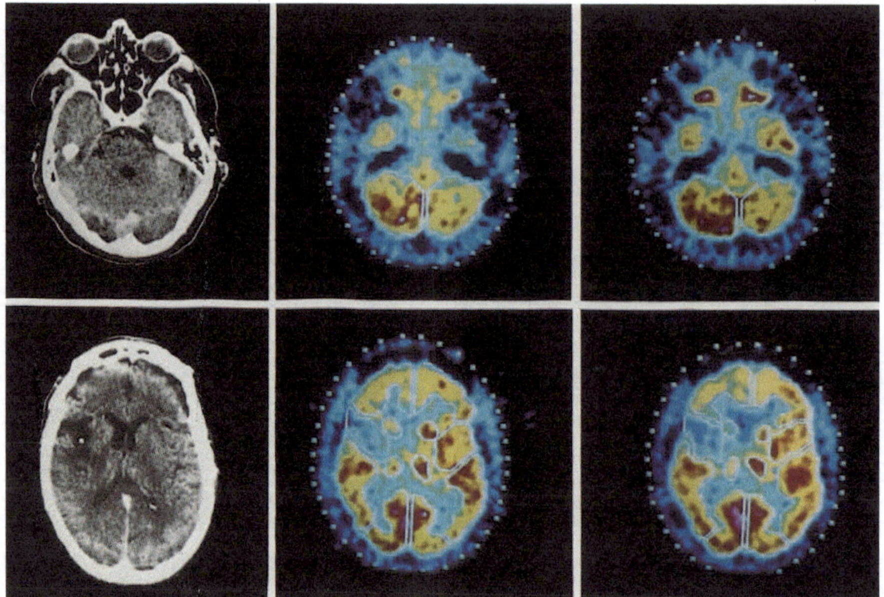

Abb. 88 *(7.9)*. CT- und FDG-PET-Bilder 10 und 40 mm über CML eines 58jährigen Patienten mit Infarkt im Mediagebiet rechts: CMRGl im Infarkt am niedrigsten, in inaktivierten Regionen – Hirnrinde, Basalganglien, Thalamus, kontralaterales Kleinhirn – in Vergleich zur Gegenseite deutlich vermindert. Nach Infusion von 12 g Piracetam (Nootrop®, *rechte Bilder*) Zunahme der CMRGl in allen, besonders in inaktivierten Regionen (Werte vgl. Tabelle 9)

Fig. 88 *(7.9)*. CT and FDG-PET images recorded 10 and 40 mm above CML in a 58-year-old patient with infarction in the right middle cerebral artery region: CMRGl is lowest in the area of infarction, and definitely reduced in inactivated regions – cerebral cortex, basal ganglia, thalamus, contralateral cerebellum – compared with the opposite side. After infusion of 12 g piracetam (Nootrop, *right images*) increase of CMRGl is seen in all regions, and particularly in inactivated regions (for values see Table 9)

Tabelle 9. *(7.9)*. rCMRGl (µmol/100 g/min) vor und nach Gabe von 12 g Piracetam (Nootrop®) bei einem Patienten mit ischämischem Infarkt im Mediagebiet rechts; Zunahme der CMRGl in fast allen Hirnregionen

	Kontrolle		Nach Piracetam	
	rechts	links	rechts	links
Infarkt/kontralaterale Region	1	19	3	24
Frontale Region	11	13	15	19
Temporale Region	16	17	21	22
Okzipitale Region	21	18	26	24
Thalamus	13	22	16	28
Nucleus caudatus	11	21	9	22
Cerebellum	14	11	19	15

Table 9 *(7.9)*. rCMRGl (µmol/100 g/min) before and after administration of piracetam[a] in a male patient with ischemic infarction in the right middle cerebral artery region; increase in CMRGl in almost all regions of the brain

	Control		After piracetam	
	Left	Right	Left	Right
Infarction/contralateral region	1	19	3	24
Frontal region	11	13	15	19
Temporal region	16	17	21	22
Occipital region	21	18	26	24
Thalamus	13	22	16	28
Nucleus caudatus	11	21	9	22
Cerebellum	14	11	19	15

[a] Nootrop 12 g

Abb. 89 *(7.9)*. rCMRGl eines 43jährigen Patienten mit wiederholten transitorischen ischämischen Attacken links bei Verschluß der A. carotis interna rechts. Ausgeprägte Verminderung der Stoffwechselraten rechts in Hirnrinde und Basalganglien, die nach extra-intrakranieller Bypassoperation (2 Bilder *rechts*) weniger deutlich ausgeprägt ist. (Y.L. Yamamoto, Montreal)

Fig. 89 *(7.9)*. rCMRGl in a 43-year-old patient with repeated ▷ transient left-sided ischemic attacks on occlusion of the right internal carotid artery. Pronounced reduction in metabolic rates in right cerebral cortex and basal ganglia, which is less pronounced after extra-/intracranial bypass operation (2 images on *right*). (Courtesy of Y.L. Yamamoto, Montreal)

Abb. 90a–d *(7.9)*. CT-(**a**), MRI-(**b**), ¹⁸F-CH₃-PET-(**c**) und FDG-PET-Bilder (**d**) einer 55jährigen Patientin mit spontaner intrazerebraler Blutung links parietal während Antikoagulantienbehandlung. Die Abgrenzung zwischen Hämatom und Ödem (**a**) ist im MRI (**b**) nicht eindeutig, die Durchblutungs- und Stoffwechselstörung betrifft besonders den Herd, die Inaktivierung anderer kortikaler Regionen ist gering, die tieferliegender Strukturen mäßig ausgeprägt

Fig. 90a–d *(7.9)*. CT (**a**), MRI (**b**), [¹⁸F]CH₃-PET (**c**), and FDG-PET images (**d**) in a 55-year-old female patient with spontaneous left parietal hemorrhage during anticoagulant therapy. The demarcation between hematoma and edema (**a**) is not definite in the MRI (**b**), disturbances of blood flow and metabolism affect particularly the focus; inactivation of other cortical regions is slight and that of deeper structures, moderately pronounced

A
B
F-18 FDG
PREOP
POSTOP

89

90

a

F12143.IMF
9
14
20
25
30
35
40
46
51
56
61
MAX PLANCK INSTITUT KOELN
FLOW (ML/100G/MIN)

c

b

MKOH1.IMM
7
9
12
14
17
20
22
25
27
30
33
MAX PLANCK INSTITUT KOELN
METABOLISM (UMOL GLU/100G/MIN)

d

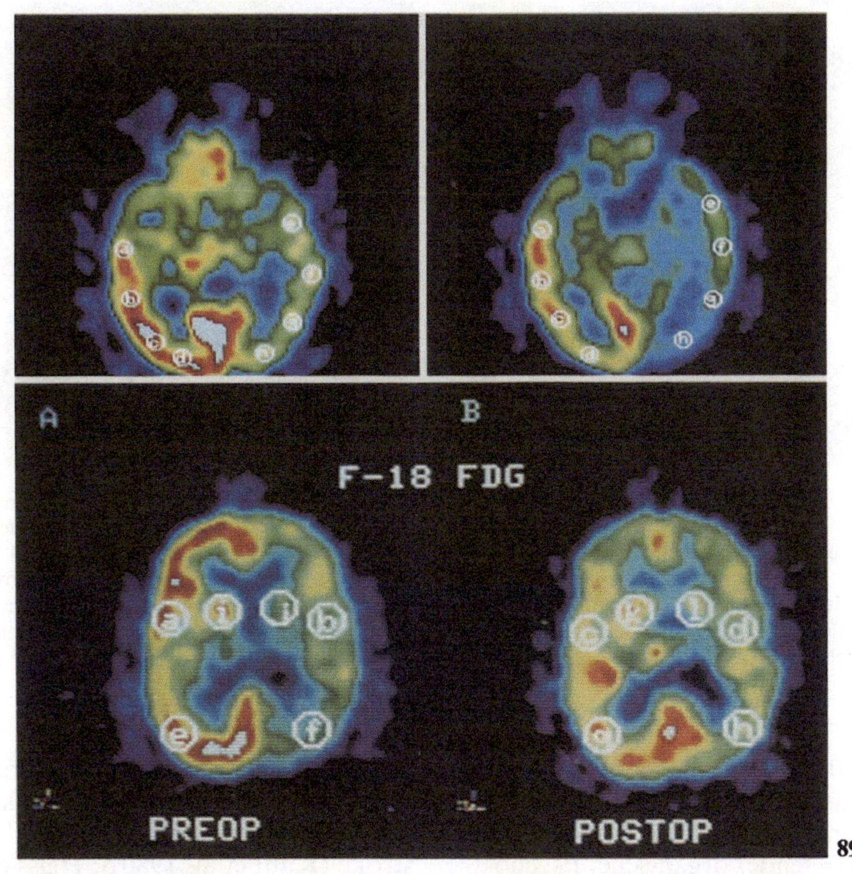

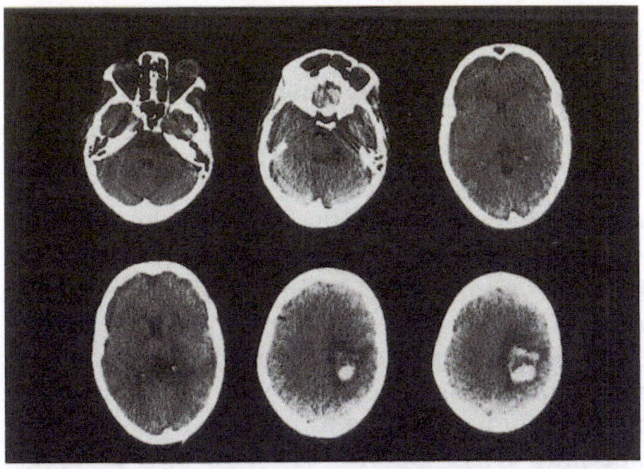

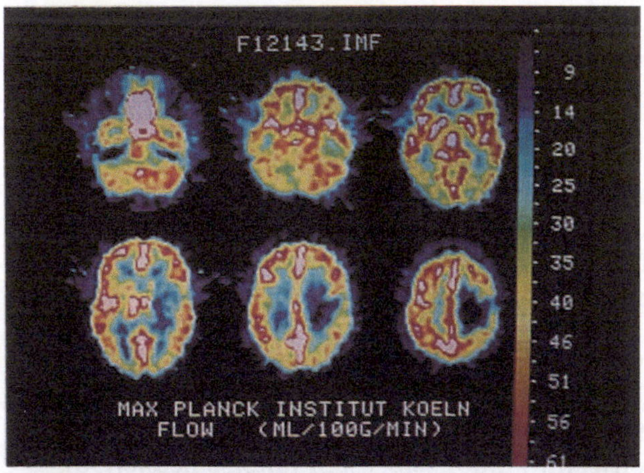

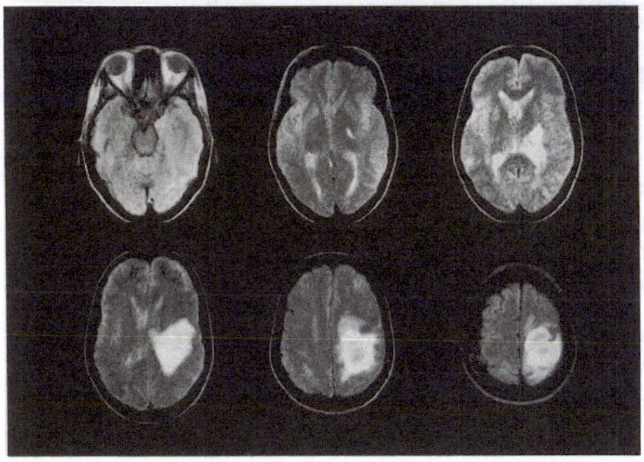

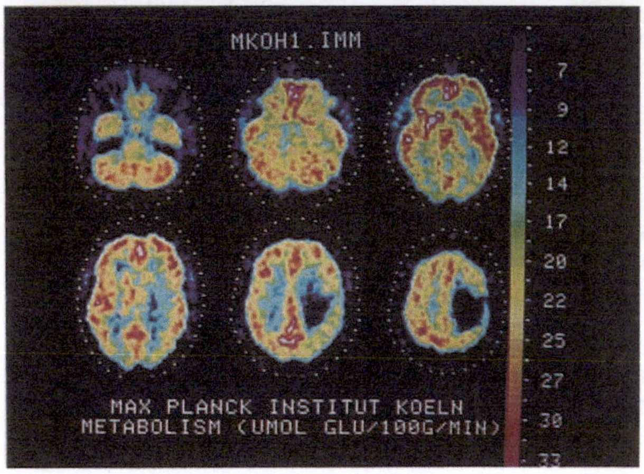

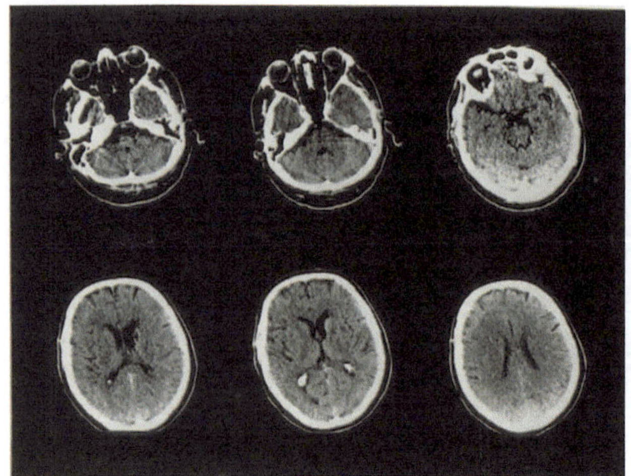

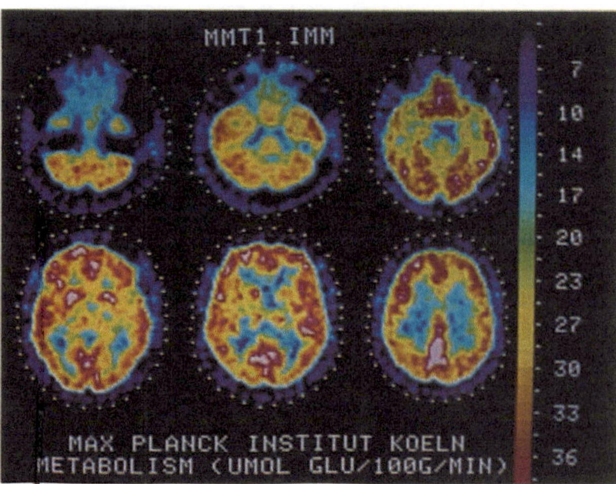

Abb. 91 *(7.9)*. CT- und FDG-PET-Bilder eines 52jährigen Patienten nach spontaner intrazerebraler Blutung im Kapselbereich links. Verminderung der CMRGl im Bereich des hypodensen Defektes nach Hämatom (Linsenkern und Thalamus links), keine Inaktivierung entfernter Hirnstrukturen, da durch die relativ kleine Blutung Fasersysteme nicht unterbrochen wurden

Fig. 91 *(7.9)*. CT and FDG-PET images recorded in a 52-year-old male patient after spontaneous intracerebral hemorrhage in the left capsule. Decrease in CMRGl in the region of the hypodense defect after hematoma (lentiform nucleus and left thalamus); no inactivation of distant brain structures, since fiber systems were not interrupted by the relatively small hemorrhage

sacht. Sie erklären Beeinträchtigungen der Hirnleistung, die über das lokale Syndrom durch den Infarkt hinausgehen, prägen das bei Schlaganfallpatienten auftretende organische Psychosyndrom und beeinflussen die Rehabilitationsfähigkeit der Patienten nach dem Insult (Kuhl et al. 1980a; Heiss et al. 1983).

tion, characterize the psychoorganic syndrome occurring in convulsive patients, and influence the patients' capacity for rehabilitation after the stroke (Kuhl et al. 1980b; Heiss et al. 1983).

7.10 Tumoren

In hirneigenen Tumoren ist die CMRGl in Abhängigkeit von der Malignität verändert (Di Chiro et al. 1982): In Astrozytomen Grad I–II betrug die mittlere metabolische Rate für Glukose $3,8 \pm 1,8$ mg/100 g/min, in Grad-III-Astrozytomen $5,4 \pm 2,7$ mg/100 g/min und in Grad IV-Astrozytomen und Glioblastomen $7,3 \pm 3,6$ mg/100 g/min. Vor allem bei den malignen Tumoren, insbesondere Glioblastomen, ist der Stoffwechsel im Tumor selbst sehr unterschiedlich: aktive Tumorbezirke zeigen hohe Glukoseaufnahme, in Nekrosen oder Zysten ist der Stoffwechsel deutlich vermindert. Als Einschränkung bei der quantitativen Bewertung der regionalen

7.10 Tumors

In cerebral tumors, CMRGl is changed as a function of the malignancy (DiChiro et al. 1982): In grade I–II astrocytomas the mean metabolic rate for glucose was 3.8 ± 1.8 mg/100 g/min, in grade III astrocytomas, 5.4 ± 2.7 mg/100 g/min and in grade IV astrocytomas and glioblastomas, 7.3 ± 3.6 mg/100 g/min. Particularly in the more malignant tumors, especially glioblastomas, the metabolism in the tumor itself varies greatly: Especially active tumor areas show high glucose uptake, while in necrosis or cysts the metabolism is distinctly reduced. The quantitative assessment of the regional results measured is restricted by the disturbance of the blood-brain barrier in tu-

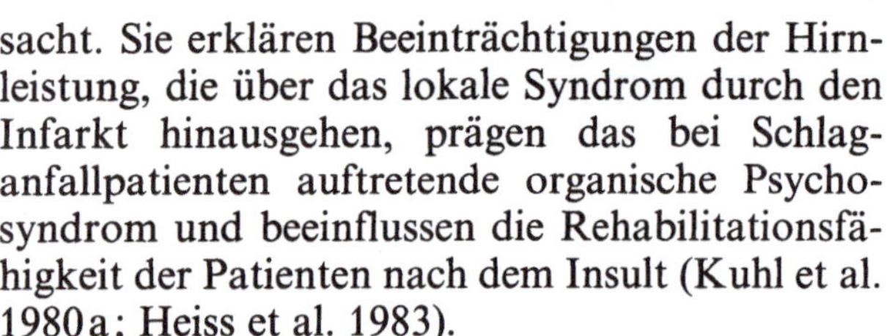

Abb. 94 *(7.10)*. CT- und FDG-PET-Bilder einer 64jährigen Patientin mit malignem Tumor (Glioblastom) rechts parietal: Der proliferierende periphere Tumoranteil zeigt gesteigerte, das nekrotische Zentrum verminderte Glukoseaufnahme (Ringstruktur). Wegen des gesteigerten intrakraniellen Drucks ist die Stoffwechselrate im ganzen Gehirn deutlich vermindert (s. Skala), die Rinden-Mark-Unterschiede verwischt und damit die Auflösung anatomischer Strukturen verschlechtert

Fig. 94 *(7.10)*. CT and FDG-PET images recorded in a ▷ 64-year-old female patient with a right parietal malignant tumor (glioblastoma): The proliferating peripheral part of the tumor shows increased, and the necrotic center reduced, glucose uptake (ring structure). Because of the increased intracranial pressure, the metabolic rate is distinctly reduced throughout the brain (cf. *scale*), differences between the cortex/and the white matter are blurred, and the resolution of anatomical structures is therefore impaired

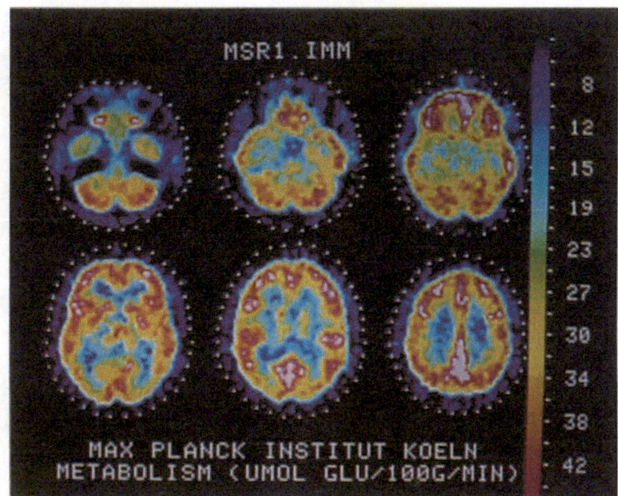

Abb. 92 *(7.10)*. FDG-PET-Bilder einer 34jährigen Patientin mit kleinem Astrozytom rechts im temporo-okzipitalen Mark: leichte Verdrängung von Thalamus und Gyrus temporo-occipitalis, Kern des Tumors als Herd leicht erhöhter Stoffwechselrate im Temporallappen sichtbar

Fig. 92 *(7.10)*. FDG-PET images recorded in a 34-year-old patient with a small astrocytoma in the right temporo-occipital white matter: Slight displacement of thalamus and temporo-occipital gyrus, core of the tumor visible as a focus of slightly increased metabolic rate in the temporal lobe

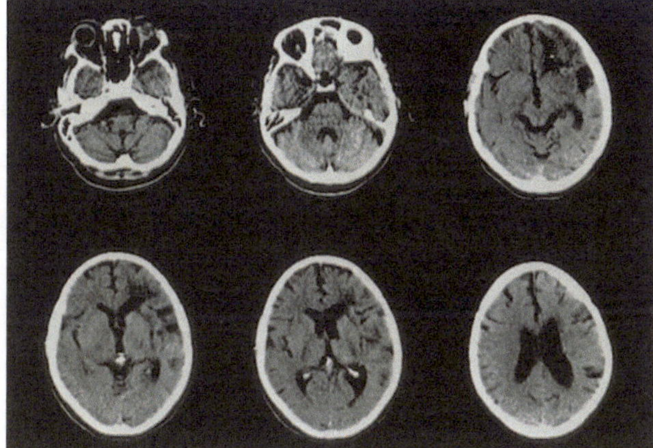

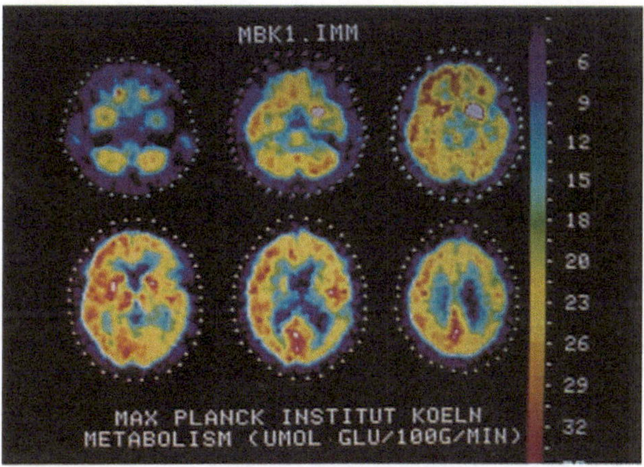

Abb. 93 *(7.10)*. CT- und FDG-PET-Bilder einer 48jährigen Patientin mit teils zystischem Gliom links. Der Glukoseumsatz ist im zystischen Tumorteil vermindert. Medial stellt sich ein Areal verstärkter Glukoseaufnahme als proliferierender Tumoranteil dar, der im CT nicht erkennbar ist. Stoffwechselinaktivierung in weiten Teilen der homolateralen Hemisphäre und gering im kontralateralen Kleinhirn

Fig. 93 *(7.10)*. CT and FDG-PET images recorded in a 48-year-old female patient with partly cystic left glioma. The glucose metabolism is reduced in the cystic part of the tumor. Medially an area of increased glucose uptake is demonstrated as a proliferating tumor part, which is not recognizable on CT. Metabolic inactivation in distant parts of the ipsilateral hemisphere and to a slight extent in the contralateral cerebellum

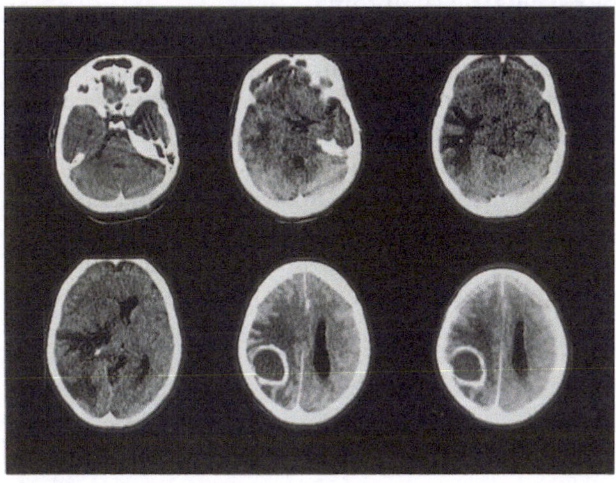

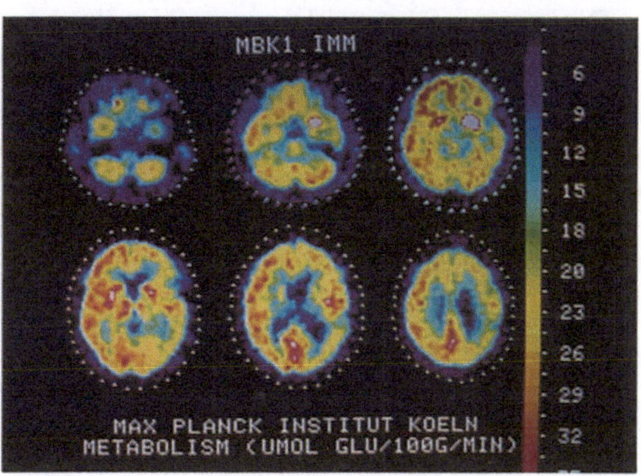

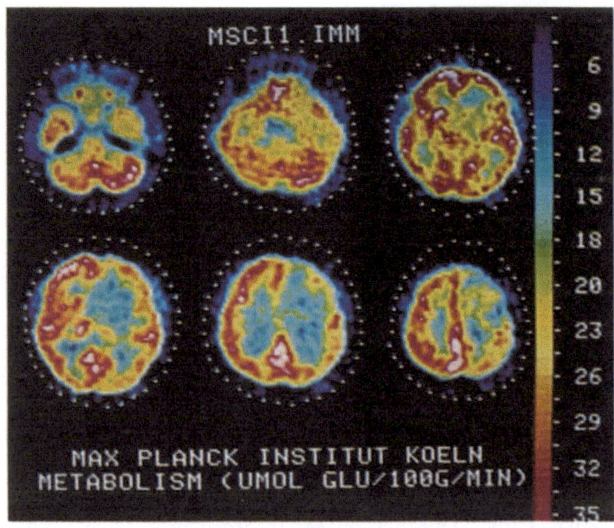

95

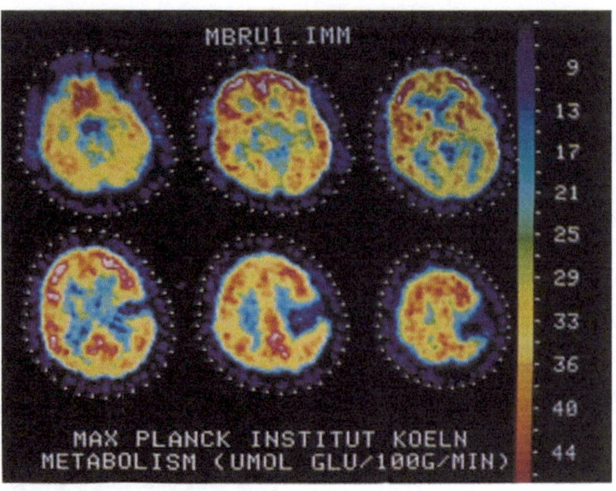

96

Abb. 95 *(7.10)*. FDG-PET-Bilder einer 72jährigen Patientin mit Konvexitätsmeningeom links frontal (vgl. Abb. 12 und 42). Der Tumor selbst (hohe Perfusion) zeigt verminderte Stoffwechselraten, auch im darunterliegenden ödematösen Gewebe sind die CMRGl vermindert. Inaktivierung in Thalamus, Basalganglien und kontralateralem Kleinhirn

Abb. 96 *(7.10)*. FDG-PET-Bilder eines 50jährigen Patienten mit arteriovenösem Angiom links parietal. Im operativen Defekt und im Angiom selbst (Hyperperfusion, S. Abb. 41) ist die Glukoseaufnahme stark vermindert

Fig. 95 *(7.10)*. FDG-PET images recorded in a 72-year-old female patient with left frontal-convexity meningioma (cf. Figs. 12 and 42). The tumor itself (high perfusion) shows reduced metabolic rates, and CMRGl is also reduced in the subjacent edematous tissue. Inactivation in thalamus, basal ganglia, and contralateral cerebellum

Fig. 96 *(7.10)*. FDG-PET images recorded in a 50-year-old patient with left parietal arteriovenous angioma. In the surgical defect and in the angioma itself (hyperperfusion, cf. Fig. 41) the glucose uptake is greatly reduced

Meßergebnisse muß die Störung der Blut-Hirn-Schranke in Tumoren berücksichtigt werden, die eine Veränderung der „lumped constant" und der Transportkonstanten zur Folge haben kann.

mors, which may lead to a change in the LC and the transport constants.

7.11 Psychiatrische Erkrankungen

Psychiatrische Erkrankungen verschiedener Ursache führen zu Störungen der Hirnleistung, die mit Veränderung des Glukosestoffwechsels einhergehen können. Diese Veränderungen sind somit wahrscheinlich Folgen und nicht Ursache oder Auslöser der psychiatrischen Symptome.

Die meisten Untersuchungen schizophrener Patienten ergaben eine Verminderung der Stoffwechselraten im Frontallappen und damit eine Verschiebung des Stoffwechselverhältnisses der frontalen und parietalen Hirnanteile (Buchsbaum et al. 1982; Farkas et al. 1984). Bei affektiven Störungen fanden sich umschriebene Veränderungen des Glukosestoffwechsels, die stark von der Krankheitsphase, in der die Untersuchung durchgeführt wurde, abhingen (Phelps et al. 1985).

7.11 Psychiatric Disorders

Psychiatric disorders of different etiologies lead to disturbances in brain performance which can be associated with changes in glucose metabolism. These changes are therefore usually consequences and not the causes or triggering factors of psychiatric symptoms.

Most studies in schizophrenic patients have revealed a reduction in metabolic rates in the frontal lobe and thus a shift in the metabolic relationship of the frontal and parietal brain regions (Buchsbaum et al. 1982; Farkas et al. 1984). In affective disorders, circumscribed changes in glucose metabolism were apparent, which were highly dependent on the phase of the illness in which the investigation was performed (Phelps et al. 1985).

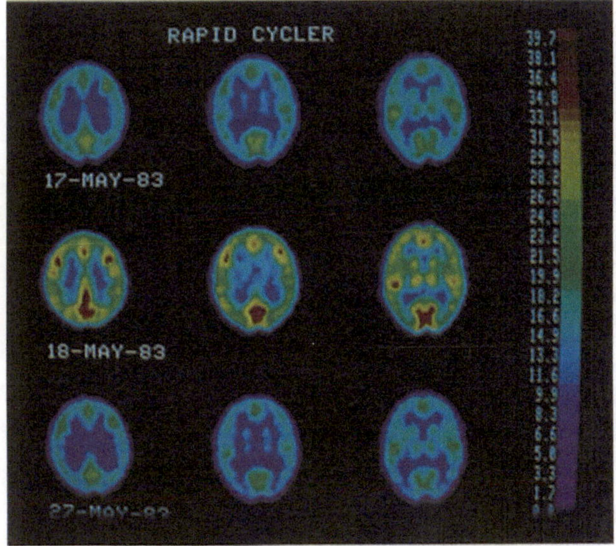
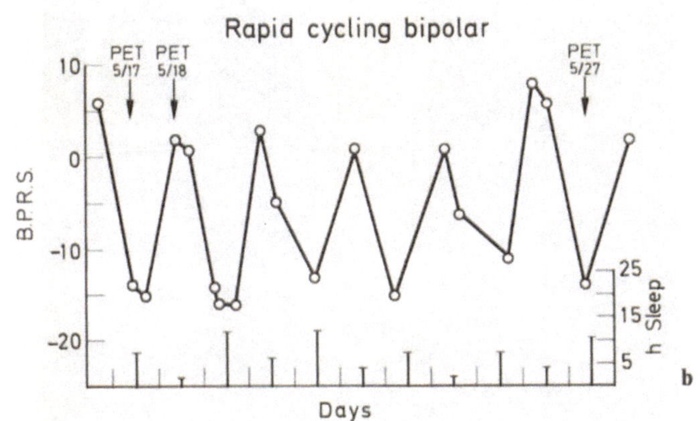

Abb. 97a, b *(7.11)*. Bei bipolarer Depression ist der Glukosestoffwechsel des Gehirns abhängig von der Phase der Erkrankung. Dies zeigt die wiederholte Messung bei einem Patienten mit rasch wechselnden manischen und depressiven Phasen: in den depressiven Phasen war der Stoffwechsel diffus vermindert (**b**), in den manischen Phasen gesteigert (**a**). Im Vergleich zur Normalgruppe war der Mittelwert des Glukosestoffwechsels bei gemischten bipolaren und depressiv bipolaren Verläufen vermindert. (Baxter, Phelps, Mazziotta, Los Angeles)

Fig. 97a, b *(7.11)*. In bipolar depression the glucose metabolism of the brain is dependent on the phase of the illness. This is shown by the repeated measurements performed in one patient with rapidly alternating manic and depressive phases: In the depressive phases the metabolism was diffusely reduced (**b**), and in the manic phases, increased (**a**). Compared with a normal group, the mean value of the glucose metabolism was reduced in mixed bipolar and depressive bipolar illnesses. (Courtesy of Baxter, Phelps, and Mazziotta, Los Angeles)

7.12 Verschiedene neurologische Erkrankungen

Bei verschiedenen anderen Erkrankungen des Zentralnervensystems kommt es zu Störungen des Stoffwechsels.

7.12 Neurological Diseases

Metabolic disturbances arise in various other pathologic conditions of the central nervous system.

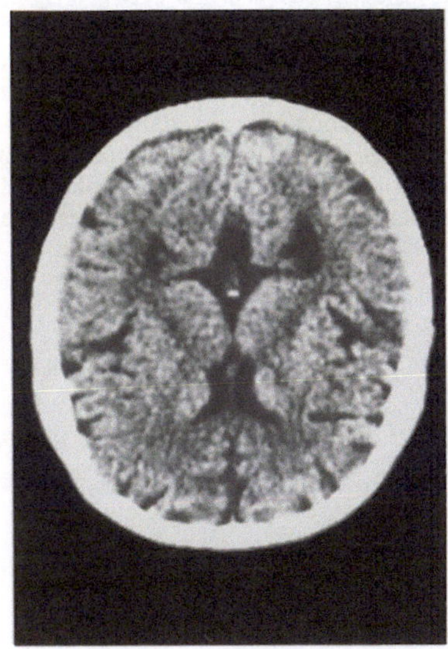
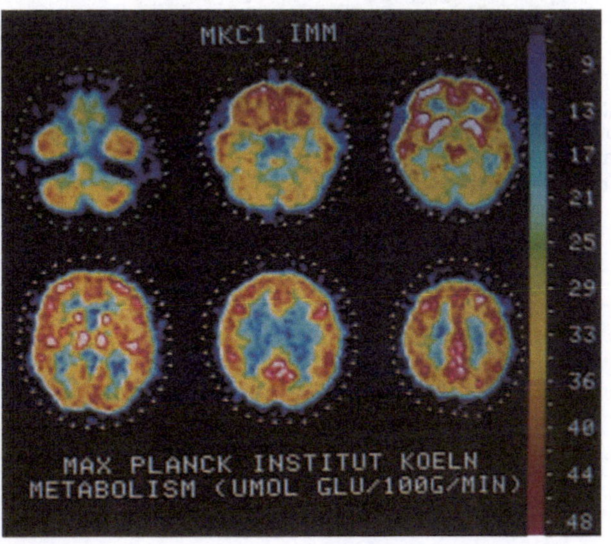

Abb. 98 *(7.12)*. FDG-PET-Untersuchung einer 18jährigen Patientin mit Anorexia nervosa (35% unter Normalgewicht). Die im CT nachweisbare (Pseudo-)Atrophie führt zu keiner eindeutigen Verminderung der Stoffwechselraten im Gehirn, sondern lediglich zu einer Umverteilung zugunsten der Basalganglien

Fig. 98 *(7.12)*. FDG-PET investigation in a 19-year-old anorexia nervosa patient (35% below normal weight). The (pseudo)atrophy detectable on CT leads to no global decrease of brain metabolism, but to relative hypermetabolism in basal ganglia and relative hypometabolism in cortex

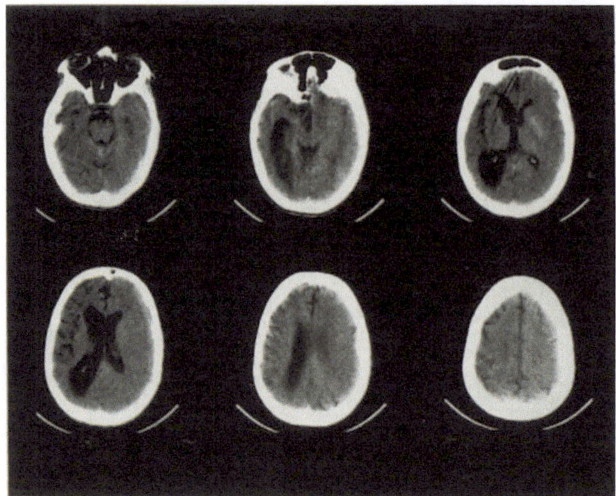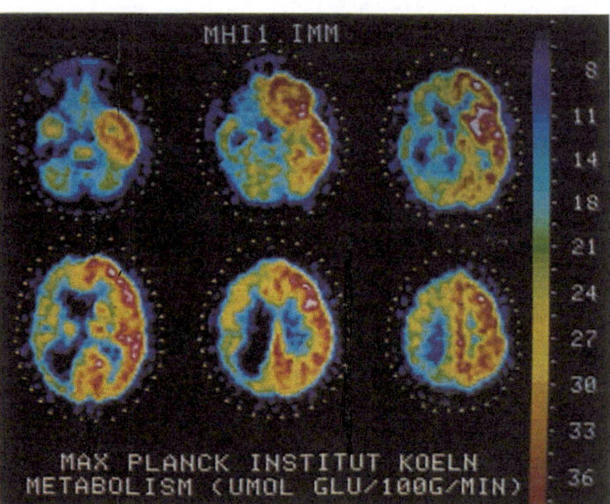

Abb. 99 *(7.12)*. CT- und FDG-PET-Bilder bei angeborener Hemiatrophie einer Hirnhemisphäre bei einer 17jährigen Patientin. Entsprechend der Fehlbildung ist der Glukosestoffwechsel stark gestört

Fig. 99 *(7.12)*. CT and FDG-PET images in congenital hemiatrophy of one cerebral hemisphere in a 17-year-old female patient. In the area corresponding to the malformation the glucose metabolism is greatly disturbed

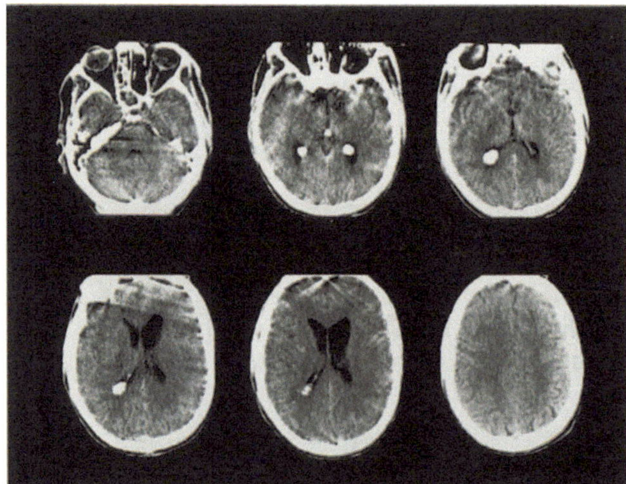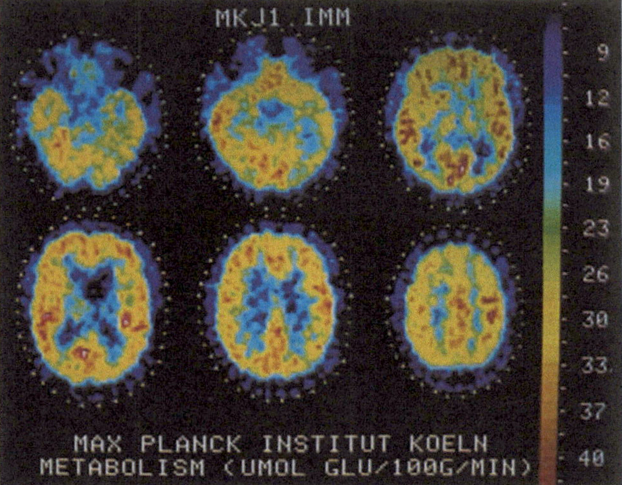

Abb. 100 *(7.12)*. CT- und FDG-PET-Bilder eines 28jährigen Patienten mit apallischem Syndrom nach hypoxischer Hirnschädigung zeigen diffuse ausgeprägte Verminderung der rCMRGl in allen Hirnanteilen, besonders in kortikalen Strukturen und in Basalganglien: CMRGl in kortikalen Anteilen auf 70% der Normalwerte gesenkt; das neurologische Syndrom war irreversibel

Fig. 100 *(7.12)*. CT and FDG-PET images recorded in a 28-year-old patient with apallic syndrome (chronic vegetative state) following hypoxic brain damage show diffuse pronounced decreases in rCMRGl in all brain regions, particularly in cortical structures and in basal ganglia: CMRGl in cortical areas reduced to 70% of normal values; the neurological syndrome was irreversible

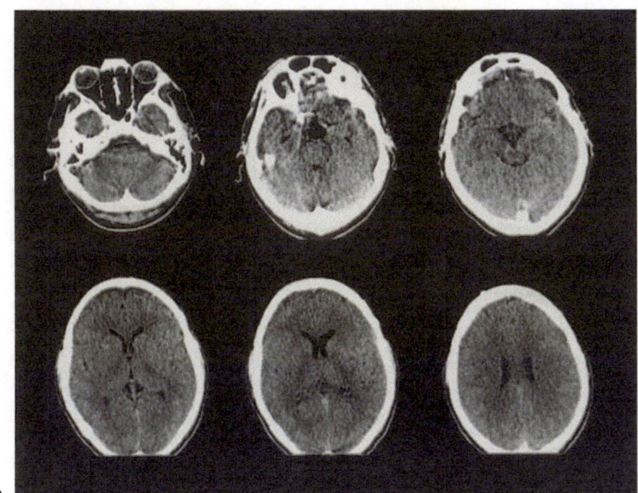

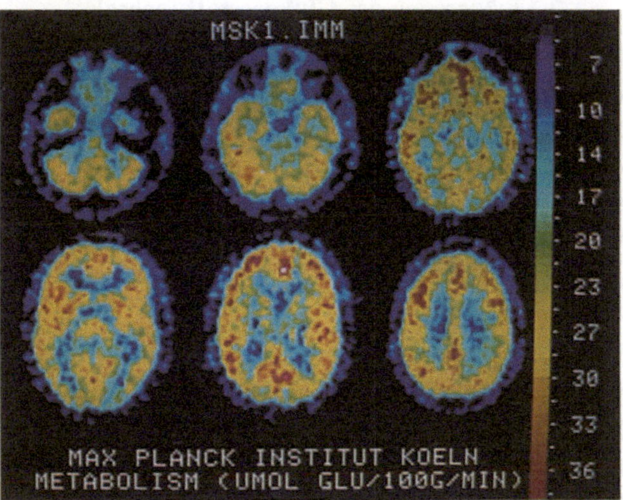

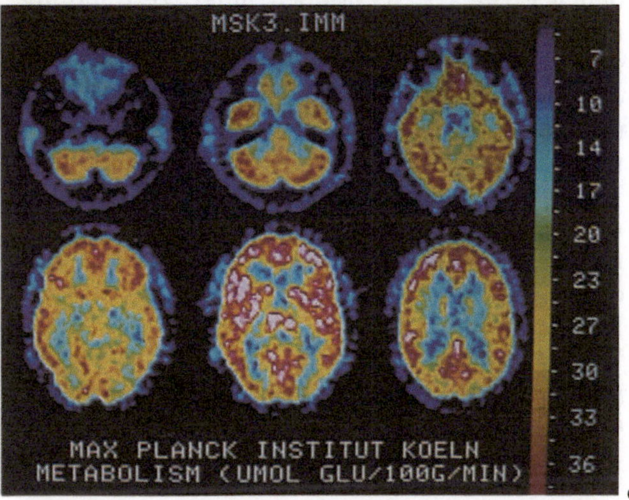

Abb. 101a–c *(7.12)*. CT-(**a**) und FDG-PET-Bilder eines 22jährigen Patienten mit Hitzschlag: kurz nach Abklingen der lebensbedrohlichen Symptomatik (Verwirrtheit, Bewußtseinstrübung, neurologische Herdausfälle) ist der Glukosestoffwechsel diffus vermindert (**b**), 1 Woche nach Restitution sind die Werte wieder im Rahmen der Norm (**c**)

Fig. 101a–c *(7.12)*. CT (**a**) and FDG-PET (**b, c**) images recorded in a 22-year-old patient with heat stroke: shortly after abatement of the potentially fatal symptoms (confusion, clouded consciousness, focal neurological deficits) the glucose metabolism is diffusedly reduced (**b**); 1 week after recovery the values have returned to normal ranges (**c**)

7.13 Messung des Glukosestoffwechsels mit anderen Glukoseanalogen

Wegen der langen Halbwertzeit von Fluor-18, die wiederholte Messungen innerhalb kurzer Zeit verwehrt, wurden auch ^{11}C-markierte Tracer zur regionalen Messung von Glukoseumsatzraten im Gehirn herangezogen.

7.13.1 [^{11}C]-Deoxyglukose

2-Deoxy-D-(1-^{11}C)-Glukose (^{11}CDG) wird aus H^{11}CN in etwa 45 min mit 30–40% Ausbeute dargestellt (MacGregor et al. 1981). Die Bestimmung der rCMRGl erfolgt nach demselben Modell wie für ^{18}FDG, jedoch unter Verwendung anderer Werte für die Transport- und Enzymkonstanten sowie für die „lumped constant" (Reivich et al. 1982). Die Halbwertzeit von ^{11}C (20 min) erlaubt wiederholte Messungen bei einem Patienten innerhalb von 2 h. Die Anwendung dieses Tracers ermöglicht damit Messungen vor und nach physiologischer Stimulation oder therapeutischer Intervention in einem Zeitraum, während dessen die Spontanveränderung noch gering ist. Die Einschränkungen bezüglich der regionalen Veränderung der „lumped constant" in pathologisch verändertem Gewebe gelten für ^{11}CDG wie für FDG.

7.13.2 [^{11}C]-Glukose

^{11}C-Glukose ist in der spezifisch in der 1-Position markierten Form durch chemische, als U-^{11}C-Glukose durch verschiedene photosynthetische Methoden zugänglich (Ehrin et al. 1980; Shiue u. Wolf 1981). Die Verwendung von ^{11}C-Glukose kommt ohne die Annahmen des Sokoloff-Modells bezüglich der unterschiedlichen Extraktion von Glukoseanalogen aus. Die Quantifizierung des Glukosestoffwechsels und der damit verknüpften Transport- und Enzymkonstanten ist aber wegen des Verlustes markierter intermediärer Produkte des Glukoseabbaus aus dem Gewebe erschwert (Raichle et al. 1978). Unter Verwendung der arteriovenösen Differenzen von ^{11}CO$_2$ während der Aufzeichnung der Aktivitätszeitkurven in Gehirngewebe und Plasma wurde von Blomqvist et al. (1985) ein Vier-Kompartment-Modell (^{11}C-Glukose im Plasma, ^{11}C-Glukose im Gewebe, ^{11}C-markierte Stoffwechselprodukte im Gewebe, aus dem Gewebe abgegebene ^{11}C-markierte Stoffwechselprodukte) entwickelt und die regionalen Stoffwechselraten bestimmt. Die mit dieser Methode ermittelten Werte für CMRGl sind mit denen der FDG-Methode vergleichbar.

7.13 Measurement of Glucose Metabolism with Other Glucose Analogues

Because of the long half-life of fluorine-18, which precludes repeated measurements within a short time, ^{11}C-labeled tracers have also been used for regional measurement of glucose metabolism in the brain.

7.13.1 [^{11}C]Deoxyglucose

2-Deoxy-D(1-^{11}C)glucose is prepared from H^{11}CN in about 45 min with a 30%–40% yield (MacGregor et al. 1981). rCMRGl is determined according to the same model as ^{18}FDG, but with different values used for the transport and enzyme constants and for the LC (Reivich et al. 1982). The half-life of ^{11}C (20 min) allows repeated measurements to be performed in a single patient within 2 h. The use of this tracer therefore allows measurements to be taken before and after physiological stimulation or therapeutic intervention in a period during which the spontaneous change is still low. The reservations relating to the regional change in the LC in pathologically changed tissue apply both with ^{11}CDG and with FDG.

7.13.2 [^{11}C]Glucose

[^{11}C]Glucose is accessible in the form labeled specifically in the 1 position by chemical synthesis or as U-^{11}C-glucose by various photosynthetic methods (Ehrin et al. 1980; Shiue and Wolf 1981). The use of [^{11}C]glucose is successful without the assumptions of the Sokoloff model regarding the different extraction of glucose analogues. Quantification of the glucose metabolism and the associated transport and enzyme constants is problematic, however, owing to the loss from the tissue of labeled intermediate products of glucose degradation (Raichle et al. 1978). Using arteriovenous differences of ^{11}CO$_2$ while recording the activity time curves in cerebral tissue and plasma, Blomqvist et al. (1985) developed a four compartment model ([^{11}C]glucose in plasma, [^{11}C]glucose in tissue, ^{11}C-labeled metabolism products in tissue, ^{11}C-labeled metabolism products released by tissue) and determined the regional metabolic rates. The values determined for CMRGl with this method are comparable to those obtained with the FDG method.

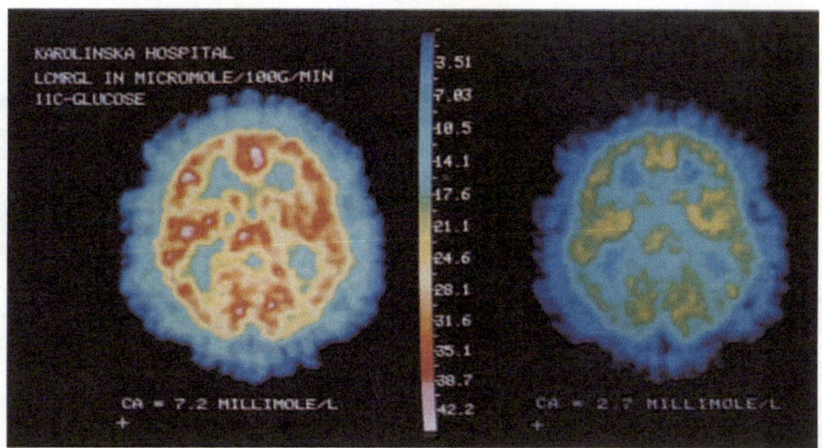

Abb. 102 *(7.13.2)*. Glukosestoffwechseluntersuchung mittels PET und ^{11}C-Glukose im Schnittbild in Höhe Basalganglien/ Thalamus unter normoglykämischen (Glukosekonzentration im Plasma 7,2 mmol/l) und hypoglykämischen Bedingungen (Glukose im Plasma 2,7 mmol/l) zeigt Verminderung der rCMRGl während Hypoglykämie mit mittelgradigen klinischen Symptomen. (L. Widén, Stockholm)

Fig. 102 (*7.13.2*). Glucose metabolism study by means of PET and [^{11}C]glucose in the transaxial plane and the level of basal ganglia/thalamus under normoglycemic (glucose concentration in plasma 7.2 mmol/liter) and hypoglycemic conditions (glucose in plasma 2.7 mmol/liter) shows a reduction in rCMRGl during hypoglycemia with clinical symptoms of moderate severity. (Courtesy of L. Widén, Stockholm)

7.14 Glukosetransport mit [^{11}]C-Methylglukose (CMG) und Bestimmung der „lumped constant" (LC)

3-^{11}C-Methyl-D-Glukose entsteht durch Umsatz eines geschützten Kaliumsalzes der Glukose mit ^{11}CH$_3$J. Eine flüssigkeitschromatographische Reinigung ist erforderlich (Kloster et al. 1981). Methylglukose ist ein Glukoseanalog, das wie Glukose oder Deoxyglukose über die Blut-Hirn-Schranke transportiert, jedoch nicht phosphoryliert wird. Durch Markierung von Methylglukose, z.B. mit radioaktivem Kohlenstoff-11, kann somit der Glukosetransport separat vom Stoffwechsel untersucht werden (Vyska et al. 1983). Aus einem Vergleich des Verteilungsvolumens von Methylglukose mit der Anreicherung von Deoxyglukose im gleichen Patienten kann außerdem die sog. „lumped constant", die für die Absolutquantifizierung von FDG-Studien bekannt sein muß, berechnet und ihre regionale Variabilität bestimmt werden (Gjedde et al. 1985). Es werden dabei die Werte für das Hirnwasservolumen, die Michaelis-Menten-Konstante für den Glukosetransport und das Verhältnis der kinetischen Konstanten für die Phosphorylierungsreaktion zwischen Deoxyglukose und Glukose als bekannt und konstant vorausgesetzt. Untersuchungen bei Infarkt- und Tumorpatienten zeigen, daß die LC im gesunden Gewebe nur unwesentlich variiert, jedoch in pathologischem Gewebe starke Abweichungen vom Normalwert zeigen kann.

7.14 Glucose Transport with [^{11}C]Methylglucose (CMG), with Reference to Determination of the "Lumped Constant" (LC)

3-[^{11}C]Methyl-D-glucose is formed through the conversion of a protected potassium salt of glucose with ^{11}CH$_3$I. Purification by means of liquid chromatography is neccessary (Kloster et al. 1981). Methylglucose is a glucose analogue which is transported in the same way as glucose or deoxyglucose through the blood-brain barrier, but is not phosphorylated. If methylglucose is labeled, with radioactive carbon-11 for example, the glucose transport can therefore be investigated separately from the metabolism (Vyska et al. 1983). Furthermore, comparison of the distribution volume of methylglucose with the accumulation of deoxyglucose in the same patient allows calculation of the LC, which must be known for the absolute quantification of FDG studies, and its original variability can be determined (Gjedde et al. 1985). For this purpose, the values for cerebral water volume, the Michaelis-Menten constant for the glucose transport, and the relationship of the kinetic constants for the phosphorylation reaction between deoxyglucose and glucose are assumed to be known and constant. Investigations in infarction and tumor patients have shown that LC varies only negligibly in healthy tissue, but in pathologic tissue it can deviate widely from the normal value.

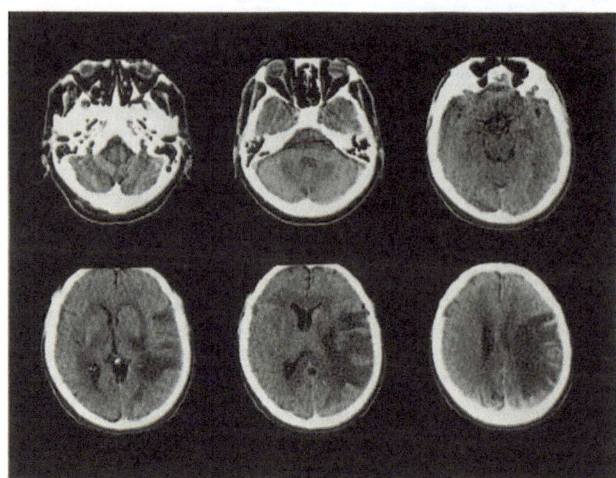

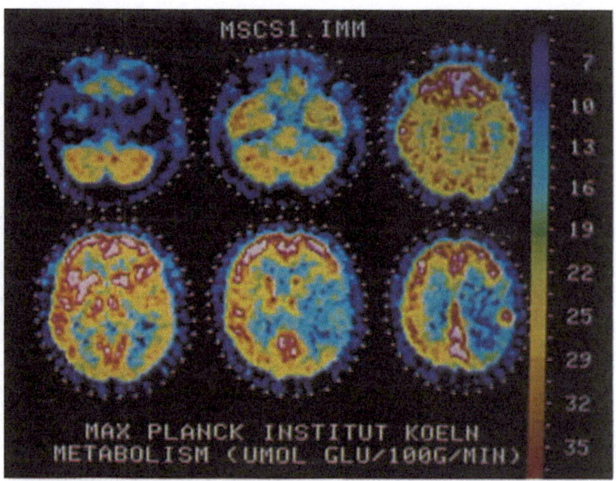

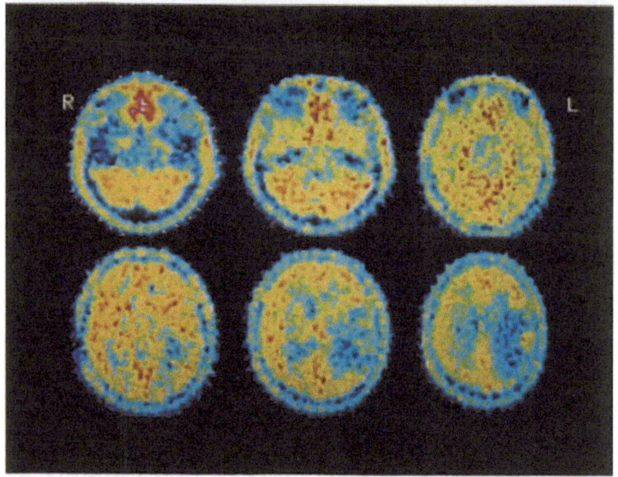

Abb. 103a–c *(7.14)*. CT-(**a**), FDG-(**b**) und ^{11}C-MG-PET-Bilder (**c**) eines 59jährigen Patienten mit Infarkt im Mediagebiet links: Stoffwechselverminderung (mit kleinem hypermetabolen Bezirk) im Infarkt, geringgradige Inaktivierung in Thalamus und kontralateralem Kleinhirn. ^{11}C-MG-Aufnahme im Infarkt (mit Ausnahme des hypermetabolen Areals) vermindert. Aus der Relation der FDG und ^{11}C-MG-Verteilung ergibt sich lokale Änderung der "lumped constant" im Infarkt, nicht aber im morphologisch intakten, funktionell inaktivierten Hirngewebe

Fig. 103a–c *(7.14)*. CT (**a**), FDG (**b**), and [^{11}C]MG-PET images (**c**) recorded in a 59-year-old patient with infarction in the left middle cerebral artery region: Reduced metabolism (with small hypermetabolic area) in the infarction area, low-grade inactivation in the thalamus and contralateral cerebellum. [^{11}C]MG uptake reduced in the infarction area (exception for hypermetabolic areas). The altered relation between FDG and [^{11}C]MG distribution yields the local change in LC in the infarction; LC is not altered in morphologically intact, functionally inactivated cerebral tissue

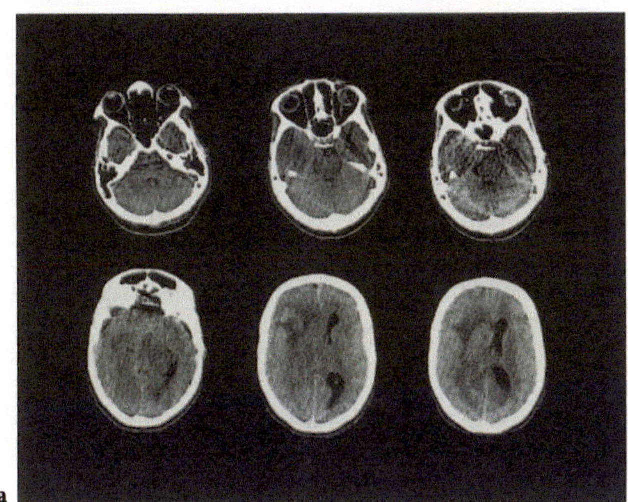

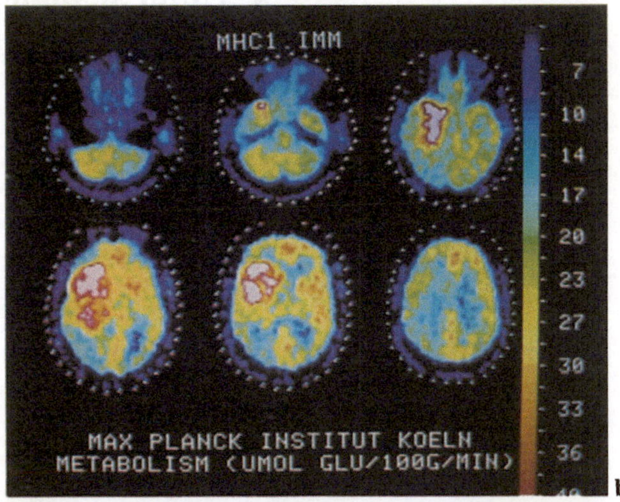

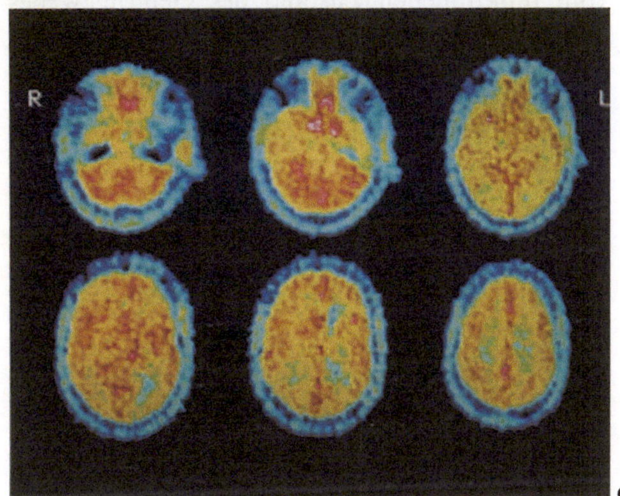

Abb. 104a–c *(7.14)*. CT-(**a**), FDG- und ^{11}C-MG-PET-Bilder einer 47jährigen Patientin mit Glioblastom rechts temporal. **b** starke Zunahme der Glukoseaufnahme im Tumor, Verminderung der CMRGl im übrigen Gehirn durch intrakranielle Drucksteigerung, zusätzlich Inaktivierung im kontralateralen Kleinhirn. **c** Leicht vermehrte ^{11}C-MG-Aufnahme im Tumor, verändertes Verhältnis in Verteilung von FDG und ^{11}CMG weist auf lokale Änderung der "lumped constant" hin. Keine Änderung der "lumped constant" in inaktiviertem Gewebe (z.B. kontralaterales Kleinhirn)

Fig. 104a–c *(7.14)*. CT (**a**), FDG- and [^{11}C]MG-PET images recorded in a 47-year-old female patient with right temporal glioblastoma. **b** Greatly increased glucose uptake in the tumor, with reduction of CMRGl in the rest of the brain owing to intracranial pressure increase and inactivation in the contralateral cerebellum. **c** Slightly increased [^{11}C]MG uptake in the tumor; altered distribution ratio of FDG to ^{11}CMG documents a local change in LC. No change in LC in inactivated tissue (e.g., contralateral cerebellum)

8 Untersuchung der Proteinsynthese

8 Investigation of Protein Synthesis

Die Proteinsynthese ist – anders als die metabolische Rate für Glukose und Sauerstoff, die Durchblutung und das Blutvolumen – nur geringgradig vom funktionellen Zustand des Gehirngewebes abhängig, sondern steht wahrscheinlich in Beziehung zu über längere Zeit wirkenden Beeinflussungen der Hirntätigkeit, z.B. Lernen und Gedächtnis, Entwicklung und Plastizität des Gehirns. In Änderungen der Proteinsynthese lassen sich evtl. frühzeitig pathologische Prozesse, z.B. degenerative und neoplastische Erkrankungen, fassen. Wirkungen von Medikamenten und Hormonen und Reparations- und Regenerationsmechanismen nach Verletzungen oder Erkrankungen können darin ihren Ausdruck finden.

Protein synthesis, in contrast to the metabolic rate for glucose and oxygen, blood flow, and blood volume, depends only to a small degree on the functional state of the cerebral tissue, and is probably related to influences on the brain activity, such as learning and memory, development, and plasticity of the brain, which act over a prolonged period. Changes in protein synthesis may allow the detection of early pathologic processes, such as degenerative and neoplastic diseases, and may also reflect the effects of drugs and hormones and of repair and regeneration mechanisms after injuries of illnesses.

8.1 Meßprinzipien

8.1 Principles of Measurement

Mit den heute zur Verfügung stehenden und in Entwicklung begriffenen Methoden kann nicht die absolute Proteinsyntheserate (CRPS = zerebrale Rate für Proteinsynthese) gemessen, sondern nur die Inkorporation von ausgewählten markierten Aminosäuren in Eiweißkörper bestimmt werden. Nach dem Transport einer markierten Aminosäure über die Blut-Hirn-Schranke wird mittels der hochspezifischen Aminoazyl-Transfer-Ribonukleinsäure-Synthetase die Aminosäure an die tRNA gekoppelt und entsprechend dem von der im RNA übermittelten Code in Polypeptidketten eingebaut. Die Schwierigkeit bei der Entwicklung von Modellen zur Quantifizierung der Rate des Einbaus einer Aminosäure in Polypeptide und Proteine ergibt sich daraus, daß die Aminosäuren auch Substrate für andere Stoffwechselvorgänge sind. Da die Stoffwechselwege und -produkte vieler Aminosäuren nicht oder nur indirekt quantifizierbar sind, sind die den Stoffwechsel beschreibenden Modelle komplex (viele Kompartments) und mathematisch nur unzureichend faßbar. Durch die alternativen Reaktionen einer Aminosäure, deren chemische Endprodukte mittels kinetischer Raten definierbarer Stoffwechselwege nicht bestimmt werden können, verliert eine Aminosäurentracertechnik

With the methods currently available and still under development, it is not possible to measure the absolute protein synthesis rate (CRPS = cerebral rate of protein synthesis), but only the incorporation of a selected labeled amino acid into proteins. After the transport of this labeled amino acid through the blood-brain barrier, the amino acid is coupled to the tRNA by means of the highly specific aminoacyl transfer ribonucleic acid synthetase and is incorporated in polypeptide chains according to the code transmitted in RNA. The difficulty in developing models for quantifying the rate of incorporation of an amino acid into polypeptides and proteins arises from the fact that the amino acids also act as substrates for other metabolic processes. Since the metabolic pathways and products of many amino acids are not quantifiable, or only indirectly, the models describing metabolism are complex (many compartments) and can be expressed only inadequately in mathematical terms. Because of the alternative reactions of an amino acid, whose chemical end-products cannot be determined by means of kinetic rates of definable metabolic pathways, an amino acid tracer technique loses its specificity as an indicator for the rate of protein synthesis. A great advantage in the elaboration of a model

ihre Spezifität als Indikator für die Rate der Proteinsynthese. Erleichternd für die Erstellung eines Modells zur Bestimmung der Proteinsynthese wirkt sich der langsame Abbau gebildeter Eiweißkörper (mittlere Halbwertzeit der Proteine im Gehirn etwa 14 Tage) aus, der zum Zeitpunkt der Messung (30–120 min nach Injektion einer markierten Aminosäure) vernachlässigt werden kann.

8.2 Verwendete markierte Aminosäuren

Eine Vielzahl von Aminosäuren ist bereits mit ^{11}C markiert worden (zur Übersicht vgl. z.B. Fowler u. Wolf 1982). Hierzu werden sowohl klassische organische Synthesen mit den Vorläufern $^{11}CH_3$, $^{11}CO_2$ und $H^{11}CN$ durchgeführt als auch enzymatische Methoden eingesetzt. Die letzteren Methoden ergeben direkt die einzig metabolisch akzeptierte reine L-Form, während diese Form bei den zuerst genannten Verfahren oft nur durch aufwendige und zeitraubende Trenn- und Reinigungsverfahren zu erhalten ist. Bisher wurden für drei Aminosäuren im Tierexperiment unter Anwendung autoradiographischer Methoden Modelle entwickelt, die auch für PET-Untersuchungen am Menschen herangezogen werden: für Leuzin, Phenylalanin und Methionin (Smith et al. 1980; Barrio et al. 1983a, b; Bustany et al. 1983; Phelps et al. 1984).

8.2.1 L[1-^{11}C]-Leuzin

L[1-^{11}C]-Leuzin wird durch Markierung an der Karboxylgruppe durch die Bücherer-Strecker-Reaktion (Washburn et al. 1979) hergestellt. In einem zweiten Schritt muß das L-Isomer abgetrennt oder das R-Isomer abgebaut werden. Das Modell zur Quantifizierung des Einbaus dieser Aminosäure in Proteine ist relativ einfach, da beim alternativen Stoffwechselzweig nach Transaminierung (α-Ketoisocapronsäure) und Dekarboxylierung das entstehende markierte CO_2 mit dem CO_2-Pool vor allem aus dem Glukoseabbau aus dem Gehirn rasch ins Blut diffundiert und über die Lunge ausgeschieden wird. Das Vier-Kompartment-Modell (^{11}C-Leuzin im Plasma, ^{11}C-Leuzin im Gehirn, Abbau von Leuzin mit Ausscheidung von $^{11}CO_2$, ^{11}C-Proteine) kann mittels 5 kinetischer Konstanten definiert werden (k_1 und k_2 für den bidirektionalen Transport, k_3 für Leuzinabbau, k_4 für CO_2-Ausscheidung, k_5 für Einbau in Proteine) und die Einbaurate für Leuzin im Protein berechnet werden. Die globale zerebrale Rate bei fastenden Menschen für den Einbau von Leuzin in Eiweißkörper liegt bei 0,52 nmol/min/g (Phelps et al. 1984).

to determine protein synthesis is the slow degradation of proteins which have formed (mean half-life of proteins in the brain about 14 days), which can be disregarded at the time of the measurement (30–120 min after injection of a labeled amino acid).

8.2 Labeled Amino Acids Used

A large number of amino acids have already been labeled with ^{11}C (for a review see Fowler and Wolf 1982). Both classical organic synthesis with the precursors $^{11}CH_3I$, $^{11}CO_2$, and $H^{11}CN$ and enzymatic methods are used for this purpose. The enzymatic methods yield the only metabolically accepted pure L form directly, whereas with the organic synthesis methods this form can often only be obtained with the aid of elaborate and time-consuming separation and purification techniques. So far, in animal experiments based on autoradiographic methods, models have been developed for three amino acids that can also be utilized for human PET studies, viz.: leucine, phenylalanine, and methionine (Smith et al. 1980; Barrio et al. 1983a, b; Bustany et al. 1983; Phelps et al. 1984).

8.2.1 L[1-^{11}C]-Leucine

L[1-^{11}C] leucine is produced by labeling at the carboxyl group in the Bücherer-Strecker reaction (Washburn et al. 1979). In a second stage, the L-isomer must be separated or the R-isomer degraded. The model for quantification of the incorporation of this amino acid in proteins is relatively simple, since in the alternative metabolic branch after transamination (ketoisocapronic acid) and decarboxylation the labeled CO_2 which is formed diffuses rapidly from the brain into the blood with the CO_2 pool, particularly from the glucose degradation, and is eliminated through the lungs. The four-compartment model ([^{11}C]leucine in plasma, [^{11}C]leucine in the extravascular space in the brain, degradation of leucine with elimination of $^{11}CO_2$, [^{11}C]proteins) can be defined by means of five kinetic constants (k_1 and k_2 for the bidirectional transport, k_3 for leucine degradation, k_4 for CO_2 elimination, k_5 for incorporation in proteins), and the incorporation rate for leucine in protein can be calculated. The global cerebral rate for the incorporation of leucine in proteins in fasting humans is 0.52 nmol/min/g (Phelps et al. 1984).

8.2.2 L[1-^{11}C]-Phenylalanin

L[1-^{11}C]-Phenylalanin ist ebenfalls an der Karboxylgruppe markiert. Auch hier muß das D-Isomer durch D-Aminosäurenoxydase abgebaut werden. Die alternativen metabolischen Wege neben dem Einbau in Proteine betreffen die Synthese der Katecholamine Dopamin, Epinephrin und Norepinephrin und deren Abbau zu Homogentisinsäure, wobei markiertes CO_2 abgespalten und ausgeschieden wird. Modelle zur Anwendung für PET werden derzeit erprobt. Da Para-Fluorophenylalanin von der Phenylalanin-tRNA-Synthetase als Substrat akzeptiert wird, kann evtl. zur Markierung ^{18}F (Halbwertzeit 110 min) anstelle von ^{11}C (Halbwertzeit 20 min) herangezogen werden.

8.2.3 [^{11}C]-Methionin

Methionin kann sowohl an der Karboxyl- als auch an der Methylgruppe mit ^{11}C markiert werden. Bei Markierung an C1 wird das im alternativen Stoffwechselweg abgespaltene $^{11}CO_2$ ausgeschieden. Wenn die Markierung an der Methylgruppe erfolgt (Comar et al. 1976), bleibt die im alternativen Stoffwechselweg an Akzeptoren weitergegebene markierte Methylgruppe im Gehirn und wird an Neurotransmitter und verschiedenste Zwischenprodukte des Stoffwechsels gebunden. Unter der Annahme, daß dieser alternative Anteil am Stoffwechsel von Methionin gering ist und vernachlässigt werden kann, entwickelten Bustany et al. (1983) ein Drei-Kompartment-Modell (Plasma, freies Methionin im Gehirngewebe, Methionin im Protein), das durch 3 kinetische Konstanten (bidirektionaler Transport, Einbaurate) hinreichend definiert werden konnte. Zur Berechnung des in Proteine eingebauten Anteils von Methionin und des im Gehirn vorhandenen freien Methionins muß zusätzlich in einem zweiten Untersuchungsgang das regionale Blutvolumen mittels $^{68}GaCl_3$-markiertem Transferrin bestimmt werden. Aus den gemessenen und für Blutvolumen korrigierten Aktivitäts-Zeit-Kurven im Gewebe und den Plasmaaktivitätskurven werden die kinetischen Konstanten errechnet und für jedes transaxiale Schnittbild folgende Parameter regional ermittelt: Methioninangebot und Verteilungskoeffizient über Blut-Hirn-Schranke, Halbwertzeit des freien Methionins und Einbaurate in Proteine.

8.3 Normalwerte

Bei gesunden Versuchspersonen wurden für Methionin im Mittel 0,23 nmol/min/g Gewebe als

8.2.2 L[1-^{11}C]-Phenylalanine

L[1-^{11}C]-phenylalanine is also labeled at the carboxyl group. Here too the D-isomer must be degraded by D-amino acid oxidase. The alternative metabolic pathways and the incorporation in proteins relate to the synthesis of the catecholamines dopamine, epinephrine, and norepinephrine, and their degradation to homogentisinic acid, with labeled CO_2 being split off and eliminated. Models for the use of PET are currently being tested. Since para-fluorophenylalanine is accepted as a substrate by phenylalanine-tRNA synthetase, it may be possible to use ^{18}F (half-life 110 min) instead of ^{11}C (half-life 20 min) for labeling.

8.2.3 [^{11}C]Methionine

Methionine can be labeled with ^{11}C both at the carboxyl and at the methyl group. With marking at C1, the $^{11}CO_2$ split off in the alternative metabolic pathway is eliminated. If labeling is done at the methyl group, i.e., [^{11}C]methylmethionine is synthesized (Comar et al. 1976), the labeled methyl group passed on to acceptors in the alternative metabolic pathway remains in the brain and is bound to neurotransmitters and many different intermediate metabolic products. On the assumption that this alternative share in the metabolism of methionine is small and can be disregarded, Bustany et al. (1983) developed a three-compartment model (plasma, free methionine in brain tissue, methionine in protein) which could be adequately defined by three kinetic constants (bidirectional transport, incorporation rate). To calculate the portion of methionine incorporated in proteins and the free methionine present in the brain, the regional blood volume must also be determined in a second investigation phase by means of $^{68}GaCl_3$-labeled transferrin. The kinetic constants are calculated from the calculated activity-time curves in tissue and the plasma activity curves corrected for blood volume, and the following parameters are determined regionally for each transaxial plane: methionine supply and distribution coefficient over the blood-brain barrier, half-life of free methionine, and incorporation into proteins.

8.3 Normal Values

In healthy volunteers, a mean incorporation into proteins in the brain of 0.23 nmol/min/g tissue

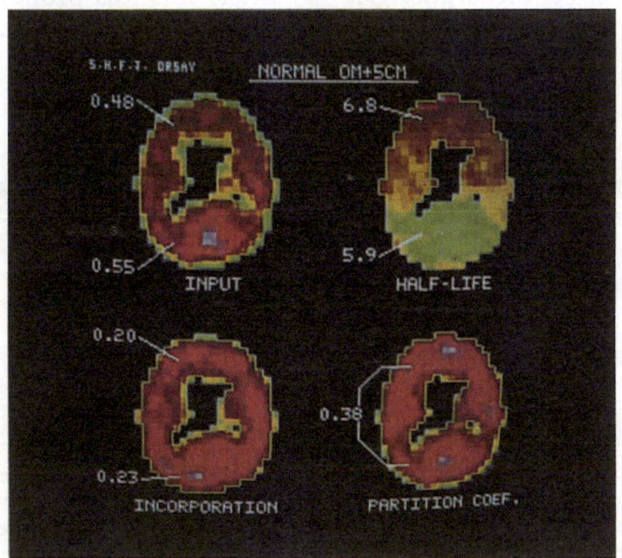

Abb. 105 *(8.3)*. Schnittbilder 5 cm oberhalb Orbitomeatallinie (OML) bei normaler Versuchsperson errechnet aus dem Modell für folgende Kenngrößen: 60 min nach i.v. Gabe von ^{11}C-Methionin: Übertritt von Methionin ins Gehirn (unidirektionaler Transport) und Einbaurate in Proteine in nmol/g/min; Halbwertzeit für freies Methionin im Gehirngewebe in min; Verteilungskoeffizient des Methionins über Blut-Hirn-Schranke (Verteilungsvolumen). (P. Bustany, Orsay)

Fig. 105 *(8.3)*. Transaxial images 5 cm above orbitomeatal line (OML) in a normal control, calculated from the model for a number of variables at 60 min after i.v. injection of [^{11}C]methionine: Input (unidirectional transport of methionine) and incorporation rate into proteins (nmol/g/min), half-life (min), partition coefficient between brain and blood through the blood-brain barrier (apparent distribution volume). (Courtesy of P. Bustany, Orsay)

Inkorporationsrate in Eiweißkörper des Gehirns errechnet. Die parieto-okzipitalen Hirnanteile zeigen keine altersabhängige Änderung der Proteinsynthese, die etwas niedriger liegenden Raten in vorderen Hirnabschnitten stehen in Relation zur Neuronendichte bzw. zu altersabhängigen Abbauprozessen.

was calculated for methionine. The parieto-occipital brain regions show no age-dependent change in protein synthesis, and the somewhat lower rates in frontal brain regions are related to neuron density and to age-dependent degenerative processes.

8.4 Demenzen

8.4 Dementias

Bei Patienten mit Demenz ist die Inkorporation von Methionin (= Proteinsynthese) in Abhängigkeit vom Schweregrad des Krankheitsbildes vermindert, wobei parieto-temporal und frontal schon signifikante Veränderungen im Anfangsstadium mit geringen mnestischen Störungen nachweisbar sind. Da der Okzipitallappen von den Veränderungen bei degenerativer Demenz verschont bleibt, kommt es zu einer deutlichen Verschiebung des Verhältnisses in den metabolischen Raten zwischen frontalen und okzipitalen Hirnanteilen (von 0,96 bei alten Normalpersonen auf 0,52 bei schwerer Demenz, Bustany et al. 1985).

In patients with dementia the incorporation of methionine (= protein synthesis) is decreased as a function of the severity of the disease, with significant parietotemporal and frontal differences apparent in the initial stage, accompanied by slight memory disturbances. Since the occipital lobe remains unaffected by the changes in degenerative dementia, a distinct shift in the ratio of the metabolic rate in the frontal to that in the occipital brain segments is apparent (0.96 in normal elderly subjects to 0.52 in patients with severe dementia; Bustany et al. 1985).

8.5 Hirntumoren

8.5 Brain Tumors

Bei Tumoren zeigen Untersuchungen der regionalen Methioninaufnahme im Gehirn neben der stark gesteigerten Proteinsynthese auch die lokale Störung der Blut-Hirn-Schranke an. Die Steige-

In tumors, studies of the regional methionine uptake in the brain reveal not only greatly increased protein synthesis but also local disturbance of the blood-brain barrier. The increase in protein syn-

rung der Proteinsynthese war bei niedergradigen Astrozytomen weniger deutlich (10–30%) als bei hochmalignen Prozessen (3–4fache Steigerung).

thesis was less pronounced (10%–30%) in low-grade astrocytomas than in highly malignant processes (3- to 4-fold increase).

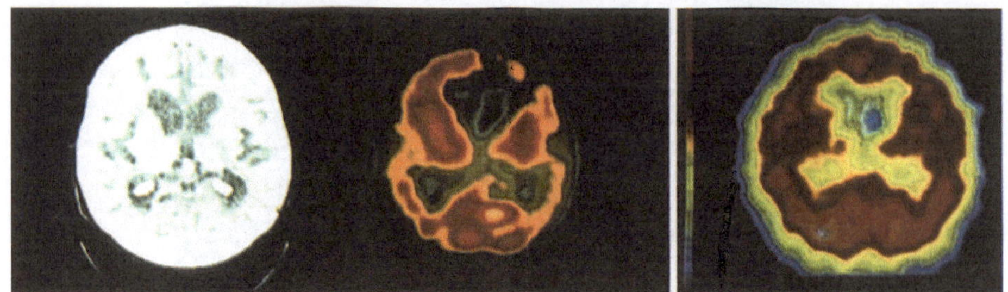

ab

Abb. 106a, b *(8.4)*. Muster der Methionininkorporation in Schnittbild 5 cm über OML bei einem 90jährigen Patienten mit mäßiger degenerativer Demenz (**a**; CT zeigt leicht über Altersnorm erweiterte Liquorräume) im Vergleich zu Proteinsynthese bei Kontrollperson (**b**). Auffällig sind die stoffwechselgestörten Bezirke frontal und parietal bei seniler Demenz vom Alzheimer-Typ (SDAT). (P. Bustany, Orsay)

Fig. 106a, b *(8.4)*. Example of methionine incorporation in transaxial image 5 cm above OML in a 90-year-old patient with moderate degenerative dementia (**a**; CT shows liquor spaces dilated slightly beyond the age norm), compared with protein synthesis in a control subject (**b**). Notable features are the frontal and parietal areas of disturbed metabolism in senile dementia of the Alzheimer type (SDAT). (Courtesy of P. Bustany, Orsay)

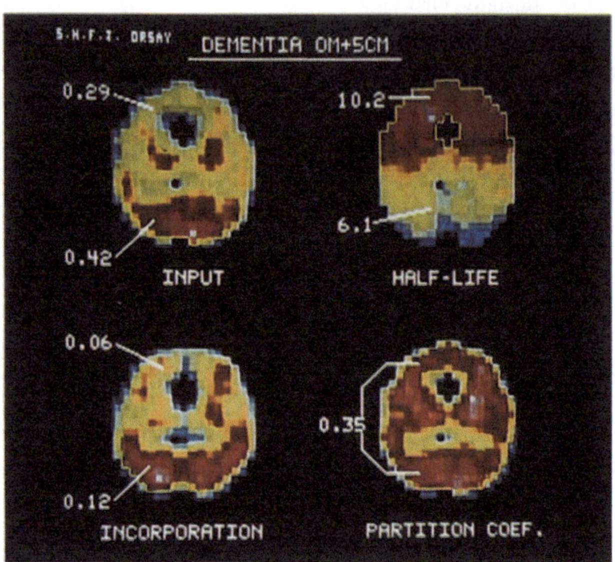

Abb. 107 *(8.4)*. Transaxiales Schnittbild 5 cm über OML mit errechneten Parametern für regionale Methioninaufnahme und -einbau im Gehirn (vgl. Abb. 105) bei einem Patienten mit Demenz vom Alzheimer-Typ. Besonders frontal ausgeprägte Störung der Proteinsynthese bei normaler Blut-Hirn-Schranken-Funktion. (P. Bustany, Orsay)

Fig. 107 *(8.4)*. Transaxial image 5 cm above OML, with calculated parameters for regional methionine uptake and incorporation into the brain in a patient with dementia of the Alzheimer type (cf. Fig. 105). Particularly in the frontal area, pronounced disturbance of protein synthesis with normal blood-brain barrier function. (Courtesy of P. Bustany, Orsay)

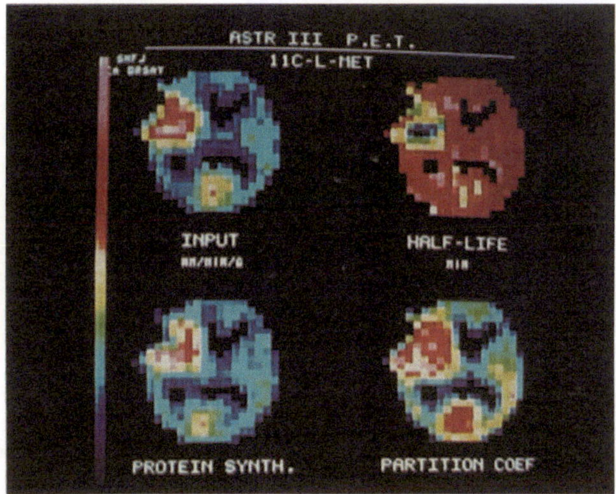

Abb. 108 *(8.5)*. Transaxiale Schnittbilder 43 min nach Methioningabe bei Astrozytom Grad III. Die typische Veränderung der regionalen Daten zeigt eine Steigerung der Proteinsynthese auf das 2,8fache des Normalen. Der hohe Bedarf an Aminosäure wird durch die 60prozentige Verkürzung der Halbwertzeit des freien Methionins im Gehirngewebe angezeigt. Die lokale Methioninextraktion aus dem Blut ist gesteigert, das lokale veränderte Verteilungsvolumen zeigt die Störung der Blut-Hirn-Schranke an. (P. Bustany, Orsay)

Fig. 108 *(8.5)*. Transaxial images 43 min after administration of methionine in a grade III astrocytoma. Typical changes in the regional data show an increase in protein synthesis to 2.8 times the normal value. The high demand for amino acid is shown by the 60% reduction in the half-life of the free methionine in the cerebral tissue. The local methionine extraction from the blood is increased, and the locally changed distribution volume indicates the disturbance of the blood-brain barrier. (Courtesy of P. Bustany, Orsay)

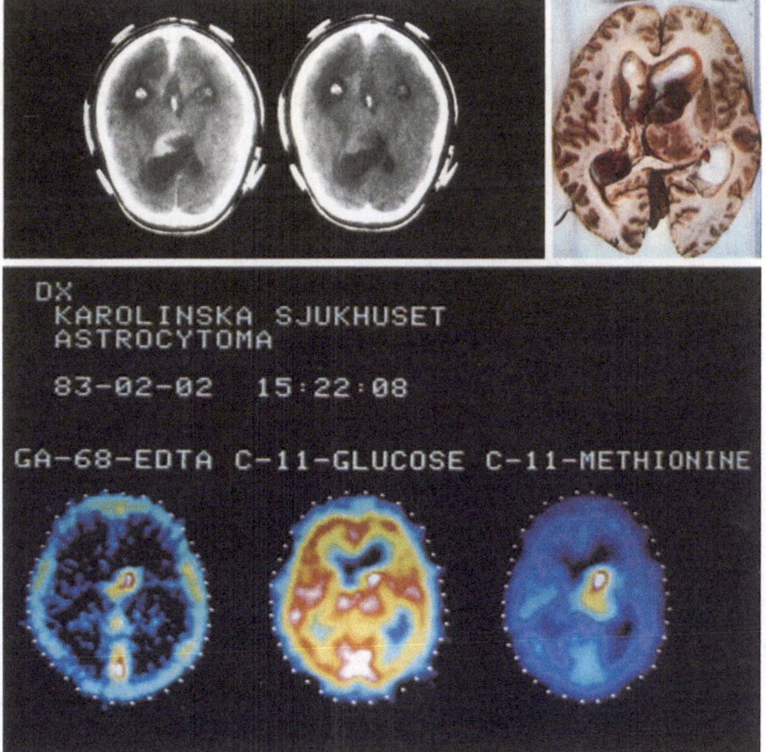

Abb. 109 *(8.5)*. Vergleich der Verteilung von ^{68}Ga-EDTA, ^{11}C-Glukose und ^{11}C-Methionin bei Patienten mit Astrozytom Grad III im Bereich des Nucleus caudatus und Thalamus links (Bergström et al. 1983). ^{68}GaEDTA zeigt die Schrankenstörung im soliden und zystischen Anteil des Tumors (Übereinstimmung mit CT), ^{11}C-Glukose bildet vor allem die Inaktivierung in der Hirnrinde ab. Nur mittels ^{11}C-Methionin konnte der infiltrierend wachsende Anteil des Tumors im Thalamus dargestellt werden (Übereinstimmung mit autoptischem Befund). (L. Widén, Stockholm)

Fig. 109 *(8-5)*. Comparison of the distribution of [^{68}Ga]EDTA, [^{11}C]glucose, and [^{11}C]methionine in patients with grade III astrocytoma in the region of the nucleus caudatus and left thalamus (Bergström et al. 1983). [^{68}Ga]EDTA shows barrier disturbance in the solid and cystic parts of the tumor (consistent with CT), while [^{11}C]glucose images show inactivation in the cerebral cortex most clearly. The part of the tumor infiltrating into the thalamus could only be demonstrated by means of [^{11}C]methionine (consistent with autopsy findings). (Courtesy of L. Widén, Stockholm)

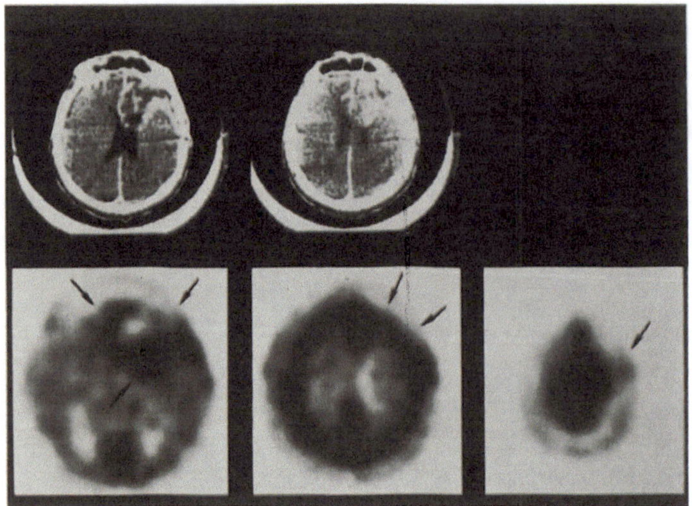

Abb. 110 *(8.5)*. CT- und ^{11}C-Leuzin-Einbaurate bei einem Patienten mit Glioblastom. Die Proteinsynthese ist besonders im proliferierenden Anteil des Tumors gesteigert. (M.E. Phelps, Los Angeles)

Fig. 110 *(8.5)*. CT and [^{11}C]Leucine incorporation in a patient with glioblastoma. Protein synthesis is especially high in the proliferating part of the tumor. (Courtesy of M.E. Phelps, Los Angeles)

8.6 Schizophrenie

Bei Patienten mit Schizophrenie fanden Bustany et al. (1985) eine asymmetrische Störung der Proteinsynthese im Frontallappen, wobei die anderen Variablen des Modells unbeeinflußt bleiben.

8.6 Schizophrenia

In patients with schizophrenia, Bustany et al. (1985) detected an asymmetrical disturbance of protein synthesis in the frontal lobe, the other variables of the model remaining unaffected.

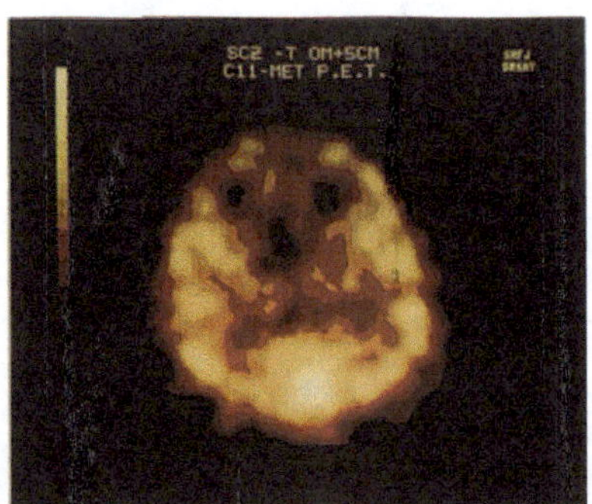

Abb. 111 *(8.6)*. ^{11}C-Methionin-Einbaurate im Gehirn eines Schizophrenen 40 min nach i.v. Injektion. Deutliche bifrontale Verminderung der Proteinsynthese. (P. Bustany, Orsay)

Fig. 111 *(8.6)*. [^{11}C]Methionine incorporation in the brain of a schizophrenic patient 40 min after i.v. injection. Bilateral frontal hypometabolism is clearly visible. (Courtesy of P. Bustany, Orsay)

9 Bestimmung des pH-Wertes

9 Determination of pH

Das Säure-Basen-Gleichgewicht wird im normalen Hirngewebe genau aufrechterhalten und damit der intrazelluläre pH-Wert in einem engen Bereich einreguliert (7,0–7,1, Syrota et al. 1985). In pathologisch verändertem Hirngewebe ändert sich der pH-Wert, und diese pH-Änderung kann selbst zu einer zusätzlichen Schädigung des Gewebes führen. Insbesondere bei Unterbrechung der Sauerstoffzufuhr im infarzierten Gewebe reichern sich saure Stoffwechselprodukte an (vor allem Laktat), und die Laktatazidose trägt zur ischämischen Zellschädigung bei (Übersicht bei Siesjö 1981; Raichle 1983). Der Gewebe-pH-Wert ist aber auch in andersartigen pathologischen Prozessen – z.B. Tumoren und Infektionsherden – und ihrer Umgebung verändert; dadurch wird das Gewebe in der Umgebung des pathologischen Herdes funktionell beeinträchtigt, zusätzlich aber auch die Verteilung und Wirksamkeit von Medikamenten beeinflußt. Die Kenntnis des pH-Wertes bei lokalisierten Hirnschädigungen ist daher für das Verständnis pathophysiologischer Mechanismen und für die Entwicklung im Herd wirksamer Medikamente erforderlich.

The acid-base balance is accurately maintained in normal brain tissue, and the intracellular pH is thus regulated within a narrow range (7.0–7.1, Syrota et al. 1985). In pathologically changed cerebral tissue the pH changes, and this pH change can itself cause additional tissue damage. In particular, if there is an interruption of the oxygen supply in infarcted tissue, acidic metabolism products accumulate (especially lactate), and the lactate acidosis contributes to the ischemic cell damage (for reviews see Siesjö 1981; Raichle 1983). The tissue pH, however, is also changed in different types of pathologic processes, such as tumors and infection foci, and in the area surrounding them; as a result, the tissue surrounding the pathologic focus is functionally impaired and the distribution and efficacy of drugs is also affected. Knowledge of the pH in localized areas of brain damage is therefore necessary for understanding of the pathophysiologic mechanisms and for the development of drugs that will take effect at the core of the tumor.

9.1 Prinzip der Messung

9.1 Principle of Measurement

Die Methode zur Bestimmung des zerebralen pH-Wertes mittels PET basiert auf der unterschiedlichen Verteilung schwacher Säuren oder Basen in Abhängigkeit von der Ionisation: im nichtionisierten Zustand können diese Verbindungen Membranen gut, im ionisierten Zustand kaum durchdringen. Für die PET können CO_2 oder DMO (5,5-Dimethyloxazolidin-2,4 Dion) mit ^{11}C markiert werden. In beiden Fällen handelt es sich um schwache Säuren. $^{11}CO_2$, aus dessen Verteilung im Gleichgewichtszustand der pH-Wert regional bestimmt werden kann (Raichle et al. 1979; Brooks et al. 1984), wird in andere Stoffwechselwege eingebaut, verschwindet aus dem Kreislauf durch Ausatmung und ist in seiner Verteilung durchblutungsabhängig, so daß die Erreichung eines Gleichgewichtszustandes schwierig ist. ^{11}C-DMO ist eine nicht metaboli-

The method of determining the cerebral pH by means of PET is based on the different distribution of weak acids or bases varying as a function of the ionization: In the nonionized state these compounds can penetrate membranes easily, and in the ionized state, hardly at all. For PET, CO_2 or DMO (5,5-dimethyloxazolidine-2,4-dione) can be labeled with ^{11}C. Both of these are weak acids. The distribution of $^{11}CO_2$ in the equilibrium state allows the pH to be determined regionally (Raichle et al. 1979; Brooks et al. 1984); it is incorporated in other metabolic pathways and disappears from the circulation by way of expiration, and its distribution is dependent on the regional blood flow, so that achievement of equilibrium is difficult. [^{11}C]DMO is a nonmetabolizable and nontoxic compound and reaches an equilibrium distribution within a period which is

sierbare und ungiftige Verbindung und erreicht eine Gleichgewichtsverteilung innerhalb einer Zeitperiode, die für PET-Studien geeignet ist (Syrota et al. 1985; Rottenberg et al. 1985a, b; Yamamoto et al. 1985). Als schwache Säure reichert sich DMO in alkalischem Gewebe in höheren Konzentrationen an; saure Gewebsanteile enthalten im Gleichgewichtszustand geringere Konzentration des Tracers.

9.2 Darstellung von $[^{11}C]$-DMO (5,5 Dimethyloxazolidin-2,4 Dion)

Das zur Darstellung des regionalen Gewebs-pH-Wertes benutzte ^{11}C-DMO (5,5 Dimethyloxazolidin-2,4 Dion) kann schnell und in guter Ausbeute und Reinheit ausgehend vom $^{11}COCl_2$ hergestellt werden (Berridge et al. 1982; Ginos et al. 1982; Diksic 1984). Der sehr vielseitige Vorläufer $^{11}COCl_2$ wird dabei durch eine On-line-Umsetzung von ^{11}CO mit $PtCl_4$ hergestellt.

9.3 pH-Werte in ischämischen Infarkten

In pathologisch verändertem Gewebe ist der pH-Wert gegenüber der Norm verschoben. In typischen Infarkten mit verminderter Durchblutung und gestörtem Sauerstoff- und Glukosestoffwechsel liegt er im sauren Bereich. Tritt eine relative Hyperperfusion ein, d.h. liegt die Durchblutung über dem Bedarf des Gewebes an Stoffwechselsubstraten (Luxusperfusion, Lassen 1966), entwickelt sich eine lokale Gewebsalkalose und ^{11}C-DMO reichert sich an. Auch in Tumoren ist häufig der pH-Wert in den alkalischen Bereich verschoben.

suitable for PET studies (Syrota et al. 1985; Rottenberg et al. 1985a, b; Yamamoto et al. 1985). As a weak acid, DMO accumulates in alkaline tissue in relatively high concentrations; acidic tissue segments contain lower concentrations of the tracer in equilibrium.

9.2 Production of $[^{11}C]$DMO (5,5-Dimethyloxazolidine-2,4-dione)

The $[^{11}C]$DMO (5,5-dimethyloxazolidine-2,4-dione) used to demonstrate the regional tissue pH value can be synthesized rapidly with a high yield and a high grade of purity from $^{11}COCl_2$ (Berridge et al. 1982; Ginos et al. 1982; Diksic 1984). The highly versatile precursor $^{11}COCl_2$ is formed by online conversion of ^{11}CO with $PtCl_4$.

9.3 pH Values in Ischemic Infarctions

In pathologically changed tissue the pH value is shifted away from normal values. In typical infarctions with reduced blood flow and disturbed oxygen and glucose metabolism the pH is within the acidic range. If there is relatively high perfusion, i.e., if the blood flow exceeds the demand of the tissue for metabolic substrates (luxury perfusion; Lassen 1966), a local tissue alkalosis develops and $[^{11}C]$DMO accumulates. The pH value is often also shifted into the alkaline range in tumors.

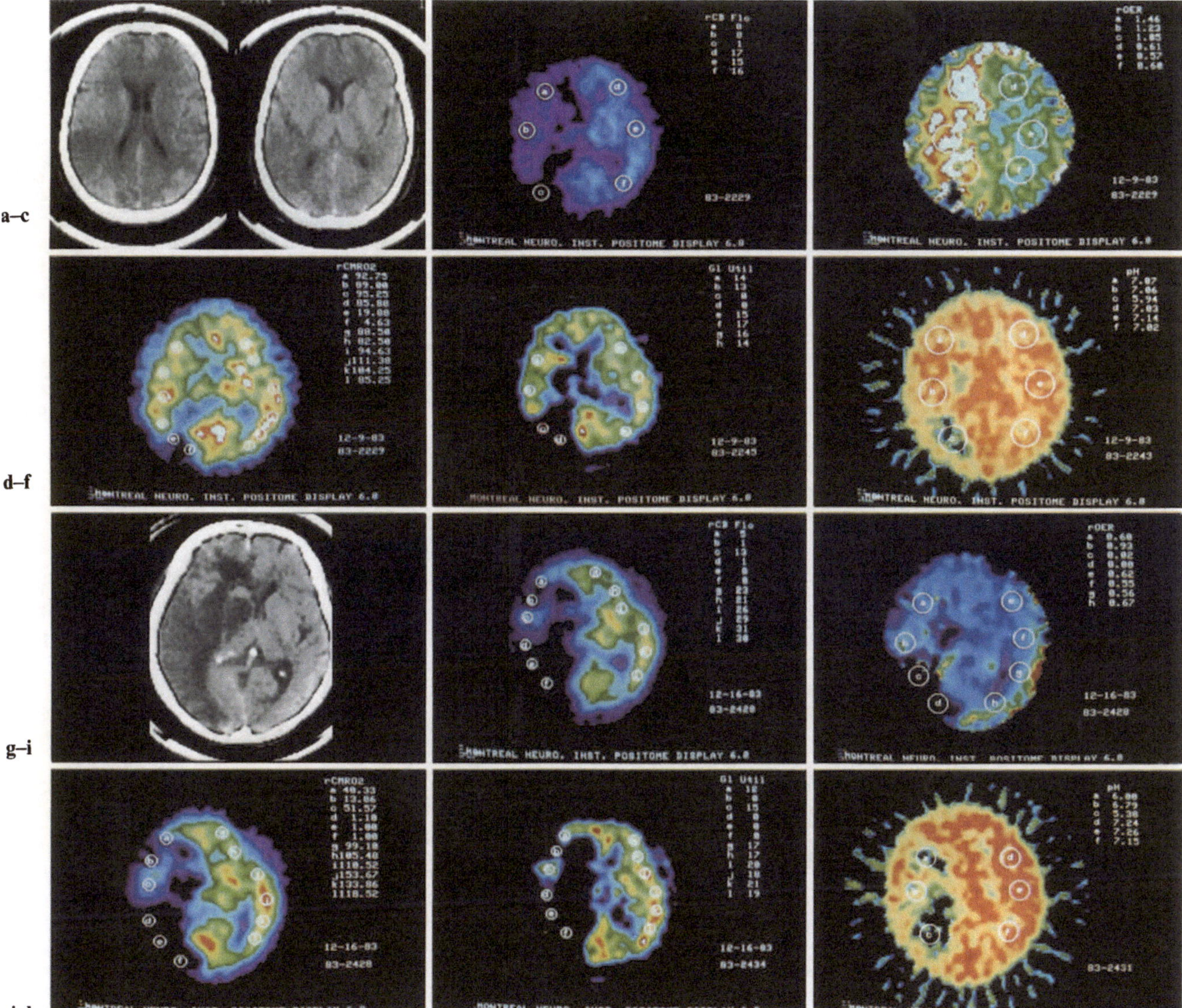

a–c
d–f
g–i
j–l

Abb. 112a–l *(9.3)*. Multitracerstudie bei einem 73jährigen Patienten mit zerebralem Insult (plötzlich auftretende Hemiparese rechts, Sprachstörung und Verwirrtheit). Im CT nach 24 Stunden geringe hypodense Störung links parietal (**a**); die Durchblutung der linken Hemisphäre ist stark, die der rechten mäßig vermindert (**b**); die Sauerstoffextraktion ist stark gesteigert (**c**); der Sauerstoffverbrauch parietal hochgradig, weiter frontal wenig vermindert (**d**); der Glukosestoffwechsel ist parietal links hochgradig beeinträchtigt, in anderen Hirnanteilen auf die Hälfte der Norm vermindert (**e**); die DMO-Studie zeigt fokale Azidose links parietal (**f**). Eine Woche später findet sich im CT ein ausgedehnter linkshirniger Infarkt (**g**); die Durchblutung der linken Hemisphäre ist weiterhin stark vermindert, rechts etwas gebessert (**h**); die erhöhte OER hat sich in vorderen Hirnanteilen normalisiert, parietal ist sie auf nahe 0 abgesunken (**i**); der Sauerstoff- (**j**) und Glukoseverbrauch (**k**) haben weiter abgenommen; die ausgeprägte Gewebsazidose hat sich auf den gesamten Infarkt ausgedehnt (**l**). (Y.L. Yamamoto, Montreal)

Fig. 112a–l *(9.3)*. Multi-tracer study in a 73-year-old patient following cerebral insult (sudden right-sided hemiparesis, speech disturbance, and confusion). On CT after 24 h slight left parietal hypodense disturbance (**a**), blood flow of the left hemisphere is greatly reduced, that of the right, moderately reduced (**b**); oxygen extraction greatly increased (**c**), oxygen consumption in parietal region high grade, while slightly reduced further into frontal area (**d**); glucose metabolism shows high-grade left parietal impairment, in other brain segments reduced to half the normal value (**e**). DMO study shows left parietal focal acidosis in left parietal area (**f**). One week later, CT shows extensive left brain infarction (**h**), blood flow of the left hemisphere continues to be greatly reduced, while that of the right hemisphere is somewhat improved (**h**); increased OER has normalized in the frontal brain segments, while in the parietal area it has dropped to almost zero (**i**); the oxygen (**j**) and glucose consumption (**k**) have decreased further, and the pronounced tissue acidoses has spread to involve the entire area of the infarction (**l**). (Courtesy of Y.L. Yamamoto, Montreal)

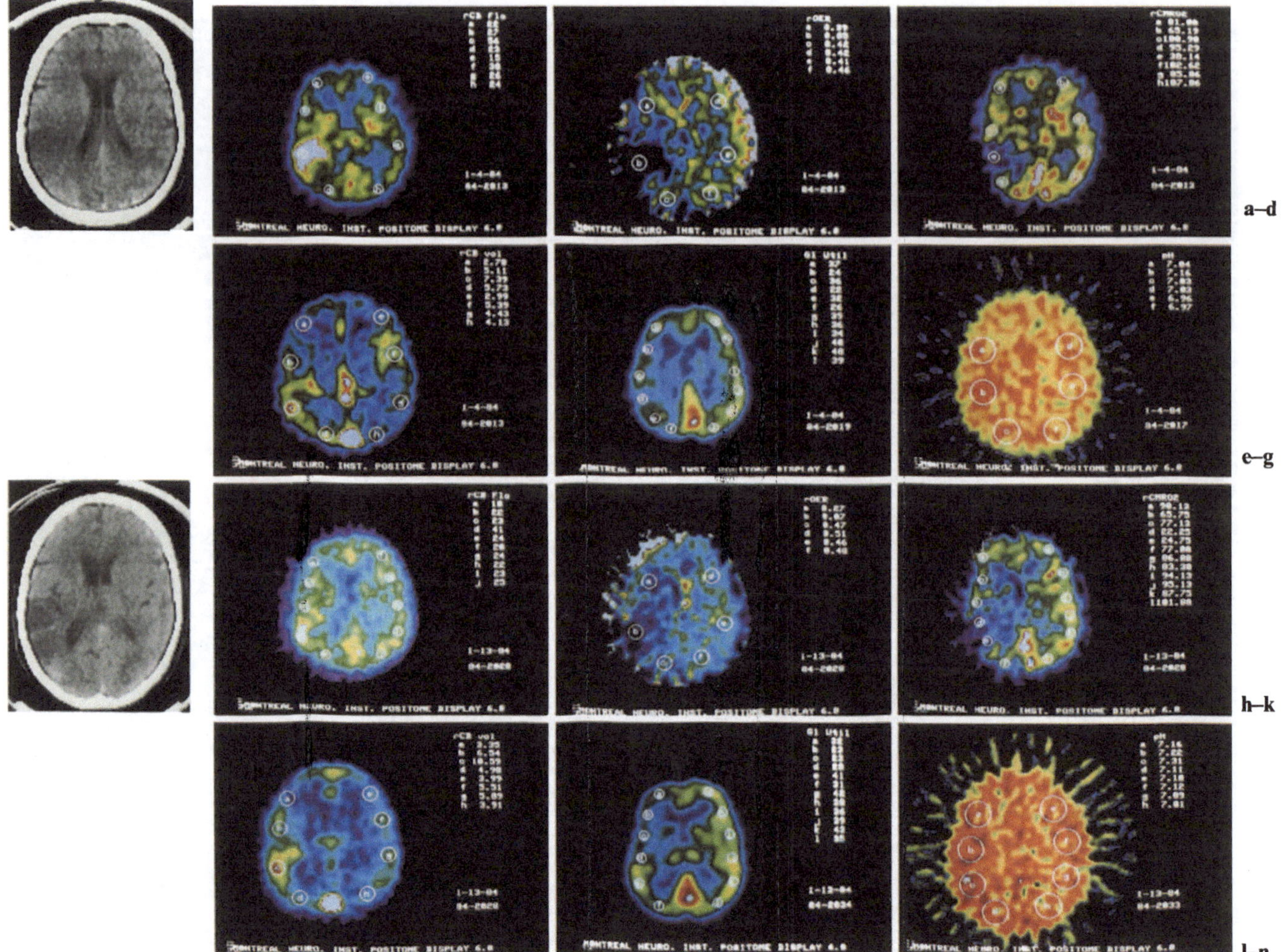

Abb. 113a–n *(9.3)*. Wiederholte Multitracerstudie bei einer 61jährigen Patientin mit zerebralem Insult (plötzliche Hemiparese rechts, Aphasie und Bewußtseinstrübung) zeigen im Gegensatz zu Abb. 112 in den ersten Tagen starke Hyperperfusion (**b**) mit gesteigertem Blutvolumen (**e**) und stark verminderter Sauerstoffextraktionsrate (**c**) ohne signifikante pH-Verschiebung (**g**); nach 1 Woche hat sich im CT der Infarkt deutlich ausgebildet (**h**); die Hyperperfusion ist vermindert (**i**); der Glukosestoffwechsel regional verbessert (**m**) und das pH in den alkalischen Bereich verschoben (**n**). (Y.L. Yamamoto, Montreal)

Fig. 113a–n *(9.3)*. In the first few days after a cerebral insult in a 61-year-old female patient (sudden right-sided hemiparesis, aphasia, and clouding of consciousness), in contrast to Fig. 112, a repeated multi-tracer study shows pronounced hyperperfusion (**b**) with increased blood volume (**e**) and greatly reduced extraction rate (**c**) without significant pH shift (**g**); after 1 week, the infarction is clearly developed in the CT (**h**), the hyperperfusion is reduced (**l**), the glucose metabolism is regionally improved (**m**) and the pH is shifted into the alkaline range (**n**). (Courtesy of Y.L. Yamamoto, Montreal)

10 Rezeptordarstellung

10 Imaging of Receptor Density

Die Markierung von Neurotransmittern und anderen an Rezeptoren bindenden Pharmaka mit Positronenemittern und ihre Darstellung in vivo mit PET eröffnet ein weites Feld für die neurologische und psychiatrische Forschung. Es werden sich daraus voraussichtlich völlig neue Möglichkeiten für die klinische Diagnostik ergeben. Zur Markierung derartiger Substanzen werden vor allem ^{11}C und ^{18}F, vereinzelt auch ^{75}Br verwendet. Neben der bildlichen Darstellung der regionalen Verteilung werden Verfahren für die regionale quantitative Messung der Bindungskinetik in vivo entwickelt, die insbesondere zur Unterscheidung zwischen spezifischer und unspezifischer Bindung von Bedeutung sind.

The labeling of neurotransmitters and other drugs binding to receptors with positron emitters and their demonstration in vivo by means of PET opens up a wide field for neurological and psychiatric research. This will probably mean completely new possibilities in clinical diagnosis. Carbon-11 and fluorine-18 are used particularly often to label such substances, and occasionally bromine-75. As well as imaging of the regional distribution, techniques for regional quantitative measurement of the binding kinetics in vivo have been developed; these are important particularly for differentiating between specific and nonspecific binding.

10.1 Dopaminrezeptoren

10.1.1 Verwendete Tracer

Zur Markierung von dopaminergen Stoffwechselwegen erscheinen zwei Agenzien besonders geeignet, deren Synthese deshalb exemplarisch dargestellt wird. ^{18}F-6-Fluorodopa kann auf mehreren Wegen hergestellt werden. Sowohl bei der Reaktion von ^{18}F-F$_2$ mit Dopa (Firnau et al. 1984) als auch bei Umsatz von CH$_3$COO^{18}F mit einem geschützten Dopaderivat (Chirakal et al. 1984) erhält man Isomerengemische, die sich nur durch mehrfach wiederholte Hochdruckflüssigkeitschromatographie trennen lassen. Vorteile könnte hier der Einsatz eines Silylderivates bieten (Diksic et al. 1984), das beim Umsatz mit ^{18}F$_2$ lediglich das gewünschte 6-Isomer ergeben soll.

3-N-(^{11}C)-Methylspiperon wird durch N-methylierung des Spiperons dargestellt (Burns et al. 1984). Die spezifische Aktivität am Ende der Synthese betrug 270 mCi/µmol. Die Abtrennung des Spiperonüberschusses gelingt durch einen Trick: Nach Umsatz mit ^{11}CH$_3$J schließt sich eine Derivatisierung mit Heptyljodid an. Das inaktive Heptylspiperon läßt sich dann durch HPLC (im Gegensatz zum Spiperon selbst) sehr gut abtrennen.

10.1 Dopamine Receptors

10.1.1 Tracers Used

Two new agents appear particularly suitable for the labeling of dopaminergic metabolic pathways, and their synthesis is therefore now described as an example. [^{18}F]6-Fluorodopa can be synthesized in several ways. Both the reaction of [^{18}F]F$_2$ with dopa (Firnau 1984) and the conversion of CH$_3$COO^{18}F with a shielded dopa derivative (Chirakal 1984) yield isomer mixtures that can only be separated by high-pressure liquid chromatography repeated several times. Advantages may accrue from the use of a silyl derivative (Diksic 1984), which on conversion with ^{18}F$_2$ is claimed to yield only the desired 6-isomer.

3-N-(^{11}C)-Methylspiperone is synthesized by N-methylation of spiperone (Burns 1984). The specific activity at the end of the synthesis is 270 mCi/µmol. For separation of the spiperone excess conversion with ^{11}CH$_3$I is followed by derivatization with heptyliodide. The inactive heptylspiperone can then be very efficiently separated by means of HPLC (in contrast to spiperone itself).

10.1.2 Verteilung der Dopaminrezeptoren bei gesunden Versuchspersonen

Bei quantitativer Darstellung der Dopaminrezeptoren mit dem Neuroleptikum ^{11}C-3-N-Methylspiperon (Wagner et al. 1983) fand sich bei Gesunden in Übereinstimmung mit Post-morten-Studien eine Abnahme der Rezeptordichte mit zunehmendem Alter. Die Geschwindigkeit dieser Abnahme scheint bei Männern höher zu sein als bei Frauen (Wong et al. 1984). Die Darstellung der präsynaptischen Dopaminverteilung mit ^{18}F-Dopa (Garnett et al. 1983) ergibt beim Gesunden ein der Rezeptorenverteilung ähnliches Bild. Vergleichbare Befunde werden bei Darstellung der Verteilung von Dopaminrezeptoren auch mit ^{11}C-Pimozid (Baron et al. 1983a) und ^{18}F-Spiperon (Mintun et al. 1984) sowie anderen markierten Butyrophenonderivaten (Stöcklin 1985) erhalten.

10.1.2 Distribution of Dopamine Receptors in Healthy Volunteers

On quantitative demonstration of dopamine receptors with the neuroleptic ^{11}C-3-N-methylspiperone (Wagner et al. 1983) in healthy subjects, in keeping with postmortem studies a decrease in receptor density with increasing age was found. The rate of this decrease appears to be faster in men than in women (Wong et al. 1984). Demonstration of the presynaptic dopamine distribution with [^{18}F]dopa (Garnett et al. 1983) in healthy subjects yields a pattern similar to that of the receptor distribution. Comparable findings were obtained on demonstration of the distribution of dopamine receptors with [^{11}C]pimozide (Baron et al. 1983a) and [^{18}F]spiperone (Mintun et al. 1984) and other labeled butyrophenone derivatives (Stöcklin 1985).

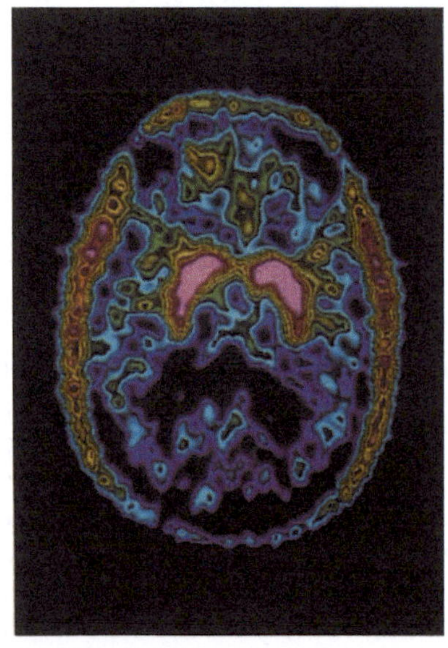

114

Abb. 114 *(10.1.2)*. PET-Bild der Anreicherung von ^{18}F-Dopamin und seiner Metaboliten 90 min nach i.v. Injektion von 40 mCi (6-)^{18}F)-Fluoro-L-Dopa bei normaler Versuchsperson. Im Gehirn ist ^{18}F selektiv in den Basalganglien gespeichert, außerhalb findet sich ^{18}F in beiden Temporalmuskeln. (G. Firnau, Hamilton)

Abb. 115 *(10.1.2)*. Verteilung von ^{11}C-N-Methylspiperon im Gehirn kurz nach i.v. Injektion (obere Reihe) und nach etwa 1 h: Anfänglich verteilt sich Methylspiperon entsprechend der Durchblutung im Gehirn, später wird es in Gebieten mit hoher Konzentration von Dopaminrezeptoren selektiv gespeichert (vor allem in den Basalganglien), reichert sich aber in geringerem Ausmaß auch in Gebieten mit hoher Konzentration von Serotoninrezeptoren (z.B. in den Temporallappen) an. Die einzelnen Schnitte sind in ihrer aktivitätsabhängigen Schwärzung nicht einheitlich geeicht, sondern individuell auf optimale Strukturwiedergabe eingestellt. (H. Wagner, Baltimore)

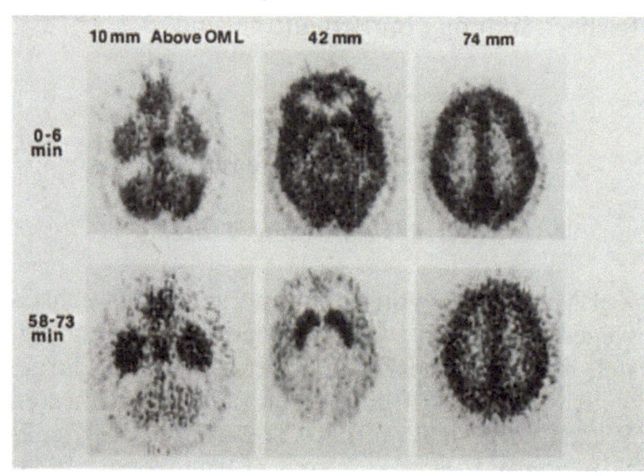

115

Fig. 114 *(10.1.2)*. PET scan showing the accumulation of [^{18}F]dopamine and its metabolites 90 min after i.v. injection of 40 mCi (6-([^{18}F]fluoro-L-dopa to a normal volunteer. ^{18}F is accumulated selectively in the basal ganglia in the brain, and is also present in both temporal muscles. (Courtesy of G. Firnau, Hamilton)

Fig. 115 *(10.1.2)*. Distribution of [^{11}C]N-methylspiperone in the brain shortly after i.v. injection (*top row*) and after about 1 h: Initially, methylspiperone is distributed according to the blood flow in the brain, and later it is selectively accumulated in areas with a high concentration of dopamine receptors (especially the basal ganglia), but also in small amounts in areas with a high concentration of serotonin receptors (e.g., temporal lobes). The individual scans are not uniformly calibrated in their activity-dependent opacification, but are adjusted individually to give optimal structure reproduction. (Courtesy of H. Wagner, Baltimore)

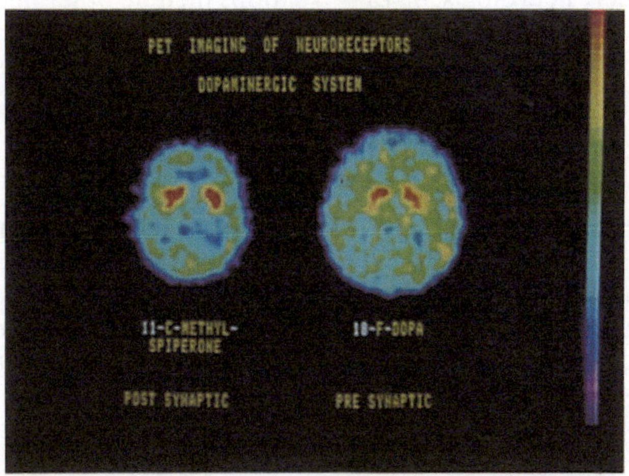

Abb. 116 *(10.1.2)*. Vergleich der Darstellung der Dopaminrezeptoren einer gesunden Versuchsperson mit ^{11}C-Methylspiperon (links) und ^{18}-F-Dopa (rechts): Die prä- und postsynaptische Tracerbindung ergibt vergleichbare Isotopverteilung, der Kontrast ist mit dem Liganden besser (spezifischere und stabilere Rezeptorbindung). (R. Frackowiak, London)

Fig. 116 *(10.1.2)*. Comparative demonstration of dopamine receptors in a healthy volunteer with [^{11}C]methylspiperone (*left*) and [^{18}F]dopa (*right*): The pre- and postsynaptic tracer binding yields comparable isotope distribution, but the contrast is better with the ligand (more specific and more stable receptor binding). (Courtesy of R. Frackowiak, London)

10.1.3 Morbus Parkinson

Bei Erkrankungen des extrapyramidalen Systems, insbesondere bei M. Parkinson, ist die dopaminerge Aktivität in den Basalganglien gestört. Eine Abnahme dieser Aktivität, die beim Hemi-Parkinson einseitig betont ist, kann mit ^{18}F-Dopa direkt nachgewiesen werden. Weitere klinische

10.1.3 Parkinson's Disease

In diseases of the extrapyramidal system, and particularly in Parkinson's disease, the dopaminergic activity in the basal ganglia is disturbed. A reduction in this activity, which is unilaterally emphasized in hemiparkinsonism, can be detected directly with ^{18}F-dopa. Further clinical applica-

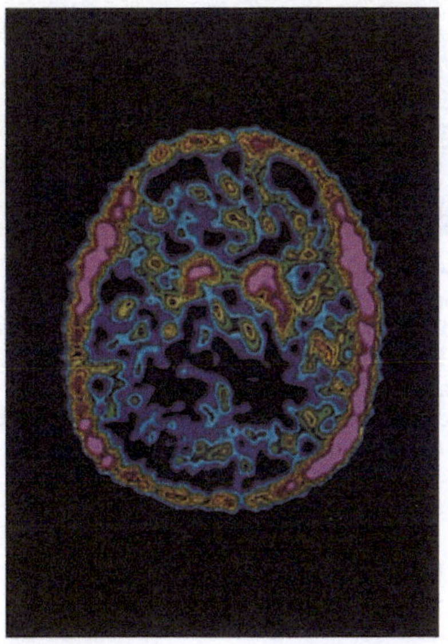

Abb. 117 *(10.1.3)*. ^{18}F-Dopa-Studie bei einem 48jährigen Patienten mit 2jähriger Parkinson-Anamnese (Maskengesicht, Tremor an rechtem Arm und rechtem Bein). Verminderte Anreicherung von ^{18}F im Putamen beiderseits, besonders deutlich links. Der Nucleus caudatus ist nicht betroffen. (G. Firnau, Hamilton)

Fig. 117 *(10.1.3)*. [^{18}F]Dopa study in a 48-year-old female patient with a 2-year history of Parkinsonism (mask-like facies, tremor in right arm and right leg). Reduced accumulation of ^{18}F bilaterally in putamen, particularly pronounced on left. Nucleus caudatus is not affected. (Courtesy of G. Firnau, Hamilton)

Anwendungen betreffen andere neurologische Erkrankungen, aber auch Psychosen, bei denen Veränderungen der Funktion und Verteilung von Dopaminrezeptoren zu erwarten sind (Garnett et al. 1984; Inoue et al. 1985).

10.2 Serotoninrezeptoren

Die Verteilung von Serotoninrezeptoren kann selektiv durch den ^{11}C-markierten Antagonisten Ketanserin dargestellt werden. Das zur Markierung des Serotoninrezeptors benutzte ^{11}C-Ketanserin wird ausgehend von ^{11}C-Phosgen gewonnen (Berridge et al. 1983). Die spezifische Aktivität wird mit 250 mCi/µmol angegeben. Wegen der unspezifischen Bindung von Dopaminrezeptorliganden an Serotoninrezeptoren werden diese bei Verwendung von z.B. Spiperon für Dopaminstudien immer miterfaßt (vgl. Abb. 114). Klinische anwendungen sind in erster Linie im psychiatrischen Bereich (z.B. endogene Depression) zu erwarten. Dopamin und Serotonin sind auch an der hirneigenen Steuerung der Durchblutung beteiligt; auch dafür könnten Studien der Rezeptorverteilung wichtige Erkenntnisse liefern.

tions include other neurological diseases, but also psychoses in which changes in the function and distribution of dopamine receptors are to be expected (Garnett et al. 1984, Inoue et al. 1985).

10.2 Serotonin Receptors

The distribution of serotonin receptors can be demonstrated selectively by means of the ^{11}C-labeled antagonist ketanserine. The [^{11}C]ketanserine used for labeling the serotonin receptor is obtained from [^{11}C]phosgene (Berridge 1983). The specific activity is given as 250 mCi/µmol. Because of the nonspecific binding of dopamine receptor ligands to serotonin receptors, these are always also recorded when spiperone, for example, is used for dopamine studies (cf. Fig. 114). Clinical applications are to be expected primarily in the psychiatric field (endogenous depression). Dopamine and serotonin are also involved in the intracerebral control of blood circulation: Studies on receptor distribution could also provide important information on this subject.

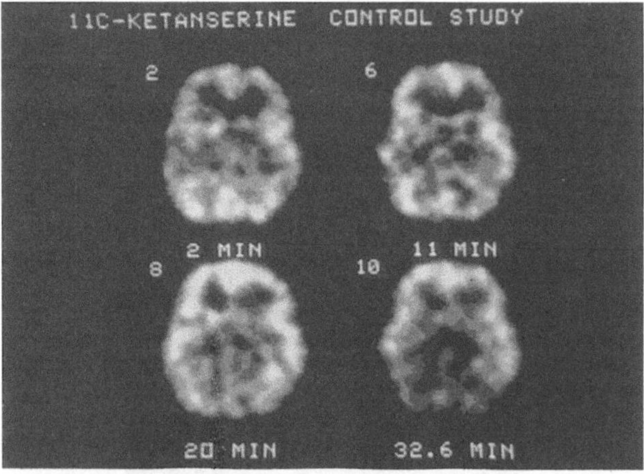

Abb. 118 *(10.2)*. Verteilungskinetik von ^{11}C-Ketanserin im Gehirn einer normalen Versuchsperson. Die Speicherung des Tracers in der Großhirnrinde (reich an Serotoninrezeptoren) im Vergleich zur raschen Clearance aus dem Kleinhirn (arm an Serotoninrezeptoren) läßt auf spezifische In-vivo-Bindung von Ketanserin an Serotoninrezeptoren schließen. (J.C. Baron, Orsay)

Fig. 118 *(10.2)*. Distribution kinetics of [^{11}C]ketanserine in the brain of a normal volunteer. Storage of the tracer in the cerebral cortex (rich in serotonin receptors) compared with rapid clearance from the cerebellum (poor in serotonin receptors) is evidence of specific in vivo binding of ketanserine to serotonin receptors. (Courtesy of J.C. Baron, Orsay)

10.3 Benzodiazepin- und GABA-Rezeptoren

Benzodiazepin und γ-Aminobuttersäure(GABA)-Rezeptoren sind topographisch und funktionell im Gehirn eng miteinander verknüpft und üben eine inhibitorische Wirkung auf die elektrische Aktivität von Nervenzellen aus. Zu ihrer Darstellung ist Flunitrazepam, das mit ^{11}C oder [75]Br markiert werden kann (Mazière et al. 1980; Scholl et al. 1982), geeignet. Für Verteilungsstudien von Benzodiazepinrezeptoren erwies sich auch der ^{11}C-markierte Benzodiazepinantagonist RO15-1788 brauchbar. Beweisend für die Selektivität der Darstellung ist – wie bei allen Rezeptorstudien – die Verdrängung durch eine nicht markierte kompetitive Substanz. Der Benzodiazepinantagonist RO15-1788-^{11}C wird durch Methylierung der entsprechenden nor-Verbindungen mit [11]CH$_3$J dargestellt, die spezifische Aktivität beträgt ca. 1,1 Ci/µmol (Mazière et al. 1984).

10.3 Benzodiazepine and GABA Receptors

Benzodiazepine and gamma aminobutyric acid (GABA) receptors are closely related topographically and functionally in the brain and exert an inhibitory effect on the electrical activity of nerve cells. Flunitrazepam, which can be labeled with ^{11}C or [75]Br (Mazière et al. 1980; Scholl et al. 1982) is suitable for demonstration of this substance. The ^{11}C-labeled benzodiazepine antagonist RO15-1788 has also proved suitable for use in distribution studies of benzodiazepine receptors. As in all receptor studies, displacement by a nonlabeled competitive substance proves the selectivity of the demonstration. The benzodiazepine antagonist [^{11}C]RO15-1788 is formed by methylation of the corresponding nor-compound with [11]CH$_3$I, and the specific activity is about 1.1 Ci/µmol (Mazière et al. 1984).

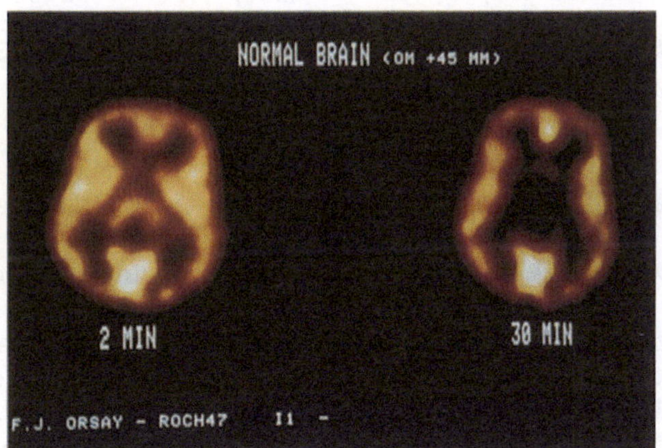

Abb. 119. *(10.3)*. Kinetik der Verteilung des Benzodiazepinantagonisten ^{11}C-R015-1788 bei gesunder Versuchsperson: Der Tracer wird im Kortex selektiv gespeichert, in den tiefen Kernen ist nach 30 min (im Vergleich zu 2 min) keine Aktivität nachweisbar. Dies entspricht der hohen Dichte von Benzodiazepinrezeptoren im Kortex, wie sie aus In-vitro-Untersuchungen von Gehirngewebe bekannt ist. (J.C. Baron, Orsay)

Fig. 119 *(10.3)*. Kinetics of the distribution of the benzodiazepine antagonist [^{11}C]RO15-1788 in a healthy volunteer: The tracer is selectively stored in the cortex, and after 30 min compared to 2 min no activity is detectable in the deep nuclei. This corresponds to the high density of benzodiazepine receptors in the cortex, which is known from in vitro studies of cerebral tissue. (Courtesy of J.C. Baron, Orsay)

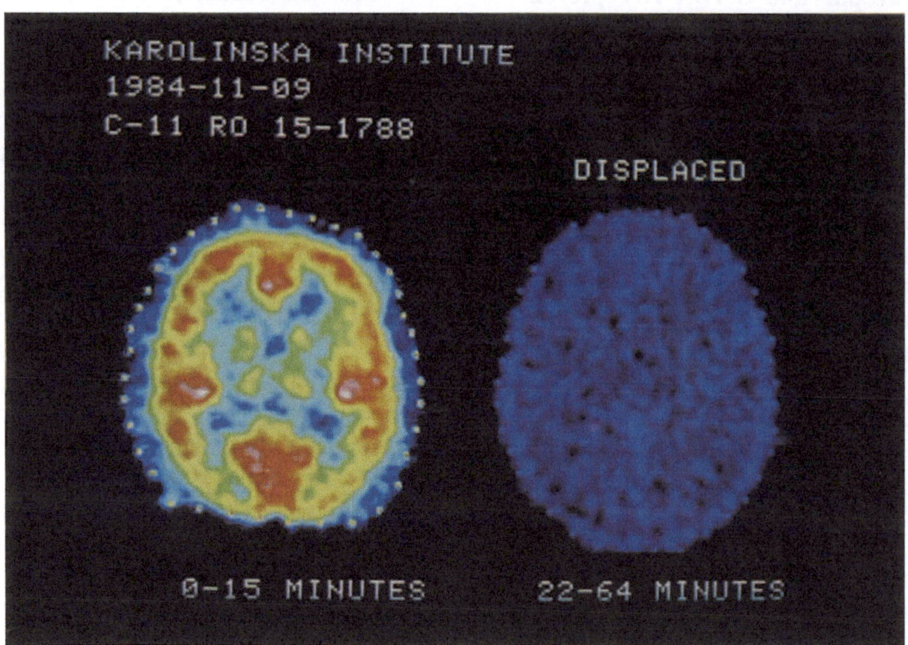

Abb. 120 *(10.3)*. Verteilung des Benzodiazepinantagonisten ^{11}C-R015-1788 im Gehirn einer gesunden Versuchsperson. Durch Angebot einer unmarkierten rezeptoraffinen Substanz (z.B. therapeutische Dosen eines üblichen Benzodiazepins) wird der Tracer aus der Rezeptorbindung kompetitiv verdrängt und damit die Spezifität der Darstellung gezeigt. (L. Widén, Stockholm)

Fig. 120 *(10.3)*. Distribution of the benzodiazepine antagonist [11C]RO15-1788 in the brain of a healthy volunteer. The tracer is competitively displaced from the receptor bond by supply of a nonlabeled substance with receptor affinity (e.g., therapeutic doses of a common benzodiazepine), thus showing the specificity of the demonstration. (Courtesy of L. Widén, Stockholm)

10.4 Andere Rezeptoren und Pharmaka

Markierte Liganden zur Darstellung der Verteilung anderer Rezeptoren (z.B. muskarinerger Azetylcholinrezeptor, Mazière et al. 1983; Endorphinrezeptoren, Frost et al. 1984; β-adrenerge Rezeptoren, Berger et al. 1982) sowie markierte Pharmaka zum Studium der Verteilung im Gehirn (Diphenylhydantoin, Baron et al. 1983b; Chlorpromazin und Imipramin, Soussaline et al. 1979) werden derzeit entwickelt. Klinische Studien mit diesen Tracern stehen noch aus.

10.4 Other Receptors and Drugs

Labeled ligands for demonstrating the distribution of other receptors (e.g., muscarinergic acetylcholine receptors, Mazière et al. 1983), endorphine receptors (Frost et al. 1984), betaadrenergic receptors (Berger et al. 1982), and labeled drugs to study the distribution in the brain (diphenylhydantine; Baron et al. 1983b, chlorpromazine and imipramine; Soussaline et al. 1979) are currently under development. No clinical studies have yet been performed with these tracers.

11 Selektive Darstellung von Tumoren

11 Selective Visualization of Tumors

Die Darstellung von Hirntumoren war die Hauptaufgabe nuklearmedizinischer Methoden in der Neurologie, bevor bessere bildgebende Verfahren – Computer-Tomographie und Kernspin-Tomographie – zur Verfügung standen, mit denen Isotoptechniken bezüglich räumlicher Auflösungsvermögen, Spezifität der Befunde und Zeitaufwand pro Untersuchung nicht konkurrieren konnten. Auch für onkologische Anwendungen liegt die Stärke der PET nicht in der Abbildung der morphologischen Veränderungen im Gehirn, sondern in der Darstellung des veränderten Stoffwechsels, der veränderten Verteilung und des spezifischen Abbaus von Pharmaka und der selektiven Inkorporation von Stoffwechselsubstraten im Tumorgewebe.

The detection of brain tumors was the main task of nuclear medical methods in neurology until improved imaging techniques – computed tomography and magnetic resonance tomography imaging – became available; isotope techniques cannot compete with these in terms of spatial resolution, specificity of findings, and time required per investigation. For oncological applications also, the strength of PET does not lie in the imaging of the morphological changes in the brain, but in the demonstration of the changed metabolism, altered distribution, and specific degradation of drugs and selective incorporation of metabolic substrates into tumor tissue.

11.1 Spezifische Tumormarker

11.1 Specific Tumor Markers

Als spezifische Tumormarker wurden markierte Nukleotide als Bausteine der Ribonukleinsäuren, z.B. ^{18}F-5-Fluorouridin, eingesetzt und damit die Proliferationsrate und das Ansprechen auf Chemotherapeutika in experimentellen Tumoren bestimmt (Crawford et al. 1982). Auch spezifische Antikörper können mit positronenemittierenden Nukliden, z.B. ^{68}Ga oder ^{55}Co, markiert und damit Tumoren selektiv dargestellt werden, doch ist auch dieses Verfahren noch nicht über das experimentelle Entwicklungsstadium hinaus (Beaney 1984). Weiter entwickelt und bereits in klinischer Anwendung sind markierte Zytostatika, womit einerseits der Tumor dargestellt, andererseits auch die spezielle Anreicherung des Chemotherapeutikums am Ort seiner erwünschten Wirksamkeit demonstriert werden kann. Von den verfügbaren Chemotherapeutika (z.B. ^{55}Co-Bleomycin, ^{75}Bromöstradiol) wurde für Studien an Hirntumoren ^{11}C- oder ^{13}N-markiertes BCNU herangezogen.

Labeled nucleotides, e.g., [^{18}F]5-fluorouridine, as building blocks of ribonucleic acids, have been used as specific tumor markers, and the proliferation rate and response to chemotherapeutics have been determined in experimental tumors (Crawford et al. 1982). Specific antibodies, and thus tumors, can also be selectively labeled with positron-emitting nuclides, e.g., ^{68}Ga or ^{55}Co, although this technique has not yet advanced beyond the experimental development stage (Beaney 1984). Labeled cytostatics are more highly developed and are already being used in clinical practice; these allow both tumor labeling and demonstration of specific accumulation of the chemotherapeutic at the desired site of action. Of the available labeled chemotherapeutics (e.g., [^{55}Co]bleomycin, ^{75}bromoestradiol), ^{11}C- and ^{13}N-labeled BCNU have been used for studies in brain tumors.

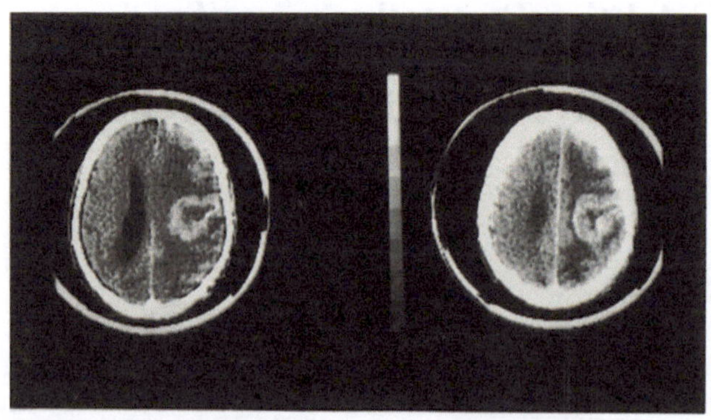

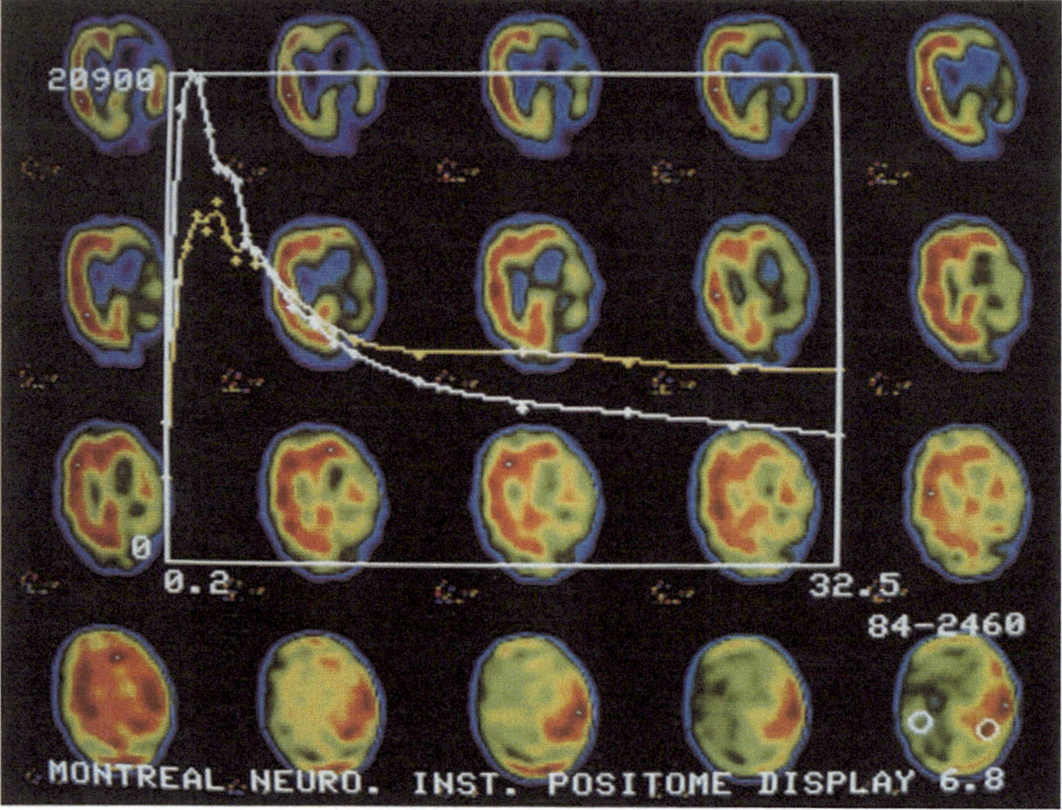

Abb. 121 *(11.2)*. Glioblastom rechts parietal bei einem 69jährigen Patienten. Nach i.v. Injektion von ^{11}C-BCNU zeigt sich eine Perfusionsverzögerung in der rechten Hemisphäre, in den späteren Aufnahmen (bis 32,5 min) reichert sich die Radioaktivität im Tumor an. Die verminderte Perfusion und vermehrte Anreicherung werden in den Zeit-Aktivitäts-Kurven (gelb: Tumor, weiß: korrespondierende kontralaterale Region) deutlich. (Y.L. Yamamoto, Montreal)

Fig. 121 *(11.2)*. Right parietal glioblastoma in a 69-year-old patient. After i.v. injection of [^{11}C]BCNU a delay in perfusion is apparent in the right hemisphere, and in the later scans (up to 32.5 min) the radioactivity accumulates in the tumor. The decreased perfusion and increased accumulation become clear in the time – activity curve (*yellow*, tumor; *white*, corresponding contralateral region). (Courtesy of Y.L. Yamamoto, Montreal)

Abb. 122a–d *(11.2)*. Mischgliom Grad IV links parieto-okzipital (**a**) bei einer 67jährigen Patientin: Nach i.v. Gabe reichert sich ^{11}C-BCNU im Tumor im Vergleich zum normalen Hirngewebe deutlich an (**b**). Durch Injektion von ^{11}C-BCNU über einen selektiven Katheter direkt in den Tumor werden hohe Wirkspiegel im Vergleich zum normalen Gewebe erreicht (**c**); die therapeutische BCNU-Gabe erfolgte über diesen Katheter. 4 Wochen nach intraarterieller BCNU-Therapie zeigt das CT fast vollkommene Rückbildung des Tumors (**d**). (Y.L. Yamamoto, Montreal)

Fig. 122a–d *(11.2)*. Grade IV left parieto-occipital mixed ▷ glioma (**a**) in a 67-year-old female patient: After i.v. administration [^{11}C]BCNU accumulates clearly in the tumor more than in normal brain tissue (**b**). Following, injection of [^{11}C]BCNU directly into the tumor through a selective catheter, higher active ingredient levels are obtained than in normal tissue (**c**), and therapeutic BCNU administration was performed through this catheter. At 4 weeks after intraarterial BCNU therapy CT shows almost complete involution of the tumor (**d**). (Courtesy of Y.L. Yamamoto, Montreal)

112

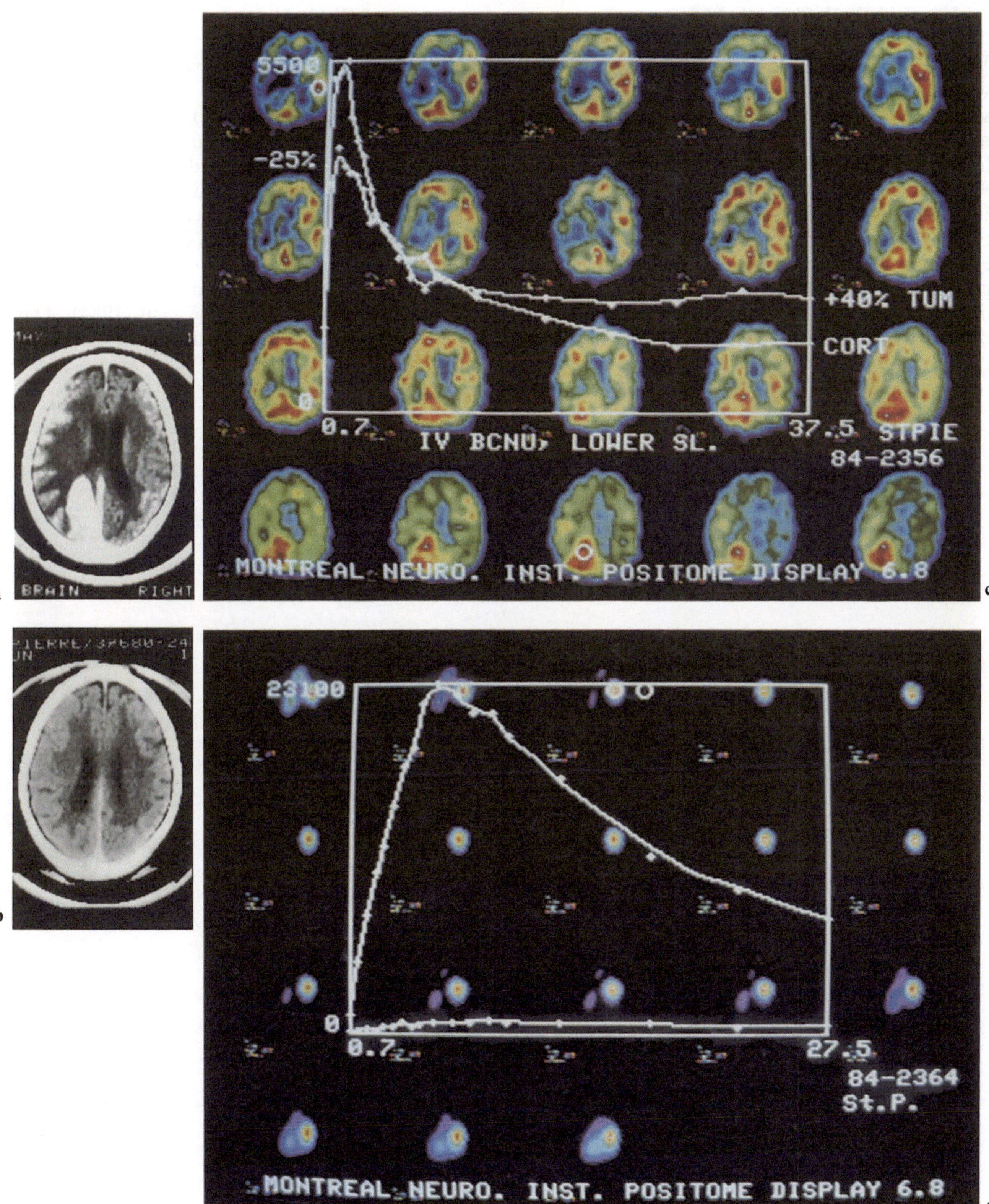
5500
-25%
+40% TUM
CORT
0.7
IV BCNU, LOWER SL.
37.5 STPIE
84-2356
MONTREAL NEURO. INST. POSITOME DISPLAY 6.8
BRAIN RIGHT
PIERRE/SP680-24
23100
0.7
27.5
84-2364
St.P.
MONTREAL NEURO. INST. POSITOME DISPLAY 6.8

11.2 [^{11}C]-BCNU
(1,3,Bis(2-Chloräthyl)Nitrosurea)

^{11}C-BCNU (1,3,Bis(2-Chloraethyl)Nitrosurea) wird mit Hilfe von ^{11}C-Phosgen (^{11}COCl$_2$) (Diksic et al. 1982) dargestellt. Als lipoidlösliches Chemotherapeutikum wird BCNU in der Behandlung von malignen hirneigenen Tumoren und von Hirnmetastasen solider Neoplasmen eingesetzt. Untersuchungen der Pharmakokinetik von ^{11}C-BCNU haben gezeigt, daß die Radioaktivität in Hirntumoren im Vergleich zum normalen Hirngewebe angereichert und retiniert und daß BCNU im Tumorgewebe zu wirksamen Zwischenprodukten abgebaut wird (Diksic et al. 1984). Die Anreicherung ist dabei nicht von der Durchblutung abhängig.

11.2 [^{11}C]BCNU
(1,3,Bis(2-chloroethyl)nitrosurea)

[^{11}C]1,3,bis(2-chloroethyl)nitrosurea (BCNU) is obtained with the aid of [^{11}C]phosgene (^{11}COCl$_2$) (Diksic et al. 1982). As a lipid-soluble chemotherapeutic, BCNU is used for the therapy of malignant brain tumors and of cerebral metastases of solid neoplasms. Studies on the pharmacokinetics of [^{11}C]BCNU have shown that the radioactivity in brain tumors is enriched and retained in relation to normal brain tissue, and that BCNU is degraded in the tumor tissue to active intermediate products (Diksic et al. 1984). This accumulation is not dependent on the blood circulation.

12 PET und andere bildgebende Verfahren

12 PET and Other Imaging Techniques

Trotz des hohen apparativen und personellen Aufwands nimmt die PET eine wichtige Stellung innerhalb der computergestützten bildgebenden Verfahren ein, da sie Einblicke in die Physiologie und Pathologie des menschlichen Gehirns gewährt, die derzeit mit keiner anderen Technologie möglich sind. Im Gegensatz zu PET stellen Röntgen-Computer-Tomographie und Kernspin-Tomographie („magnetic resonance imaging", MRI), solange diese Methode auf der Resonanz der Protonen beruht, mit hohem Auflösungsvermögen den Aufbau des Gewebes und pathologische Veränderungen der Morphologie dar, während physiologische Parameter mit diesen Verfahren nur im begrenzten Ausmaß (Durchblutungsbestimmung mit Xenon-CT, Meyer et al. 1981; Gur et al. 1982; Möglichkeit von Flußstudien in großen Gefäßen mit MRI, Mills et al. 1983) quantifiziert und sichtbar gemacht werden können. Die bildhafte Darstellung der Verteilung stabiler Isotope mit ungerader Masse mittels MRI ist nur für wenige Elemente technisch realisierbar, und die Bildqualität leidet an der niederen Konzentration dieser Isotope im Vergleich zu Protonen, wodurch ein schlechtes Signal-Rausch-Verhältnis die Messung dieser Kerne nur in großen Gewebsvolumina erlaubt. Am weitesten entwickelt ist die bildliche Darstellung der Verteilung von ^{23}Na, womit Verschiebungen in der extra-intrazellulären Natriumkonzentration erkannt und fokale Durchblutungsstörungen in frühen Stadien des ischämischen Insults dargestellt werden können (Hilal et al. 1985). Große Hoffnungen werden in die Nachweisbarkeit von ^{31}P durch Magnetresonanz gesetzt: ^{31}P ist Bestandteil der energiereichen Phosphate (ATP, ADP, CrP). Die Konzentration dieser Verbindungen und des anorganischen Phosphats kann durch unterschiedliche „peaks" spektrometrisch bestimmt werden. Regionale Messungen der Konzentrationen dieser Verbindungen und des pH-Wertes, der aus einer Verschiebung des „peak" für anorganisches Phosphat indirekt ermittelt werden kann (Bendel et al. 1980), mittels Nuklearmagnettopospektroskopie sind nach Abschluß laufender Entwicklungen zu erwarten, doch wird die räumliche Auf-

Although very demanding in terms of equipment and personnel, PET occupies an important position among the computer-assisted imaging techniques, since it provides insights into the physiology and pathology of the human brain which at present are not possible with any other technology. In contrast to PET, x-ray computed tomography and magnetic resonance imaging – insofar as it is based on the resonance of protons – demonstrate the structure of tissue and pathologic changes in morphology with high resolution, while physiological parameters can be quantified and visualized only to a very limited degree with such methods (blood flow determination with xenon CT, Meyer et al. 1981; Gur et al. 1982; possibility of flow studies in large vessels with MRI, Mills et al. 1983). The visual demonstration of the distribution of stable isotopes with uneven mass by means of MRI is only technically feasible for a small number of elements, and the image quality suffers from the lower concentration of these isotopes than of protons, as a result of which a poor signal:noise ratio permits measurement of these nuclei only in large volumes of tissue. The most highly developed of these techniques is the visual demonstration of the distribution of ^{23}Na, by means of which shifts in the extra-/intracellular sodium concentration can be recognized and focal blood flow disturbances in the early stages of ischemic insult can be demonstrated (Hilal et al. 1985). Great hopes are being placed in the detectability of ^{31}P by magnetic resonance: ^{31}P is a component of the high-energy phosphates (ATP, ADP, CrP). The concentration of these compounds and of inorganic phosphate can be determined on the basis of different peaks in spectrometry. Regional measurements of the concentrations of these compounds and of the pH, which can be determined indirectly from a shift in the peak for inorganic phosphate (Bendel et al. 1980), by means of nuclear magnetic topospectroscopy can be expected on completion of current developments, although the spatial resolution of these techniques will probably be limited (Welch et al. 1985; Kogure et al. 1985). The development of suitable models and improvement

lösung dieser Verfahren wahrscheinlich begrenzt sein (Welch et al. 1985; Kogure et al. 1985). Auch für die Markierung organischer Verbindungen, z.B. der Glukose, mit ^{13}C und Quantifizierung der Verteilung dieser Substrate mittels MRI (Reo et al. 1984), und für den Einsatz ^{19}F-markierter Tracer (McFarland et al. 1985) für Stoffwechsel- und Durchblutungsstudien muß die Entwicklung geeigneter Modelle und die Verbesserung der Signalverarbeitung abgewartet werden (Kaufmann u. Crooks 1983, Budinger u. Lauterbur 1984).

Das einfachere nuklearmedizinische tomographische Verfahren, die Single-Photon-Emissions-Computer-Tomographie (SPECT), ist in seiner Aussagekraft noch dadurch begrenzt, daß wegen der Schwierigkeiten in der Korrektur für Abschwächung und Streuung die Konzentration des Tracers im Gewebsvolumen nicht exakt gemessen werden kann. Die verfügbaren Techniken ermöglichen daher nur semiquantitative Bestimmungen der regionalen Hirndurchblutung (Kuhl et al. 1982; v. Schulthess et al. 1985). Eine Ausnahme stellt lediglich die dynamische SPECT mit ^{133}Xe unter Verwendung eines speziellen Detektorsystems dar, mit der die Hirndurchblutung bei allerdings sehr begrenzter räumlicher Auflösung in Absolutwerten bestimmt werden kann (Lassen et al. 1981). Substrate zur Darstellung des Hirnstoffwechsels, die mit konventionellen Gammastrahlern markiert sind, stehen noch nicht zur Verfügung. Ein wichtiger Ansatz für Rezeptorstudien mit SPECT ist die Entwicklung eines mit ^{99m}Tc-markierten Liganden für Azetylcholinrezeptoren, mit dem erste Verteilungsstudien beim Menschen publiziert worden sind (Eckelmann et al. 1984).

Die PET ist in ihrer Stellung zu den anderen bildgebenden Verfahren daher eine wichtige, vor allem für die Forschung eingesetzte Methode. Ihre etablierten Anwendungsgebiete sind noch nicht ausgeschöpft, neue Einsatzmöglichkeiten ergeben sich durch die Entwicklung weiterer markierter Verbindungen und entsprechender Quantifizierungsmodelle, um andere Stoffwechselwege oder die Verteilung weiterer Rezeptoren und Pharmaka im Gehirn zu studieren. Da prinzipiell alle organischen Verbindungen durch die verfügbaren kurzlebigen Positronenemittierenden Nuklide markiert werden können, sind die Einsatzbereiche der PET derzeit nicht abgrenzbar.

of signal processing (Kaufmann and Crooks 1983; Budinger and Lauterbur 1984) to allow labeling of organic compounds, such as glucose, with ^{13}C and quantification of the distribution of these substrates by means of MRI (Reo et al. 1984), and the use of ^{19}F-labeled tracers (McFarland et al. 1985) for metabolism and blood flow studies will also take some time.

The simpler nuclear medical tomographic technique, single photon emission computed tomography (SPECT), is still limited in its information value by the fact that difficulties in correcting for attenuation and scatter of the concentration of tracer in the tissue volume prevent exact measurements. The available techniques therefore allow only semiquantitative determinations of regional cerebral blood flow (Kuhl et al. 1982; von Schulthess et al. 1985). The only exception to this is dynamic SPECT with ^{133}Xe, which incorporates a special detector system by means of which CBF can be determined in absolute values, although still with very limited spatial resolution (Lassen et al. 1981). Substrates labeled with conventional gamma emitters for demonstration of cerebral metabolism are not yet available. An important advance in the direction of receptor studies with SPECT is the development of a ligand labeled with ^{99m}Tc for acetylcholine receptors, with which the first human distribution studies have been performed (Eckelmann et al. 1984).

In relation to the other imaging techniques, PET is therefore an important method, which is used principally in research. Its established applications have not yet been exhausted, and new applications are being discovered through the development of further labeled compounds and corresponding quantification models as a means of studying different metabolism routes or the distribution of other receptors and drugs in the brain. Since theoretically all organic compounds can be labeled with the available short-lived positron-emitting nuclides, the potential applications of PET cannot yet be fully delimited.

Literaturhinweise

References

Kapitel 1/Chapter 1

Baron JC, Rougemont D, Soussaline F, Bustany P, Crouzel C, Bousser MG, Comar D (1984) Local interrelationships of cerebral oxygen consumption and glucose utilization in normal subjects and in ischemic stroke patients: A positron tomography study. J Cereb Blood Flow Metab 4:140–149

Barrio JR (1983) Biochemical parameters on radiopharmaceutical design. In: Heiss WD, Phelps ME (eds) Positron emission tomography of the brain. Springer, Berlin Heidelberg New York, pp 65–76

Bohm C, Eriksson L, Bergström M, Litton J, Sundman R, Singh M (1978) A computer assisted ringdetector positron camera system for reconstruction tomography of the brain. IEEE Trans Nucl Sci NS 25:624–637

Brownell GL, Burnham CA, Chesler DA et al. (1977) Transverse section imaging of radionuclide distributions in heart, lung and brain. In: Ter-Pogossian MM, Phelps ME, Brownell GL (eds) Reconstruction tomography in diagnostic radiology and nuclear medicine. University Park Press, Baltimore, pp 293–306

Bustany P, Henry JF, Sargent T, Zarifian E, Cabanis E, Collard P, Comar D (1983) Local brain protein metabolism in dementia and schizophrenia: In vivo studies with ^{11}C-L-methionine and positron emission tomography. In: Heiss WD, Phelps ME (eds) Positron emission tomography of the brain. Springer, Berlin Heidelberg New York, pp 208–211

Cho ZH, Chan JK, Eriksson L (1976) Circular ring transverse axial positron camera for 3-dimensional reconstruction of radionuclides distribution. IEEE Trans Nucl Sci 23:613–622

Derenzo SE, Budinger TF, Cahoon JL, Greenberg WL, Huesman RH, Vuletich T (1979) The Donner 280 crystal high resolution positron tomograph. IEEE Trans Nucl Sci NS 26:2790–2793

Eriksson L, Bohm C, Kesselberg M et al. (1982) A four ring camera system for emission tomography of the brain. IEEE Trans Nucl Sci NS 29:539–543

Garnett ES, Firnau G, Nahmias C (1983) Dopamine visualized in the basal ganglia of living man. Nature 305:137–138

Gjedde A, Wienhard K, Heiss WD, Kloster G, Diemer NH, Herholz K, Pawlik G (1985) Comparative regional analysis of 2-fluorodeoxyglucose and methylglucose uptake in brain of four stroke patients. J Cereb Blood Flow Metab 5:163–178

Gur D, Wolfson SK, Yonas H et al. (1982) Progress in cerebrovascular disease: Local cerebral blood flow by Xenon enhanced. CT. Stroke 13:750–758

Hawkins RA, Phelps ME, Huang SC, Kuhl DE (1981) Effect of ischemia on quantification of local cerebral glucose metabolic rate in man. J Cereb Blood Flow Metab 1:37–51

Hoffman EJ, Phelps ME, Huang SC, Kuhl DE (1981) A new tomograph for quantitative positron emission computed tomography of the brain. IEEE Trans Nucl Sci 28:99–103

Hounsfield GN (1973) Computerized transverse axial scanning (tomography). I: Description of system. Br J Radiol 46:1016–1022

Huang SC, Phelps ME, Hoffman EJ, Sideris K. Selin CJ, Kuhl DE (1980) Noninvasive determination of local cerebral metabolic rate of glucose in man. Am J Physiol 238:E69–E82

Ido T, Wan CN, Fowler JS, Wolf AP (1977) Fluorination with F_2. A convenient synthesis of 2-deoxy-2-fluoro-D-glucose. J Org Chem 42:2341–2342

Kuhl DE, Edwards RQ (1963) Image separation radioisotope scanning. Radiology 80:653–661

Kuhl DE, Edwards RQ, Ricci AR, Reivich M (1973) Quantitative section scanning using orthogonal tangent correction. J Nucl Med 14:196–200

Kuhl DE, Reivich M, Alavi A, Nyary I, Staum MM (1975) Local cerebral blood volume determined by three-dimensional reconstruction of radionuclide scan data. Circ Res 36:610–619

Kuhl DE, Edwards RQ, Ricci AR, Yacob RJ, Mich TJ, Alavi A (1976) The mark IV system for radionuclide computed tomography of the brain. Radiology 121:405–413

Muehllehner G, Buchin MP, Dudek JH (1976) Performance parameters of a positron imaging camera. IEEE Trans Nucl Sci 23:528–537

Phelps ME, Hoffman EJ, Mullani NA, Ter-Pogossian MM (1975) Application of annihilation coincidence detection to transaxial reconstruction tomography. J Nucl Med 16:210–224

Phelps ME, Hoffman EJ, Huang SC, Kuhl DE (1978) ECAT: A new computerized tomographic imaging system for positron emitting radiopharmaceuticals. J Nucl Med 19:635–647

Raichle ME, Larson KB, Phelps ME, Grubb RL, Welch MJ, Ter-Pogossian MM (1975) In vivo measurement of brain glucose transport and metabolism employing glucose-^{11}C. Am J Physiol 228:1936–1948

Rankowitz S, Robertson JS, Higinbotham WA, Niell AM (1962) Positron scanner for locating brain tumors. IRE Int Conv Rec 9:49–56

Reivich M, Kuhl D, Wolf A et al. (1979) The (^{18}F)-fluorodeoxyglucose method for the measurement of local cerebral glucose utilization in man. Circ Res 44:127–137

Sokoloff L, Reivich M, Kennedy C et al. (1977) the (^{14}C)-deoxyglucose method for the measurement of local cerebral glucose utilization: Theory, procedure, and normal values in the conscious and anesthetized albino rat. J Neurochem 28:897–916

Syrota A, Castaing M, Rougemont D, Berridge M, Baron JC, Bousser MG, Pocidalo JJ (1983) Tissue acid-base balance and oxygen metabolism in human cerebral infarction studied with positron emission tomography. Ann Neurol 14:419–428

Ter-Pogossian MM, Phelps ME, Hoffman EJ, Mullani NA (1975) A positron-emission transaxial tomograph for nuclear imaging (PETT). Radiology 114:89–98

Ter-Pogossian MM, Mullani NA, Hood J, Higgins CS, Currie CM (1978a) A multislice positron emission computed tomograph (PETT IV) yielding transverse and longitudinal images. Radiology 128:477–484

Ter-Pogossian MM, Mullani NA, Hood J, Higgins CS, Ficke DC (1978b) Design considerations for a positron emission transverse tomograph (PETT V) for imaging of the brain. J Comput Assist Tomogr 2:539–544

Ter-Pogossian MM, Mullani NA, Ficke DC, Markham J, Snyder DL (1981) Photon time-of-flight-assisted positron emission tomography. J Comput Assist Tomogr 5:227–239

Ter-Pogossian MM, Ficke DC, Hood JT Sr, Yamamoto M, Mullani NA (1982) PETT VI: A positron emission tomograph utilizing cesium fluoride scintillation detectors. J Comput Assist Tomogr 6:125–133

Thompson CJ, Yamamoto L, Meyer E (1979) Positome II: A high efficiency positron imaging device for dynamic brain studies. IEEE Trans Nucl Sci 26:583–589

Wagner HN jr, Burns HD, Dannals RF et al. (1983) Imaging dopamine receptors in the human brain by positron tomography. Science 221:1264–1266

Welch MJ (ed) (1977) Radiopharmaceuticals and other compounds labeled with short lived radionuclides. Pergamon, Oxford

Wienhard K, Pawlik G, Herholz K, Wagner R, Heiss WD (1985) Estimation of local cerebral glucose utilization by positron emission tomography of (^{18}F)2-fluoro-2-deoxy-D-glucose: A critical appraisal of optimization procedures. J Cereb Blood Flow Metab 5:115–125

Wise RJS, Rhodes CG, Gibbs JM, Hatazawa J, Palmer T, Frackowiak RSJ, Jones T (1983) Disturbance of oxidative metabolism of glucose in recent human cerebral infarcts. Ann Neurol 14:627–637

Wolf AP, Fowler JS (1983) Labeled compounds for positron emission tomography. In: Heiss WD, Phelps ME (eds) Positron emission tomography of the brain. Springer, Berlin Heidelberg New York, pp 52–64

Yamamoto YL, Thompson CJ, Meyer E, Robertson JS, Feindel W (1977) Dynamic positron emission tomography for study of cerebral hemodynamics in a cross section of the head using positron-emitting ^{68}GA-EDTA and ^{77}Kr. J Comput Assist Tomogr 1:43–56

Kapitel 2/Chapter 2

Jones SC, Alavi A, Christman D, Montaner I, Wolf AP, Reivich M (1982) The radiation dosimetry of 2-(F^{18})fluoro-2-deoxy-D-glucose in man. J Nucl Med 23:613–617

Litton J, Bergström M, Eriksson L, Bohm C, Blomqvist G, Kesselberg M (1984) Performance study of the PC-384 positron camera system for emission tomography of the brain. J Comput Assist Tomogr 8:74–87

Wolf AP, Fowler JS (1983) Labeled compounds for positron emission tomography. In: Heiss WD, Phelps ME (eds) Positron emission tomography of the brain. Springer, Berlin Heidelberg New York, pp 52–64

Yamamoto YL, Meyer E, Menon D, Roland P, Diksic M (1983) Regional cerebral blood flow measurement and dynamic positron emission tomography. In: Heiss WD, Phelps ME (eds) Positron emission tomography of the brain. Springer, Berlin Heidelberg New York, pp 78–84

Kapitel 3/Chapter 3

Barrio JR (1983) Biochemical parameters in radiopharmaceu-

tical design. In: Heiss WD, Phelps ME (eds) Positron emission tomography of the brain. Springer, Berlin Heidelberg New York, pp 65–76

Langström B, Lundquist H (1976) The preparation of ^{11}C-methyl-jodide and its use in the synthesis of ^{11}C-methyl-L-methionine. Int J Appl Radiat Isotopes 27:357–363

Stöcklin G (1984) Spezielle Syntheseverfahren mit kurzlebigen Radionukliden und Qualitätskontrolle. Handbuch der medizinischen Radiologie, Bd. XV/1 B, Kurzlebige Zyklotron-produzierte Radiopharmaka. Springer, Berlin Heidelberg New York, in press

Stöcklin G, Wolf AP (eds) (1984) Radiochemistry related to life-science. Oldenbourg, München

Wolf AP, Fowler JS (1983) Labeled compounds for positron emission tomography. In: Heiss WD, Phelps ME (eds) Positron emission tomography of the brain. Springer, Berlin Heidelberg New York, pp 52–64

Kapitel 4/Chapter 4

Ericson K, Bergström M, Eriksson L, Hatam A, Greitz T, Söderström CE, Widén L (1981) Positron emission tomography with ^{68}Ga-EDTA compared with transmission computed tomography in the evaluation of brain infarcts. Acta Radiol 22:385–398

Herholz K, Seldon L, Pawlik G, Wienhard K, Beil C, Heiss WD (1985) Kinetics of ^{68}-Gallium-EDTA in normal and pathologic human brain tissue measured by PET. J Nucl Med, in press

Ilsen HW, Sato M, Pawlik G, Herholz K, Wienhard K, Heiss WD (1984) (^{68}Ga)-EDTA positron emission tomography in the diagnosis of brain tumors. Neuroradiology 26:393–398

Lambrecht RM (1983) Radionuclide generators. Radiochem Acta 34:9–24

Moerlein SM, Welch MJ (1981) The chemistry of Gallium and Indium as related to radiopharmaceutical production. Int J Nucl Med Biol 8:277–287

Yen CK, Yano Y, Budinger TF, Friedland RP, Derenzo SE, Huesman RH, O'Brien HA (1982) Brain tumor evaluation using Rb-82 and positron emission tomography. J Nucl Med 23:532–537

Kapitel 5/Chapter 5

Ackerman RH, Correia JA, Alpert NM et al. (1981) Positron imaging in ischemic stroke disease using compounds labeled with oxygen 15. Initial results of clinicophysiologic correlations. Arch Neurol 38:537–543

Baron JC, Bousser MG, Comar D, Soussaline F, Castaigne P (1981a) Non-invasive tomographic study of cerebral blood flow and oxygen metabolism in vivo: Potentials, limitations and clinical applications in cerebral ischemic disorders. Eur Neurol 20:273–284

Baron JC, Bousser MG, Rey A, Guillard A, Comar D, Castaigne P (1981b) Reversal of focal "misery-perfusion syndrome" by extra-intracranial arterial bypass in hemodynamic cerebral ischemia. A case study with ^{15}O positron emission tomography. Stroke 12:454–459

Baron JC, Bousser MG, Comar D, Castaigne P (1981c) "Crossed cerebellar diaschisis" in human supratentorial brain infarction. Trans Am Neurol Ass 105:459–461

Clark JC, Buckingham P (eds) Short lived radioactive gases for clinical use. Butterworths, London

Fox PT, Mintun MA, Raichle ME, Herscovitch P (1984) A noninvasive approach to quantitative functional brain mapping with H$_2$^{15}O and positron emission tomography. J Cereb Blood Flow Metab 4:329–333

Frackowiak RSJ, Lenzi GL, Jones T, Heather JD (1980)

Quantitative measurement of regional cerebral blood flow and oxygen metabolism in man using ^{15}O and positron emission tomography: Theory, procedure and normal values. J Comput Assist Tomogr 4:727–736

Frackowiak RSJ, Pozzilli C, Legg NJ, DuBoulay GH, Marshall J, Lenzi GL, Jones T (1981) Regional cerebral oxygen supply and utilization in dementia. A clinical and physiological study with oxygen-15 and positron tomography. Brain 104:753–778

Gibbs JM, Wise RJS, Leenders KL, Jones T (1984) Evaluation of cerebral perfusion reserve in patients with carotid-artery occlusion. Lancet I:310–314

Herscovitch P, Markham J, Raichle ME (1983) Brain blood flow measured with intravenous $H_2^{15}O$. I. Theory and error analysis. J Nucl Med 24:782–789

Huang SC, Carson RE, Hoffman EJ, Carson J, MacDonald N, Barrio JR, Phelps ME (1983) Quantitative measurement of local cerebral blood flow in humans by positron computed tomography and ^{15}O-water. J Cereb Blood Flow Metab 3:141–153

Jones T, Chesler DA, Ter-Pogossian MM (1976) The continuous inhalation of oxygen-15 for assessing regional oxygen extraction in the brain of man. Br J Radiol 49:339–343

Lammertsma AA, Jones T (1983) Correction for the presence of intravascular oxygen-15 in the steady-state technique for measuring regional oxygen extraction ratio in the brain. 1. Description of the method. J Cereb Blood Flow Metab 3:416–424

Lassen NA (1966) The luxury-perfusion syndrome and its possible relation to acute metabolic acidosis localized within the brain. Lancet II:1113–1115

Lebrun-Grandié P, Baron JC, Soussaline F, Loch'h C, Sastre J, Bousser MG (1983) Coupling between regional blood flow and oxygen utilization in the normal human brain. A study with positron tomography and oxygen 15. Arch Neurol 40:230–236

Leenders KL, Gibbs JM, Frackowiak RSJ, Lammertsma AA, Jones T (1984) Positron emission tomography of the brain: New possibilities for the investigation of human cerebral pathophysiology. Prog Neurobiol 23:1–38

Lenzi GL, Frackowiak RSJ, Jones T (1982) Cerebral oxygen metabolism and blood flow in human cerebral ischemic infarction. J Cereb Blood Flow Metab 2:321–335

Perlmutter JS, Raichle ME (1984) Pure hemidystonia with basal ganglion abnormalities on positron emission tomography. Ann Neurol 15:228–233

Phelps ME, Huang SC, Hoffman EJ, Kuhl DE (1979) Validation of tomographic measurement of cerebral blood volume with C-11 labeled carboxyhemoglobin. J Nucl Med 20:328–334

Powers WJ, Grubb RL jr, Raichle ME (1984) Physiological responses to focal cerebral ischemia in humans. Ann Neurol 16:546–552

Raichle ME, Grubb RL, Gado MH, Eichling JO, Ter-Pogossian MM (1976) Correlation between regional cerebral blood flow and oxidative metabolism. Arch Neurol 33:523–526

Reiman EM, Raichle ME, Butler FK, Herscovitch P, Robins E (1984) A focal brain abnormality in panic disorder, a severe form of anxiety. Nature 310:683–685

Ter-Pogossian MM, Eichling JO, Davis DO, Welch MJ, Metzger JM (1969) The determination of regional cerebral blood flow by means of water labeled with radioactive oxygen-15. Radiology 93:31–40

Ter-Pogossian MM, Eichling JO, Davis DO, Welch MJ (1970) The measure in vivo of regional cerebral oxygen utilization by means of oxyhemoglobin labeled with radioactive oxygen-15. J Clin Invest 49:381–391

Volpe JJ, Herscovitch P, Perlman JM, Raichle ME (1983) Positron emission tomography in the newborn: Extensive impairment of regional cerebral blood flow with intraventricular hemorrhage and hemorrhagic intracerebral involvement. Pediatrics 72:589–601

Wise JS, Bernardi S, Frackowiak RSJ, Legg NJ, Jones T (1983) Serial observations on the pathophysiology of acute stroke. Brain 106:197–222

Kapitel 6/Chapter 6

Diksic M, Galinier JL, Marshall H, Yaffe L (1979) Preparation of carrier-free Kr by (p,xn) reactions on natural bromine. Int J Appl Radiat Isot 28:885–888

He Y, Qaim SM, Stöcklin G (1982) Excitation functions for ^{3}He-particle induced nuclear reactions on ^{76}Se, ^{77}Se and ^{nat}Se: Possibilities of production of ^{77}Kr. Int J Appl Radiat Isot 33:13–19

Holden JE, Gatley SJ, Hichwa RD, Ip WR, Shaughnessy WJ, Nickles RJ, Polcyn RE (1981) Cerebral blood flow using PET measurements of fluoromethane kinetics. J Nucl Med 22:1084–1088

Gatley SJ, Hichwa RD, Shaughnessy WJ, Nickles RJ (1981) ^{18}F-labeled lower fluoro alkanes: Reactor-produced gaseous physiological tracers. Int J Appl Radiat Isot 32:211–214

Koeppe RA, Holden JE, Polcyn RE, Nickles RJ, Gutchins GD, Weese JL (1985) Quantitation of local cerebral blood flow and partition coefficient without arterial sampling: Theory and validation. J Cereb Blood Flow Metab 5:214–223

Kuhl DE, Phelps ME, Howell AP, Metter EJ, Selin C, Winter J (1980) Effects of stroke on local cerebral metabolism and perfusion: Mapping by emission computed tomography of ^{18}FDG and ^{13}NH$_3$. Ann Neurol 8:47–60

Phelps ME, Huang SC, Hoffman EJ, Selin C, Kuhl DE (1981) Cerebral extraction of N-13 ammonia: Its dependence on cerebral blood flow and capillary permeability – surface area product. Stroke 12:607–619

Straatmann MG (1977) A look at ^{13}N and ^{15}O radiopharmaceuticals. Int J Appl Radiat Isot 28:13–20

Wagner R (1984) A fast, high-yield synthesis of ^{18}F-fluoromethane from ^{18}F-F$_2$. J Lab Comp Radiopharm 21:1229–1230

Yamamoto YL, Thompson CJ, Meyer E, Robertson JS, Feindel W (1977) Dynamic positron emission tomography for study of cerebral hemodynamics in a cross section of the head using positron-emitting ^{68}Ga-EDTA and ^{77}Kr. J Comput Assist Tomogr 1:43–56

Kapitel 7/Chapter 7

Alavi A, Ferris S, Wolf A et al. (1981) Determination of regional cerebral metabolism in dementia using F-18 deoxyglucose and positron emission tomography. In: Meyer JS, Lechner H, Reivich M, Ott ED, Aranibar A (eds) Cerebral vascular disease. Excerpta Medica, Amsterdam, pp 109–112

Baron JC, Rougemont D, Soussaline F, Bustany P, Crouzel C, Bousser MG, Comar D (1984) Local interrelationships of cerebral oxygen consumption and glucose utilization in normal subjects and in ischemic stroke patients: A positron tomography study. J Cereb Blood Flow Metab 4:140–149

Bida GT, Satyamurthy N, Barrio JR (1984) The synthesis of 2-(F-18)fluoro-2-deoxy-D-glucose using glycals. A reexamination. J Nucl Med 25:1327–1334

Blomqvist G, Bergström K, Bergström M et al. (1985) Models for ^{11}C-glucose. In: Greitz T, Ingvar DH, Widén L (eds) The metabolism of the human brain studied with positron emission tomography. Raven, New York, pp 185–194

Buchsbaum MS, Ingvar DH, Kessler R et al. (1982) Cerebral glucography with positron tomography. Use in normal subjects and in patients with schizophrenia. Arch Gen Psychiatry 39:251–259

DiChiro G, Delapaz RL, Brooks RA et al. (1982) Glucose utilization of cerebral gliomas measured by (^{18}F)fluorodeoxyglucose and positron emission tomography. Neurology 32:1323–1329

Ehrenkaufer RE, Potocki JE, Jewett DM (1984) Simple synthesis of F-18-labeled-2-fluoro-2-deoxy-D-glucose: Concise communication. J Nucl Med 25:333–337

Ehrin E, Westman E, Nilsson SO, Nilsson JLG, Larson CM, Tillberg JE, Malmborg P (1980) A convenient method for production of ^{11}C-labeled glucose. J Label Comp Radiopharm 17:453–461

Engel J, Kuhl DE, Phelps ME (1982) Patterns of human local cerebral glucose metabolism during epileptic seizures. Science 218:64–66

Farkas T, Wolf AP, Jaeger J, Brodie JD, Christman DR, Fowler JS (1984) Regional brain glucose metabolism in chronic schizophrenia. A positron emission transaxial tomographic study. Arch Gen Psychiatry 41:293–300

Foster NL, Chase TN, Fedio P, Patronas NJ, Brooks RA, DiChiro G (1983) Alzheimer's disease: Focal cortical changes shown by positron emission tomography. Neurology (Cleveland) 33:961–965

Gjedde A, Wienhard K, Heiss WD, Kloster G, Diemer NH, Herholz K, Pawlik G (1985) Comparative regional analysis of 2-fluorodeoxyglucose and methylglucose uptake in brain of four stroke patients. J Cereb Blood Flow Metab 5:163–178

Greenberg JH, Reivich M, Alavi A et al. (1981) Metabolic mapping of functional activity in human subjects with the (^{18}F)-fluorodeoxyglucose technique. Science 212:678–680

Hawkins RA, Phelps ME, Huang SC, Kuhl DE (1981) Effect of ischemia on quantification of local cerebral glucose metabolic rate in man. J Cereb Blood Flow Metab 1:37–51

Hawkins RA, Phelps ME, Mazziotta JC, Kuhl DE (1983) A study of Wilson's disease with F-18- FDG and positron tomography. J Cereb Blood Flow Metab 3 [Suppl 1]: S498–S499

Heiss WD, Ilsen HW, Wagner R, Pawlik G, Wienhard K (1983) Remote functional depression of glucose metabolism in stroke and its alteration by activating drugs. In: Heiss WD, Phelps ME (eds) Positron emission tomography of the brain. Springer, Berlin Heidelberg New York, pp 162–168

Heiss WD, Pawlik G, Herholz K, Wagner R, Göldner H, Wienhard K (1984) Regional kinetic constants and cerebral metabolic rate for glucose in normal human volunteers determined by dynamic positron emission tomography of (^{18}F)-2-fluoro-2-deoxy-D-glucose. J Cereb Blood Flow Metab 4:212–223

Heiss WD, Pawlik G, Herholz K, Wagner R, Wienhard K (1985) Regional cerebral glucose metabolism in man during wakefulness, sleep, and dreaming. Brain Res 327:362–366

Ido T, Wan CN, Casella V, Fowler JS, Wolf AP, Reivich M, Kuhl DE (1978) Labeled 2-deoxy-D-glucose analogs. ^{18}F-labeled 2-FDG, 2-FDM and ^{14}C-2-FDG. J Label Comp Radiopharm 14:175–183

Kloster G, Müller-Platz C, Laufer P (1981) 3-^{11}C-methyl-D-glucose. A potential agent for regional cerebral glucose utilization studies: Synthesis, chromatography and tissue distribution in mice. J Label Comp Radiopharm 18:855–863

Kuhl DE, Phelps ME, Kowell AP, Metter EJ, Selin C, Winter J (1980a) Effects of stroke on local cerebral metabolism and perfusion: Mapping by emission computed tomography of ^{18}FDG and ^{13}NH$_3$. Ann Neurol 8:47–60

Kuhl DE, Engel J, Phelps ME, Selin C (1980b) Epileptic patterns of local cerebral metabolism and perfusion in humans determined by emission computed tomography of ^{18}FDG and ^{13}NH$_3$. Ann Neurol 8:348–360

Kuhl DE, Phelps ME, Markham CH, Metter EJ, Riege WH, Winter J (1982) Cerebral metabolism and atrophy in Huntington's disease determined by ^{18}FDG and computed tomographic scan. Ann Neurol 12:425–434

Kuhl DE, Metter EJ, Riege WH, Hawkins RA, Mazziotta JC, Phelps ME, Kling AS (1983) Local cerebral glucose utilization in elderly patients with depression, multiple infarct dementia, and Alzheimer's disease. J Cereb Blood Flow Metab 3 [Suppl 1]:S494–S495

Leon MJ de, Ferris SH, George AE, Reisberg B, Christman Dr, Kricheff II, Wolf AP (1983) Computed tomography and positron emission transaxial tomography evaluations of normal aging and Alzheimer's disease. J Cereb Blood Flow Metab 3:391–394

Levy S, Elmaleh DR, Livni E (1982) A new method using anhydrous ^{18}F-fluoride to radiolabel 2-FDG. J Nucl Med 23:918–922

MacGregor R, Fowler J, Wolf AP, Shiue CJ et al. (1981) A synthesis of 2-deoxy-D-(1-^{11}C)glucose for regional metabolic studies: Concise communication. J Nucl Med 22:800–803

Mazziotta JC, Engel J jr (1984) The use and impact of positron computed tomography scanning in epilepsy. Epilepsia 25 [Suppl 2]:S86–S104

Mazziotta JC, Phelps ME, Miller J, Kuhl DE (1981) Tomographic mapping of human cerebral metabolism: Normal unstimulated state. Neurology 31:503–515

Metter EJ, Riege WH, Kuhl DE, Phelps ME (1984) Cerebral metabolic relationship for selected brain regions in healthy adults. J Cereb Blood Flow Metab 4:1–7

Phelps ME, Huang SC, Hoffman EJ, Selin C, Sokoloff L, Kuhl DE (1979) Tomographic measurement of local cerebral glucose metabolic rate in humans with (F-18)2-fluoro-2-deoxy-D-glucose: Validation of method. Ann Neurol 6:371–388

Phelps ME, Mazziotta JC, Huang SC (1982) Study of cerebral function with positron computed tomography. J Cereb Blood Flow Metab 2:113–162

Phelps M, Mazziotta J, Baxter L, Gerner R (1985) Study design in the investigation of affective disorders: Problems and strategies. In: Greitz T, Ingvar DH, Widén L (eds) The metabolism of the human brain studied with positron emission tomography. Raven, New York, pp 457–470

Raichle ME, Welch MJ, Grubb RL jr, Higgins CS, Ter-Pogossian MM, Larson KB (1978) Measurement of regional substrate utilization rates by emission tomography. Science 199:986–987

Rapoport SI, Duara R, Horwitz B et al. (1983) Brain aging in 40 healthy men: rCMRglc and correlated functional activity in various brain regions in the resting state. J Cereb Blood Flow Metab 3 [Suppl 1]:S484–S485

Reivich M, Kuhl D, Wolf A et al. (1979) The (^{18}F)fluorodeoxyglucose method for the measurement of local cerebral glucose utilization in man. Circ Res 44:127–137

Reivich M, Alavi A, Wolf A et al. (1982) Use of 2-deoxy-D-(1-^{11}C)-glucose for the determination of local cerebral glucose metabolism in humans: Variation within and between subjects. J Cereb Blood Flow Metab 2:307–319

Rougemont D, Baron JC, Collard P, Bustany P, Comar D, Agid Y (1983) Local cerebral metabolic rate of glucose (lCMRGlc) in treated and untreated patients with Parkinson's disease. J Cereb Blood Flow Metab 3 [Suppl 1]: S504–S505

Schwartz M, Duara R, Haxby J et al. (1983) Down's syndrome in adults: brain metabolism. Science 221:781–783

Shiue CY, Wolf AP (1981) The synthesis of 1-(^{11}C)-D-glucose for the measurement of brain glucose metabolism. J Nucl Med 22:P 58

Shiue CY, Salvadori PA, Wolf AP, Fowler JS, MacGregor RP (1982) A new improved synthesis of 2-FDG from ^{18}F-labeled acetylhypofluoride. J Nucl Med 23:899–903

Shiue CY, To KC, Wolf AP (1983) A rapid synthesis of 2-deoxy-2-fluoro-D-glucose from Xenon difluoride suitable for labeling with ^{18}F. J Label Comp Radiopharm 20:157–162

Sodd S, Firnau G, Garnett ES (1983) Radiofluorination with Xenon difluoride: A new high yield synthesis of ^{18}F-2-FDG. Int J Appl Radiat Isot 34:743–745

Sokoloff L, Reivich M, Kennedy C et al. (1977) The ^{14}C-deoxyglucose method for the measurement of local cerebral glucose utilization: Theory, procedure, and normal values in the conscious and anesthetized albino rat. J Neurochem 28:897–916

Tewson TJ (1983) Synthesis of N.C.A. fluorine-18 2-fluoro-2-deoxy-D-glucose. J Nucl Med 24:718–721

Vyska K, Kloster G, Feinendegen LE et al. (1983) Regional perfusion and glucose uptake determination with ^{11}C-methyl-glucose and dynamic positron emission tomography. In: Heiss WD, Phelps ME (eds) Positron emission tomography of the brain. Springer, Berlin Heidelberg New York, pp 169–180

Wienhard K, Pawlik G, Herholz K, Wagner R, Heiss WD (1985) Estimation of local cerebral glucose utilization by positron emission tomography of (^{18}F)2-fluoro-2-deoxy-D-glucose: A critical appraisal of optimization procedures. J Cereb Blood Flow Metab 5:115–125

Wise RJS, Rhodes CG, Gibbs JM, Hatazawa J, Palmer T, Frackowiak RSJ, Jones T (1983) Disturbance of oxidative metabolism of glucose in recent human cerebral infarcts. Ann Neurol 14:627–637

Kapitel 8/Chapter 8

Barrio JR, Keen R, Chugani H, Ackerman R, Chugani DC, Phelps ME (1983a) L-(1-C-11)phenylalanine for the determination of cerebral protein synthesis rates in man with positron emission tomography. J Nucl Med 24:P70

Barrio JR, Keen RE, Ropchan JR, MacDonald NS, Baumgartner FJ, Padgett HC, Phelps ME (1983b) L-(1-^{11}C)Leucine: Routine synthesis by enzymatic resolution. J Nucl Med 24:515–521

Bergström M, Collins VP, Ehrin E et al. (1983) Discrepancies in brain tumor extent as shown by computed tomography and positron emission tomography using (^{68}GA)EDTA, (^{11}C)glucose, and (^{11}C)methionine. J Comput Assist Tomogr 7:1062–1066

Bustany P, Henry JF, Sargent T, Zarifian E, Cabanis E, Collard P, Comar D (1983) Local brain protein metabolism in dementia and schizophrenia: in vivo studies with ^{11}C-L-methionine and positron emission tomography. In: Heiss WD, Phelps ME (eds) Positron emission tomography of the brain. Springer, Berlin Heidelberg New York, pp 208–211

Bustany P, Henry JF, Rotrou J de et al. (1985) Correlations between clinical state and positron emission tomography measurement of local brain protein synthesis in Alzheimer's dementia, parkinson's disease, schizophrenia, and gliomas. In: Greitz T, Ingvar DH, Widén L (eds) The metabolism of the human brain studied with positron emission tomography. Raven, New York, pp 241–249

Comar D, Cartron JC, Maziere M, Moranzano C (1976) Labeling and metabolism of methionine-methyl-^{11}C. Eur J Nucl Med 1:11–14

Fowler JS, Wolf AP (1982) Synthesis of carbon-11, fluoride-18 and nitrogen-13 labeled radiotracers for biomedical applications. NAS-NS 3101, Nat Acad Sci, Nat Res Counc, Nat Techn Inform Serv

Phelps ME, Barrio JR, Huang SC, Keen RE, Chugani H, Mazziotta JC (1984) Criteria for the tracer kinetic measurement of cerebral protein synthesis in humans with positron emission tomography. Ann Neurol 15 [Suppl]:S192–S202

Smith CB, Davidsen L, Deibler G et al. (1980) A method for the determination of local rates of protein synthesis in brain. Trans Am Soc Neurochem 11:94

Washburn LC, Sun TT, Byrd BL et al. (1979) High-level production of ^{11}C carboxyl-labeled amino acids. In: Sorenson JA (ed) Radiopharmaceuticals. Society of Nuclear Medicine, New York, pp 767–777

Kapitel 9/Chapter 9

Berridge M, Comar D, Roeda D, Syrota A (1982) Synthesis and in vivo characteristics of (2-^{11}C)5,5-dimethyloxazolidine-2,4-dione (DMO). Int J Appl Radiat Isot 33:647–651

Brooks DJ, Lammertsma AA, Beaney RP, Leenders KL, Buckingham PD, Marshall J, Jones T (1984) Measurement of regional cerebral pH in human subjects using continuous inhalation of ^{11}CO$_2$ and positron emission tomography. J Cereb Blood Flow Metab 4:458–465

Diksic M (1984) A new, simple, high-yield synthesis of "no carrier added" ^{11}C-labeled DMO. Int J Appl Radiat Isot 35:1035–1038

Ginos JZ, Tilbury RS, Haber MT, Rottenberg DA (1982) Synthesis of (2-^{11}C)5,5-dimethyl-2,4-oxazolidinedione for studies with positron tomography. J Nucl Med 23:255–258

Lassen NA (1966) The luxury-perfusion syndrome and its possible relation to acute metabolic acidosis localized within the brain. Lancet II:1113–1115

Raichle ME (1983) The pathophysiology of brain ischemia. Ann Neurol 13:2–10

Raichle ME, Grubb RL, Higgins CS (1979) Measurement of brain tissue carbon dioxide content in vivo by emission tomography. Brain Res 166:413–417

Rottenberg DA, Ginos JZ, Kearfott KJ, Junck L, Dhawan V, Jarden JO (1985a) In vivo measurement of brain tumor pH using (^{11}C)DMO and positron emission tomography. Ann Neurol 17:70–79

Rottenberg DA, Ginos JZ, Kearfott KJ (1985b) Assessment of regional cerebral acid-base status in man using ^{11}C-dimethyloxazolidinedione and positron emission tomography. In: Greitz T, Ingvar DH, Widén L (eds) The metabolism of the human brain studied with positron emission tomography. Raven, New York, pp 279–284

Siesjö BK (1981) Cell damage in the brain: A speculative synthesis. J Cereb Blood Flow Metab 1:155–185

Syrota A, Castaing M, Rougemont D et al. (1985) Regional tissue pH and oxygen metabolism in human cerebral infarction studied with positron emission tomography. In: Greitz T, Ingvar DH, Widén L (eds) The metabolism of the human brain studied with positron emission tomography. Raven, New York, pp 285–303

Yamamoto YL, Hakim AM, Diksic M et al. (1985) Focal flow disturbances in acute strokes: Effects on regional metabolism and tissue pH. In: Heiss WD (ed) Functional mapping of the brain in vascular disorders. Springer, Berlin Heidelberg New York Tokyo

Kapitel 10/Chapter 10

Baron JC, Comar D, Crouzel C et al. (1983a) Brain regional pharmacokinetics of ^{11}C-labeled diphenylhydantoin and pimozide in man. In: Heiss WD, Phelps ME (eds) Positron emission tomography of the brain. Springer, Berlin Heidelberg New York, pp 212–224

Baron JC, Roeda D, Munari C, Crouzel C, Chodkiewicz JP, Comar D (1983b) Brain regional pharmacokinetics of

[11]C-labeled diphenylhydantoin: Positron emission tomography in humans. Neurology (Cleveland) 33:580–585

Berger G, Mazière M, Prenant C, Sastre J, Syrota A, Comar D (1982) Synthesis of ^{11}C propranolol. J Radioanal Chem 74:301–306

Berridge M, Comar D, Crouzel C, Baron JC (1983) ^{11}C-labeled ketanserin: A selective serotonin S_2 antagonist. J Lab Comp Radiopharm 20:73–78

Burns HD, Dannals RF, Langström B, Ravert HT (1984) 3-N-(^{11}C)methylspiperone, a ligand binding to dopamine receptors: Radiochemical synthesis and biodistribution studies in mice. J Nucl Med 25:1222–1227

Chirakal R, Firnau G, Couse J, Garnett ES (1984) Radiofluorination with ^{18}F-labeled acetyl hypofluorite: (^{18}F)L-6-fluorodopa. Int J Appl Radiat Isot 35:651–653

Diksic M, Farrokhzad S, DiRaddo P (1984) Use of silane for introduction of ^{18}F into organic compounds. J Lab Comp Radiopharm 21:1187–1188

Firnau G, Chirakal R, Garnett ES (1984) Aromatic radiofluorination with (^{18}F)fluorine gas: 6-(^{18}F)fluoro-L-dopa. J Nucl Med 25:1228–1233

Frost JJ, Dannals RF, Duelfer T, Burns HD, Ravert HT, Langström B, Balasubramanian V (1984) In vivo studies of opiate receptors. Ann Neurol 15 [Suppl]:S85–S92

Garnett ES, Firnau G, Nahmias C (1983) Dopamine visualized in the basal ganglia of living man. Nature 305:137–138

Garnett ES, Nahmias C, Firnau G (1984) Central dopaminergic pathways in hemiparkinsonism examined by positron emission tomography. Can J Neurol Sci 11:174–179

Inoue Y, Wagner HN jr, Wong DF et al (1985) Atlas of dopamine receptor images (PET) of the human brain. J Comput Assist Tomogr 9:129–140

Mazière M, Godot JM, Menini C, Berger G, Comar D (1980) Benzodiazépines [11]C: Marquarge et pharmacocinetique in vivo. Int J Nucl Med 7:204

Mazière M, Berger G, Godot JM, Prenant C, Sastre J, Comar D (1983) ^{11}C-methiodide quinuclidinyl benzilate a muscarinic antagonist for in vivo studies of myocardial muscarinic receptors. J Radioanal Chem 76:305–309

Mazière M, Hantraye P, Prenant C, Sastre J, Comar D (1984) RO 15.1788-[11]C: A specific radioligand for the in vivo study of central benzodiazepine receptors by positron emission tomography. Int J Appl Radiat Isot 35:973–976

Mintun MA, Raichle ME, Kilbourn MR, Wooten GF, Welch MJ (1984) A quantitative model for the in vivo assessment of drug binding sites with positron emission tomography. Ann Neurol 15:217–227

Scholl H, Laufer P, Kloster G, Stöcklin G (1982) A potential benzodiazepine receptor-binding radiopharmaceutical for positron emission tomography: 7-([75]Br)-5-(2′-fluorophenyl)-1-methyl-1,3-dihydro-2H-1,4-benzodiazepin-2-one. J Label Comp Radiopharm 19:1294–1295

Soussaline F, Todd-Pokropek AE, Plummer D, Comar D, Loch C, Houle S, Kellershon C (1979) The physical performances of a single slice positron tomographic system and preliminary results in a clinical environment. Eur J Nucl Med 4:237–249

Stöcklin G (1985) Positron-emitter-labeled compounds for probing brain metabolism and functions. Ann Neurol, in press

Wagner HN, Burns HD, Dannals RF et al. (1983) Imaging dopamine receptors in the human brain by positron tomography. Science 221:1264–1266

Wong DF, Wagner HN, Dannals RF et al. (1984) Effects of age on dopamine and serotonin receptors measured by positron tomography in the living human brain. Science 226:1393–1396

Kapitel 11/Chapter 11

Beaney RP (1984) Positron emission tomography in the study of human tumors. Semin Nucl Med 14:324–341

Crawford EJ, Friedkin M, Wolf AP et al. (1982) ^{18}F-5-fluorouridine, a new probe for measuring the proliferation of tissue in vivo. Adv Enzyme 20:3–22

Diksic M, Farrokhzad S, Yamamoto L, Feindel W (1982) Synthesis of "no carrier added" 1,3-bis-(2-chloroethyl)nitrosourea (BCNU). J Nucl Med 23:895–898

Diksic M, Sako K, Feindel W, Kato A, Yamamoto YL, Farrokhzad S, Thompson C (1984) Pharmacokinetics of positron-labeled 1,3-bis(2-chloroethyl)nitrosourea in human brain tumors using positron emission tomography. Cancer Res 44:3120–3124

Kapitel 12/Chapter 12

Bendel P, Lai CM, Lauterbur PC (1980) 31-P spectroscopic zeugmatography of phosphorus metabolites. J Magn Reson 38:343–356

Budinger TF, Lauterbur PC (1984) Nuclear magnetic resonance technology for medical studies. Science 226:288–298

Eckelman WC, Reba RC, Rzeszotarski WJ et al. (1984) External imaging of cerebral muscarinic acetylcholine receptors. Science 223:291–292

Gur D, Wolfson SK, Yonas H et al. (1982) Progress in cerebrovascular disease: Local cerebral blood flow by Xenon enhanced CT. Stroke 13:750–758

Hilal SK, Maudsley AA, Ra JB et al. (1985) In vivo NMR imaging of sodium-23 in the human head. J Comput Assist Tomogr 9:1–7

Kaufmann L, Crooks LE (1983) Realistic expectations for the near term development of clinical NMR imaging. IEEE Trans Med Imag MI 2:57–65

Kogure K, Ohtomo H, Matsui S, Kohno H (1985) Aims on ^{31}P-MRI. In: Heiss WD (ed) Functional mapping of the brain in vascular disorders. Springer, Berlin Heidelberg New York Tokyo

Kuhl DE, Barrio JR, Huang SC, Selin C, Ackermann RF, Lear JL, Wu JL, Lin TH, Phelps ME (1982) Quantifying local cerebral blood flow by N-isopropyl-p-(^{123}I)iodoamphetamine (IMP) tomography. J Nucl Med 23:196–203

Lassen NA, Henriksen L, Paulson O (1981) Regional cerebral blood flow in stroke by [133]Xenon inhalation and emission tomography. Stroke 12:284–288

McFarland E, Koutcher JA, Rosen BR, Teicher B, Brady TJ (1985) In vivo ^{19}F NMR imaging. J Comput Assist Tomogr 9:8–15

Meyer JS, Hayman LA, Amano T et al. (1981) Mapping local blood flow of human brain by CT scanning during stable Xenon inhalation. Stroke 12:426–436

Mills CM, Brant-Zawadzki M, Crooks LE et al. (1983) Nuclear magnetic resonance: Principles of blood flow imaging. Am J Neurorad 4:1161–1166

Reo NV, Ewy CS, Siegfried BA, Ackerman JJ (1984) High-field C-13 NMR-spectroscopy of tissue in vivo – A double-resonance surface-coil probe. J Magn Reson 58:76–84

Schulthess GK von, Ketz E, Schubiger PA, Bekier A (1985) Regional quantitative noninvasive assessment of cerebral perfusion and function with N-isopropyl-(^{123}I)p-iodoamphetamine. J Nucl Med 26:9–16

Welch KMA, Helpern JA, Robertson WM, Ewing JR (1985) 31-P topical magnetic resonance measurement of high energy phosphates in normal and infarcted human brain. Stroke 16:151

Sachverzeichnis

Affektive Störungen 86
Aktivierung des Glukosestoffwechsels, verschiedene Reize 58
Aktivität, spezifische 15
akute zerebrovaskuläre Erkrankungen 72
akuter ischämischer Infarkt 31
–, rCBF 31
–, rCBV 31
–, rCMRO$_2$ 31
–, rOER 31
Alptraum, FDG 61
Alzheimer Demenz, CBF 36
–, CMRO$_2$ 36
–, FDG 65, 66
–, OER 36
Aminoazyl-Transfer-Ribonukleinsäure-Synthetase 94
Aminosäuren, Inkorporation von 94
–, markierte 95
(^{13}N)Ammoniak 44
Anfälle, fokale 62, 63
–, generalisierte 63
–, motorische 63
anfallsfreies Intervall 63
Anfallsleiden 62
Angiome, arteriovenöse 42
–, FDG 86
–, rCBF 43
Anorexia nervosa, FDG 87
apallisches Syndrom, FDG 88
A. carotis interna 30, 31, 33
–, hochgradige Stenose 30
–, hochgradige Stenose, rCBF 30
–, hochgradige Stenose, rCBV 30
–, hochgradige Stenose, rCMRO$_2$ 30
–, hochgradige Stenose, rOER 30
–, Verschluß 31, 33
–, Verschluß, rCBF 31
–, Verschluß, rCMRO$_2$ 31
–, Verschluß, rOER 31
A. cerebri media, Verschluß 33
–, Verschluß, rCBF 33
–, Verschluß, rCMRO$_2$ 33
–, Verschluß, rOER 33
arteriovenöse Angiome 42
Asphyxie, rCBF 35
Astrozytom 99
–, ^{11}C-Glukose 99
–, ^{11}C-Methionin 99
–, FDG 85
–, ^{68}Ga EDTA 99
–, metabolische Glukoserate 84
–, Proteinsynthese 98, 99
–, rCBF 37
–, rCBV 37

–, rCMRO$_2$ 37
–, rOER 37
auditive Reizung, FDG 58
Auflösungsvermögen 12

BCNU 114
^{11}C-BCNU (1,3,Bis(2-Chloräthyl)Nitrosourea) 114
^{11}C-BCNU, Glioblastom 112
^{11}C-BCNU, Mischgliom 112
Benzodiazepin 109
Benzodiazepinantagonist 109, 110
–, gesunde Versuchsperson 109
–, Spezifität der Darstellung 110
Bestimmung des pH-Wertes 101
Beta-adrenerge Rezeptoren 110
BGO-Kristalle 9
Bildrekonstruktion 10
–, Korrekturen 11
Blut-Hirn-Schranke, gestörte 17
–, Permeabilität (PS-Produkt) 21
Blutung, intrazerebrale 34
–, parietale, ^{18}F$-$CH$_3$ 82
–, –, FDG 82
–, rCBF 35
–, spontane intrazerebrale, FDG 84
Blutvolumen 22, 36
–, regionales (rCBV) 22, 24, 76
Bolusinhalation 24, 39
Bypassoperation, extra-intrakraniell 82
–, –, Durchblutung 40

^{13}C 116
Caesium-Fluorid-Kristalle 2
CBF 26
–, akuter ischämischer Infarkt 31
–, Alzheimer Demenz 36
–, arteriovenöses Angiom 43
–, Asphyxie 35
–, Astrozytom 37
–, Bestimmung von 23
–, Blutung 35
–, Hemidystonie 37
–, hochgradige Stenose der A. carotis 30
–, ischämischer Insult 33
–, Infarkt 31, 32, 41
–, Meningeom 43
–, Multi-Infarkt-Demenz 36
–, normale Kontrollperson 25
–, transitorische ischämische Attacke 29
–, Verschluß der A. carotis interna 31
–, – der A. cerebri media 33
–, zerebrale Durchblutungsstörungen 28
CBV, akuter ischämischer Infarkt 31
–, Astrozytom 37
–, hochgradige Stenose der A. carotis 30

–, Infarkt 31, 32
–, normale Kontrollperson 25
–, transitorische ischämische Attacke 29
–, Verschluß der A. carotis interna 29
–, zerebrale Durchblutungsstörungen 28
^{11}C-DMO 101
CH$_3$COO^{18}F 14
^{11}CH$_3$I 14
chemische Reinheit 15
chemische Voraussetzungen 14
Chemotherapeutikum 111
Chlorpromazin 110
Chorea Huntington 68
–, FDG 69
–, Stoffwechselstörungen 68
Chorea-Familien, Angehörige von, Glukoseaufnahme 70
Clearance-Methode 38
CMRGl 50
–, Astrozytome 84
–, freies assoziatives Sprechen 59
–, gesunde Versuchsperson 53
–, Glioblastome 84
–, Infarkt 72
–, Schlaf 60
–, Sprachstimulation 59, 81
–, Traum 60
–, Verschluß der A. carotis interna 82
CMRO$_2$, akuter ischämischer Infarkt 31
–, Alzheimer Demenz 36
–, Astrozytom 37
–, Bestimmung 23
–, Hemidystonie 37
–, hochgradige Stenose der A. carotis 30
–, Infarkt 31, 32
–, ischämischer Insult 33
–, Multi-Infarkt-Demenz 36
–, normale Kontrollperson 25
–, transitorische ischämische Attacke 29
–, Verschluß der A. carotis interna 31
–, Verschluß der A. cerebri media 33
–, zerebrale Durchblutungsstörungen 28
CO$_2$ 101
^{11}CO 14
^{11}CO$_2$ 14, 101
C^{15}O 22
–, markiertes Hämoglobin 22
C^{15}O$_2$ 22
–, Gesamtdosis 13
^{11}COCl$_2$ 14
Computer Tomographie 1
Cs^{18}F 14
CT, fokale Durchblutungsstörung 77
–, Infarkt der A. cerebri anterior 77
–, Infarkt der A. cerebri media 72
–, Infarkt der Capsula interna 74

Darstellung der Tracer 22
Datenerfassung 10
Datenverarbeitung 10
Demenz 34, 64
–, Alzheimer-Typ 34, 36, 64, 98
–, –, Methioninaufnahme 98
–, –, Methionineinbau 98
–, Inkorporation von Methionin 97, 98
–, Multi-Infarkt 34, 36
–, präsenile 64
–, senile 64
Deoxyglukose 3
Deoxyglukose-6-Phosphat 50
2-Deoxy-D-(l-^{11}C)-Glukose 90
^{11}C-Deoxyglukose 90
^{18}F-Deoxyglukose 3, 50
^{18}F-Deoxyglukose-6-Phosphat 50
Detektoren 2
–, 66NaJ(T1) 2
–, Wismutgermanat-(BGO) 2
Detektorringe 8
Diphenylhydantoin 110
DMO (5,5-Dimethyloxazolidin-
  2,4 Dion) 101, 102
^{18}F-Dopa 106, 107
^{18}F-Dopamin, normale Versuchsperson
  106
dopaminerge Aktivität 107
Dopaminrezeptoren 3, 105
–, gesunde Versuchspersonen 106, 107
–, ^{18}-F-Dopa 107
–, ^{11}C-Methylspiperon
Doppelkopf-Positronenkamera 2
Drei-Kompartment-Modell, Berechnung
  der rCMRGl 50
Durchblutung 22, 34, 36, 76
–, psychische Reaktionen 28
Durchblutungsmessung 24, 38
–, regionale 38
Durchblutungsstörung, fokale 77
–, –, CT 77
–, –, ^{18}F$-$CH$_3$ 77
–, –, FDG 77
–, regionale 42

ECAT 2
EDTA 17
Einzelphotonen-Emissions-Tomographie
  (SPECT) 11
Endorphinrezeptoren 110
Epilepsie, fokale 27
epileptogene Herde 63
Erythrozyten, ^{99}Tc, markierte 1
extrapyramidale Syndrome 36, 68

^{18}F$^-$ 14
^{18}F$-$CH$_3$ 40
–, Blutung, parietal 82
–, fokale Durchblutungsstörung 77
–, Infarkt, A. cerebri media 72
–, –, Capsula interna 74
^{18}F$-$F$_2$ 14
^{19}F-markierter Tracer 116
FDG, Alptraum 61
–, Alzheimer-Demenz 65, 66
–, Anorexia nervosa 87
–, apallisches Syndrom 88
–, arteriovenöses Angiom 86
–, Astrozytom 85
–, auditive Reizung 58
–, Bewegung der Hand 58
–, Blutung, parietal 82

–, Chorea Huntington 69
–, degenerative Demenz 65
–, Epilepsie 63
–, fokale Anfälle 63
–, Durchblutungsstörung 77
–, Glioblastom 84, 93
–, Hemiatrophie 88
–, Hitzschlag 89
–, Infarkt, A. cerebri anterior 77
–, –, A. cerebri media 72, 81, 82, 92
–, –, A. cerebri posterior 80
–, –, Capsula interna 74
–, –, Hirnschenkel 79
–, –, Kleinhirn 80
–, –, pontin 79
–, –, Thalamus 78
–, Meningeom 86
–, Morbus Parkinson 71
–, Multi-Infarkt-Demenz 67
–, Multi-Infarkt-Syndrom 64
–, Schlaf 61
–, spontane intrazerebrale Blutung 84
–, Sprachaktivierung 81
–, tuberöse Sklerose 64
–, wacher Zustand
–, Wilsonsche Erkrankung 71
–, zystisches Gliom 85
^{18}FDG, Gesamtdosis 13
"first-pass"-Studien 17
Flunitrazepam 109
Fluor-18, physikalische Eigenschaften 5
^{18}F-2-Fluor-2-Deoxy-D-Glukose
  (^{18}FDG) 47
–, Synthese der 47
^{18}F-6-Fluorodopa 105
(^{18}F)-Fluor-Methan 40
Fluormethan (CH$_3$^{18}F) 38
^{18}F-5-Fluorouridin 111
fokale Anfälle 40, 62
– Epilepsie 27
– –, Durchblutung 27
Fruktose-6-Phosphat 50
funktionelle Aktivierung 26, 55
–, Glukosestoffwechsel 55

^{68}Ga-EDTA 17
–, Astrozytom 99
–, hirneigene Tumoren 19
–, Meningeome 19
–, Verteilung, gesunde Kontrollperson
  18
–, –, Glioblastom 19, 45
–, –, Infarkt 18
–, –, Meningeom 20
–, –, Metastasen nach Melanoblastom
  20
^{68}Ga-Verbindungen 17
GABA-Rezeptoren 109
Gallium-68 17
Gamma-Quanten 4
gasförmige Targets 14
generalisierter Anfall 63
^{68}Ge-^{68}Ga-Generator 15, 17
Gesamtdosen ^{18}FDG 13
– C^{15}O$_2$ 13
– ^{77}Kr 13
– ^{15}O$_2$ 13
gestörte Blut-Hirn-Schranke 17
Gewebe-pH-Wert 101
Gewebsazidose 103
Gleichgewichtsmodelle mit Tracerinhala-
  tion 22

Glioblastom 100
–, ^{11}C-BCNU 112
–, FDG 84, 93
–, ^{11}C-Leuzin-Einbaurate 101
–, ^{11}C-MG 93
–, ^{68}Ga-EDTA Verteilung 19, 45
–, metabolische Glukoserate 84
–, ^{13}NH$_3$-Verteilung 45
Gliom, zystisches, FDG 85
^{11}C-Glukose 90, 91
–, Astrozytom 99
Glukose, ^{11}C-markierte 3
–, regionale metabolische Rate 76
Glukoseaufnahme 64
Glukoseextraktion 76
Glukosestoffwechsel 47, 62, 64, 86
–, Aktivierung, verschiedene Reize 58
–, auditiver Reiz 57
–, bipolare Depression 87
–, funktionelle Aktivierung 55
–, Morbus Parkinson 68
–, visuelle Aktivierung 56
–, visuelle Halluzinationen 60
Glukosestoffwechseluntersuchung 91
Glukosetransport 91
Glukoseverbrauch, Alter 52
–, gesunde Versuchspersonen 52

H^{11}CN 14
H^{18}F 14
H$_2$^{15}O 14, 22
Hämoglobin, C^{15}O-markiertes 22
Hemiatrophie, FDG 88
Hemidystonie, rCBF 37
–, rCMRO$_2$ 37
–, rOER 37
Hemi-Parkinson 107
Hexokinase 50
Hirndurchblutung, regional (rCBF) 22,
  25, 39, 40, 41
–, –, gesunde Versuchsperson 41
Hirnszintigramm, 99m-Tc 17
Hirntumoren 36, 97
–, Darstellung von 111
–, Methioninaufnahme, regional 97
–, regionale Durchblutung 44
Hitzschlag, FDG 89
hypermetabole Herde 63
Hyperperfusion 32

Imipramin 110
Inaktivierung, neuronale 32
Infarkt, A. cerebri anterior 77
–, A. cerebri media, CT 72
–, –, ^{18}F$-$CH$_3$ 72
–, –, FDG 72, 81, 82
–, –, MRI 72
–, A. cerebri posterior, FDG 80
–, Capsula interna, CT 74
–, –, ^{18}F$-$CH$_3$ 74
–, –, FDG 74
–, ^{68}Ga-EDTA-Verteilung 18
–, Hirnschenkel, FDG 79
–, Kleinhirn, FDG 80
–, pontin, FDG 79
–, rCBF 31, 32, 41
–, rCBV 31, 32
–, rCMRGl 72
–, rCMRO$_2$ 31, 32
–, rOER 31, 32
–, Thalamus, FDG 78
Injektion, i.v., Durchblutungsmessung 24

Inkorporation von Aminosäuren 94
Insulte, ischämische 39, 40, 72, 76
intraarterielle ^{77}Kr-Injektion 40
intrazerebrale Blutungen 34
ischämische Infarkte 42
– –, pH-Werte 102
– Insulte 33, 39, 40, 72, 76
– –, rCBF 33
– –, rCMRO$_2$ 33
– –, rOER 33
– –, ^{13}NH$_3$-Verteilung 45
Isotope, positronenemittierende 2
–, Produktion der 5

Karbonanhydrase 23
kernphysikalische Grundlagen 4
Kernreaktionen 5
Kernspin-Tomographie ("magnetic reso-
    nance imaging", MRI) 115
^{11}C-Ketanserin, normale Versuchsper-
    son 108
Kinetik der Traceraufnahme 20
kinetische Konstanten 51
Kohlenstoff-11, physikalische Eigen-
    schaften 5
Koinzidenz, Auflösezeit 8
–, zeitliche 5
konventionelle nuklearmedizinische
    Techniken 1
Krypton-77 38, 39
–, Gesamtdosis 13
–, Injektion, intraarterielle 40
–, physikalische Eigenschaften 5

Leuzin 95
–, Einbau von 95
L(1-^{11}C)-Leuzin 95
^{11}C-Leuzin-Einbaurate, Glioblastom
    100
"lumped constant" = LC 51, 91
–, Bestimmung der 91
Luxusperfusion 32, 102

Magnetresonanz, ^{31}P 115
–, ^{13}C 115
–, ^{18}F 115
–, ^{1}H 115
–, ^{23}Na 115
Mangeldurchblutung, regionale 72
Mehrring-Systeme 2
Meningeom, FDG 86
–, ^{68}Ga-EDTA-Verteilung 19, 20
–, rCBF 43
Messung, pH 3
"metabolic trapping" 14
Metastasen nach Melanoblastom, ^{68}Ga-
    EDTA-Verteilung 20
Methionin 95, 96
Methionin, Inkorporationsrate 97
Methionininkorporation bei Demenz 98
^{11}C-Methionin 96
–, Astrozytom 99
–, Einbaurate in Proteine, normale Ver-
    suchsperson 97
^{11}C-Methylglukose 91
–, Aufnahme im Infarkt 92
–, Aufnahme im Tumor 93
–, Glioblastom 93
–, Verteilung 92
3-^{11}C-Methyl-D-Glukose 91
^{11}C-N-Methylspiperon 106
^{11}C-3-N-Methylspiperon 105, 106

Mischgliom 112
Morbus Parkinson 68, 107
–, FDG 71
–, Glukosestoffwechsel 68
Morbus-Wilson 68
motorische Ausfälle 63
MRI 115
–, Infarkt A. cerebri media 72
mukarinerger Azetylcholinrezeptor 110
Multi-Infarkt-Demenz 34, 36, 64
–, FDG 67
–, rCBF 36
–, rCMRO$_2$ 36
–, rOER 36
Multi-Infarkt-Syndrom, FDG 64

^{23}Na, Verteilung von 115
66NaJ(T^1)-Detektoren 2
^{13}NH$_3$ 14, 44
–, Verteilung, gesunde Versuchsperson
    44, 45
–, –, Glioblastom 45
–, –, ischämischer Insult 45
^{13}N–N$_2$ 14
Neuro-ECAT 2
neuronale Inaktivierung 32
Neurotransmitter 105
Normalbefunde 25
Normalwerte 39, 42
Nuklearmagnettopospektroskopie 115
nuklearmedizinische Techniken, konven-
    tionelle 1

O$_2$-gesättigtes Blut 22
^{15}O 3
^{15}O$_2$ 22
^{15}O–O$_2$ 14, 22
OER, akuter ischämischer Infarkt 31
–, Alzheimer Demenz 36
–, Astrozytom 37
–, Hemidystonie 37
–, hochgradige Stenose der A. carotis 30
–, Infarkt 31, 32
–, ischämischer Insult 33
–, Multi-Infarkt-Demenz 36
–, normale Kontrollperson 25
–, transitorische ischämische Attacke 29
–, Verschluß der A. carotis interna 31
–, Verschluß der A. cerebri media 33

^{31}P, Magnetresonanz 115
Parkinson 107
PC 384 2
perinatale Asphyxie 34
Permeabilität (PS-Produkt), Blut-Hirn-
    Schranke 21
PET (Positronen-Emissions-Tomogra-
    phie) 2
PETT II (Positronen-Emissions-Tomo-
    graph) 2
PETT III 2
PETT IV 2
PETT V 2
PETT VI 2
pH, alkalisch 104
–, Messung 3
pH-Wert 100, 101
–, Bestimmung des 101
–, intrazellulärer 101
–, ischämische Infarkte 102
–, Tumoren 102
Pharmaka 110

Phenylalanin 95
L(1-^{11}C)-Phenylalanin 96
Phosphatase 50
Photomultiplier 10
physikalische Eigenschaften, Fluor-18 5
– –, Kohlenstoff-11 5
– –, Krypton-77 5
– –, Sauerstoff-15 5
– –, Stickstoff-13 5
^{11}C-Pimozid 106
Piracetam 66, 67
–, Alzheimer-Demenz 66
–, ischämischer Infarkt 82
–, Mediainfarkt 82
–, Multi-Infarkt-Demenz 67
Plasmakonzentration von Glukose 51
Positome II 2
Positron 4
Positronen-Emissions-Tomograph
    PC384 2, 9
– (PETT II) 2
Positronen-Emissions-Tomographie
    (PET) 2
positronenemittierende Isotope 2
präsenile Demenz vom Alzheimer-Typ
    64
Proteinsynthese 3, 94, 100
–, Astrozytome 98, 99
–, zerebrale Rate 94
psychiatrische Erkrankungen 86
psychische Störungen 28
Pyrogenfreiheit 15

radioaktiver Kern, Zerfall 4
regionale Durchblutung 33, 62
–, Normalwerte 42
regionale Durchblutungsstörungen 42
regionale Hirndurchblutung 25, 39, 40,
    76
– –, gesunde Versuchsperson 41
regionale Mangeldurchblutung 72
regionale metabolische Rate für Glu-
    kose 76
regionale Stoffwechselstörung 72
regionale zerebrale metabolische Rate für
    Glukose (rCMRGl) 48
Rezeptordarstellung 105
Rezeptoren 105
Röntgenabsorption 1
Röntgen-Computer-Tomographie 115
rotierende Szintillationskamera 2
Rubidium-82

Sauerstoff-15, physikalische Eigenschaf-
    ten 5
Sauerstoffextraktion (OER) 76
–, regionale (rOER) 23
Sauerstoffextraktionsrate 33, 36
Sauerstoffisotop ^{15}O 22
Sauerstoffverbrauch (CMRO$_2$) 22, 24,
    33, 34, 36
–, regional (rCMRO$_2$) 22, 76
–, graue Substanz 25
–, weiße Substanz 25
Säure-Basen-Gleichgewicht 101
schizophrene Patienten 86
Schizophrenie 100
Schlaf, FDG 61
–, rCMRGl 60
selektive Inkorporation in Tumorge-
    webe 111
senile Demenz vom Alzheimer-Typ 64

Serotoninrezeptoren 106, 108
"single breath" 39
Single-Photon-Emissions-Tomographie (SPECT) 116
SPECT mit ^{133}Xe 116
spezifische Aktivität 15
^{18}F-Spiperon 106
Sprachaktivierung, FDG 81
Sprachstimulation, rCMRGl 59, 81
Sterilität 15
Stickstoff-13, physikalische Eigenschaften 5
Stoffwechselraten 86
Stoffwechselstörung, regionale 72
Stoffwechselverminderung 63
Strahlenbelastung 12
Streustrahlung 11
symptomloser Angehöriger einer Chorea-Familie 70
Synthese der ^{18}F-2-Fluor-2-Deoxy-D-Glukose 47
Szintillationskamera, rotierende 2

Target 7
–, gasförmig 14

99Tc-markierte Erythrozyten 1
"time of flight system" 2
Tomograph 7, 9
Tracer-Darstellung 22
Traceraufnahme, Kinetik der 20
Tracerinhalation, Gleichgewichtsmodelle mit 22
transitorische ischämische Attacke, rCBF 29
–, rCBV 29
–, rCMRO$_2$ 29
–, rOER 29
Traum, rCMRGL 60
tuberöse Sklerose, FDG 64
Tumoren 84
–, ^{11}C-MG-Aufnahme 93
–, hirneigene, ^{68}Ga-EDTA-Verteilung 19
–, pH-Wert 102
Tumormarker, spezifische 111

Verschluß, A. carotis interna 33
–, A. carotis interna, rCBF 31
–, A. carotis interna, rCBV 29
–, A. carotis interna, rCMRGl 82

–, A. carotis interna, rCMRO$_2$ 31
–, A. carotis interna, rOER 31
–, A. cerebri media 74
–, A. cerebri media, CT 74
–, A. cerebri media, FDG 74
–, A. cerebri media, MRI 74
–, A. cerebri media, rCBF 33
–, A. cerebri media, rCMRO$_2$ 33
–, A. cerebri media, rOER 33
Verteilung von ^{23}Na 115
Verteilungskoeffizient 38

wacher Zustand, FDG 61
Wilsonsche Erkrankung, FDG 71
Wismutgermanat-(BGO)-Detektoren 2

zerebellare Diaschisis 34
zerebrale Durchblutungsstörungen 28
–, rCBF 28
–, rCBV 28
–, rCMRO$_2$ 28
zerebraler Insult 103, 104
Zyklotron 6
Zyklotrontargets 14
Zytostatika 111

Subject Index

acid base balance 101
activation of glucose metabolism, different stimuli 58
activity, specific 15
acute cerebrovascular disease 72
- ischemic infarction, rCBF 31
- - -, rCBV 31
- - -, rCMRO$_2$ 31
- - -, rOER 31
affective disorders 86
Alzheimer's dementia, FDG 65, 66
- -, rCBF 36
- -, rCMRO$_2$ 36
- -, rOER 36
amino acid, incorporation of 94
- -, labeled 95
aminoacyl transfer ribonucleic acid synthetase 94
[^{13}N] Ammonia 44
angiomas, arteriovenous, FDG 86
-, -, rCBF 42, 43
anorexia nervosa, FDG 87
apallic syndrome, FDG 88
arterial venous angiomas 42
asphyxia, rCBF 35
astrocytoma 99
-, FDG 85
-, [^{68}Ga]EDTA 99
astrocytoma, [^{11}C]glucose 99
-, metabolic glucose rate 84
-, [^{11}C]methionine
astrocytoma, proteinsynthesis 98, 99
-, rCBF 37
-, rCBV 37
-, rCMRO$_2$ 37
-, rOER 37
asymptomatic members of a chorea family 70
attack-free interval 63
attacks, focal 62, 63
attacks, generalized 63
attacks, motorial 63
auditory stimulation, FDG 58

BCNU 114
[^{11}C]BCNU(1,3,Bis(2-chlorethyl) nitrosourea) 114
[^{11}C]BCNU, glioblastoma 112
-, mixed glioma 112
benzodiazepine 109
- antagonist 109, 110
- -, healthy volunteer 109
- -, specific binding 110
betaadrenergic receptors 110
BGO 9
bismuth germanate (BGO) detectors 2

blood-brain barrier, disturbed 17
-, permeability (PS product) 21
blood flow 22, 34, 36, 76
- - deficiency, regional 72
- - disturbance, focal 77
- - -, focal, CT 77
- - -, focal, [^{18}F]CH$_3$ 77
- - -, focal, FDG 77
- - -, regional 42
- - measurement 24, 38
- - -, regional 38
blood supply, stress 28
blood volume 22, 36
- -, regional (rCBV) 22, 24, 76
bolus inhalation 24, 39
brain blood flow, regional 39, 40, 76
brain scintigram, 99m-Tc 17
brain tumors 36, 97
- -, detection of 111
- -, methionine uptake, regional 97
- -, regional blood flow 44
bypass operation, extra/intracranial 82
- -, -, blood flow 40

^{13}C 116
carbon 11, physical characteristics 6
carbonanhydrase 23
CBF 26
-, acute ischemic infarction 31
-, Alzheimer's dementia 36
-, arteriovenous angioma 43
-, asphyxia 35
-, astrocytoma 37
-, determination of 23
-, disturbances of cerebral blood flow 28
-, hemidystonia 37
-, hemorrhage 35
-, high-grade stenosis of internal carotid artery 30
-, infarction 31, 32, 41
-, ischemic insult 33
-, meningioma 43
-, multi-infarction dementia 36
-, normal control subject 25
-, occlusion, internal carotid artery 31
-, -, middle cerebral artery 33
-, transient ischemic attacks 29
CBV, acute ischemic infarction 31
-, astrocytoma 37
-, disturbances of cerebral blood flow 28
-, high-grade stenosis of internal carotid artery 30
-, infarction 31, 32
-, normal control subject 25

-, occlusion, internal carotid artery 29
-, transient ischemic attacks 29
cerebellar diaschisis 34
cerebral blood flow 33
- - -, regional (rCBF) 22, 25
- - -, regional healthy volunteer 41
cerebral insult 103, 104
cesiumfluoride crystals 2
CH$_3$COO^{18}F 14
CH$_3$^{18}F 40
^{11}CH$_3$I 14
chemical conditions 14
- purity 15
chemotherapeutics 111
chlorpromazine 110
chorea families, members of, glucose uptake 70
clearance method 38
^{11}CMO 101
CMRGl 50
-, astrocytomas 84
-, dreaming 60
-, free associative speech 59
-, glioblastomas 84
-, healthy volunteers 53
-, infarction 72
-, occlusion, internal carotid artery 82
-, sleep 60
-, speech stimulation 59, 81
CMRO$_2$, acute ischemic infarction 31
-, Alzheimer's dementia 36
-, astrocytoma 37
-, determination 23
-, disturbances of cerebral blood flow 28
-, hemidystonia 37
-, high-grade stenosis of internal carotid artery 30
-, infarction 31, 32
-, ischemic insult 33
-, multi-infarction dementia 36
-, normal control subject 25
-, occlusion, internal carotid artery 31
-, -, middle cerebral artery 33
-, transient ischemic attacks 29
CO$_2$ 101
^{11}CO 14
^{11}CO$_2$ 14, 101
^{11}COCl$_2$ 14
C^{15}O 22
-, labeled hemoglobin 22
C^{15}O$_2$ 22
-, total dose 13
coincidence resolution time 8

coincidence, time 5
computed x-ray tomography 1
conventional nuclear medical methods 1
convulsive disorders 62
CsF 14
CT, focal blood flow disturbance 77
–, infarction, anterior cerebral artery 77
–, –, internal capsule 74
–, –, middle cerebral artery 72
cyclotron 6
– targets 14
cytostatica 111

data, processing of 10
–, recording of 10
dementia 34, 64
–, Alzheimer type 34, 36, 64, 98
–, –, methionine incorporation 98
–, –, methionine uptake 98
–, methionine incorporation 97, 98
–, multi-infarction 34, 36
–, presenile 64
–, senile 64
deoxyglucose 3, 50
deoxyglucose-6-phosphate 50
2-deoxy-D(1-^{11}C)glucose 90
[^{11}C]deoxyglucose 90
[^{18}F]deoxyglucose 3
[^{18}F]deoxyglucose-6-phosphate 50
dephenylhydantoine 110
detectors 2
–, bismuth germanate (BGO) 2
–, 66NaI (T1) 2
detector rings 8
determination of pH 101
distribution coefficient 38
– of ^{23}Na 115
disturbances, cerebral blood flow (rCBF) 28
–, mental function 28
–, rCBV 28
–, rCMRO$_2$ 28
disturbed blood-brain barrier 17
DMO (5,5-dimethyloxazolidine-2,4-dione) 101, 102
[^{18}F]dopa 106, 107, 108
dopamine receptors 3, 105
– –, [^{18}F]dopa 107
– –, healthy volunteers 106, 107
– –, [^{11}C]methylspiperone 107
[^{18}F]dopamine, normal volunteer 106
dopaminergic activity 107
double-head positron camera 2
dreaming, rCMRGl 60
drugs 110

ECAT 2
EDTA 17
endorphine receptors 110
epilepsy, focal 27
epileptogenic foci 63
equilibrium models with tracer inhalation 22
erythrocytes, ^{99}Tc-labeled 1
extrapyramidal syndromes 36, 68

^{18}F$^-$ 14
[^{18}F]CH$_3$, focal blood flow disturbance 77
[^{18}F]6-fluorodopa 105
^{18}F$-$CH$_3$ hemorrhage, parietal 82

^{18}F$-$CH$_3$, infarction, middle cerebral artery 72
–, –, internal capsule 74
^{18}F$-$F$_2$ 14
^{19}F-labeled tracers 116
FDG, Alzheimer's dementia 65, 66
–, anorexia nervosa 87
–, apallic syndrome 88
–, arteriovenous angioma 86
–, astrocytoma 84
–, auditory stimulation 58
–, cystic glioma 85
–, degenerative dementia 65
–, epilepsy 63
–, focal attacks 63
–, focal blood flow disturbance 77
–, glioblastoma 84, 93
–, heat stroke 89
–, hemiatrophy 88
–, hemorrhage, parietal 82
–, Huntington's disease 69
–, infarction, anterior cerebral artery 77
–, –, cerebellum 80
–, –, cerebral peduncle 79
–, –, internal capsule 74
–, –, middle cerebral artery 72, 81, 82, 92
–, –, pontine 79
–, –, posterior cerebral artery 80
–, –, thalamus 78
–, meningioma 86
–, movement of hand 58
–, multi-infarction dementia 67
–, – syndrome 64
–, nightmare 61
–, Parkinson's disease 71
–, sleep 61
–, speech activation 81
–, spontaneous intracerebral hemorrhage 84
–, tuberous sclerosis 64
–, waking 61
–, Wilson's disease 71
^{18}FDG, total dose 13
"first-pass" studies 17
flunitrazepam 109
fluorine 18, physical characteristics 6
[^{18}F]2-fluoro-2-deoxy-D-glucose (^{18}FDG) 47
–, synthesis of 47
[^{18}F]fluoromethane 40
fluoromethane (CH$_3$^{18}F) 38
[^{18}F]5-fluorouridine 111
focal attacks 40, 62
– epilepsy 27
– –, blood flow 27
freedom from pyrogens 15
fructose-6-phosphate 50
functional activation 26, 55
– –, glucose metabolism 55
GABA receptors 109
gallium-68 17
–, compounds 17
[^{68}Ga]EDTA 17
–, astrocytoma 99
–, cerebral tumors 19
–, distribution, glioblastoma 19, 45
–, –, healthy control subject 18
–, –, infarction 18
–, –, meningioma 19, 20
–, –, metastases after melanoblastoma 20

gamma quanta 4
gaseous targets 14
^{68}Ge$-$^{68}Ga generator 15, 17
generalized attack 63
glioblastoma 100
–, [^{11}C]BCNU 112
–, [^{68}Ga]EDTA distribution 19, 45
–, FDG 84, 93
–, [^{11}C]leucine incorporation 100
–, [^{11}C] MG 93
–, metabolic, glucose rate 84
–, ^{13}NH$_3$ distribution
glioma, cystic, FDG 85
[^{11}C]glucose 90, 91
–, astrocytoma 99
glucose, ^{11}C-labeled 3
– consumption, age 52
– –, healthy volunteers 52
– extraction 76
– metabolism 47, 62, 64, 86
– –, activation, different stimuli 58
– –, auditory simulation 57
– –, bipolar depression 87
– –, functional activation 55
– –, Parkinson's disease 68
– –, visual activation 56
– –, visual hallucinations 60
– – study 91
–, regional metabolic rate 76
– transport 91
– uptake 64

N^{11}CN 14
H^{18}F 14
H$_2$^{15}O 14, 22
heat stroke, FDG 89
hemiatrophy, FDG 88
hemidystonia, rCBF 37
–, rCMRO$_2$ 37
–, rOER 37
hemiparkinsonism 107
hemoglobin, C^{15}O-labeled 22
hemorrhage, intracerebral 34
–, FDG 82
–, parietal, ^{18}F$-$CH$_3$ 82
–, rCBF 35
–, spontaneous intracerebral, FDG 84
hexokinase 50
Huntington's chorea 68
– –, metabolic disturbances 68
– disease, FDG 69
hypermetabolic foci 63
hyperperfusion 32

Image reconstruction 10
– –, corrections 11
imipramine 110
inactivation, neuronal 32
incorporation of amino acid 94
infarction, anterior cerebral artery 77
–, cerebellum, FDG 80
–, cerebral peduncle, FDG 79
–, [^{68}Ga]EDTA distribution 18
–, internal capsule 74
–, – –, CT 74
–, – –, FDG 74
–, – –, ^{18}F$-$CH$_3$ 74
–, middle cerebral artery, CT 72
–, middle cerebral artery, ^{18}F$-$CH$_3$ 72
–, middle cerebral artery, FDG 72, 81, 82

–, middle cerebral artery, MRI 72
–, pontine, FDG 79
–, posterior cerebral artery, FDG 80
–, rCBF 31, 32, 41
–, rCBV 31, 32
–, rCMRGl 72
–, rCMRO$_2$ 31, 32
–, rOER 31, 32
–, thalamus, FDG 78
injection, i.v., blood flow measurement 24
insults, ischemic 39, 40, 76
internal carotid artery, high-grade stenosis, rCBF 30
– – –, high-grade stenosis, rCBV 30
– – –, high-grade stenosis, rCMRO$_2$ 30
– – –, high-grade stenosis, rOER 30
– – –, occlusion 33
– – –, occlusion, rCBF 31
– – –, occlusion, rCMRO$_2$ 31
– – –, occlusion, rOER 31
intraarterial injection of ^{77}Kr 40
intracerebral hemorrhage 34
ischemic infarctions 42
– –, pH values 102
– insult 33, 39, 40, 76
– –, rCBF 33
– –, rCMRO$_2$ 33
– –, rOER 33
– stroke 72
– –, ^{13}NH$_3$ distribution 45
isotopes emitting positrons 2
–, production of 5

[^{11}C[ketanserine 108
–, normal volunteer 108
kinetic constants 51
–, tracer uptake 20
Krypton-77 38, 39
–, intraarterial injection 40
–, physical characteristics 6
–, total dose 13

leucine 95
–, incorporation of 95
[^{11}C]leucine incorporation, glioblastoma 100
L(1-^{11}C)leucine 95
lumped constant = LC 51, 91
–, determination of 91
luxury perfusion 32, 102

magnetic resonance, ^{31}P 115
– –, ^{13}C 115
– –, ^{18}F 115
– –, ^{1}H 115
– –, ^{23}Na 115
– –, imaging 115
measurement, pH 3
meningioma, FDG 86
–, [^{68}Ga]EDTA 19
–, –, distribution 20
–, rCBF 43
mental function, disturbances of 28
metabolic disturbance, regional 72
– rates 86
– trapping 14
metabolism decrease 63
metastases after melanoblastoma, [^{68}Ga]EDTA distribution 20
methionine 95, 96
– incorporation in dementia 98

– – rate 97
[^{11}C]methionine 96
–, astrocytoma 99
– incorporation rate into proteins, normal control 97
3-[^{11}C]methyl-D-glucose 91
[^{11}C]methylglucose 91
[^{11}C]MG distribution 92
–, glioblastoma 93
–, uptake in infarction area 92
– – in tumor 93
[^{11}C]3-N-methylspiperone 105, 106
middle cerebral artery, occlusion, rCBF 33
– – –, occlusion, rCMRO$_2$ 33
– – –, occlusion, rOER 33
mixed glioma 112
motor attacks 63
MRI 115
–, infarction, middle cerebral artery 72
multi-infarction dementia 34, 36, 64
– –, FDG 67
– –, rCBF 36
– –, rCMRO$_2$ 36
– –, rOER 36
– syndrome, FDG 64
multiring systems 2
muscarinergic acetylcholine receptor 110

^{23}Na, distribution of 115
66NaI (T1) detectors 2
^{13}NH$_3$ 14, 44
– distribution, glioblastoma 45
– –, healthy volunteer 44, 45
– –, ischemic stroke 45
^{13}N–N$_2$ 14
Neuro-ECAT 2
neuronal inactivation 32
neurotransmitters 105
nightmare, FDG 61
nitrogen-13, physical characteristics 6
normal values 25, 39, 42
nuclear magnetic topospectroscopy 115
– medical methods, conventional 1
– physical principles 4
– reactions 5

O$_2$-saturated blood 22
^{15}O 3
^{15}O–O$_2$ 14, 22
occlusion, internal carotid artery 29, 33
–, internal carotid artery, rCBF 31
–, internal carotid artery, rCMRGl 82
–, internal carotid artery, rCMRO$_2$ 31
–, internal carotid artery, rOER 31
–, middle cerebral artery 74
–, middle cerebral artery, CT 74
–, middle cerebral artery, FDG 74
–, middle cerebral artery, MRI 74
–, middle cerebral artery, rCBF 33
–, middle cerebral artery, rCMRO$_2$ 33
–, middle cerebral artery, rOER 33
OER, acute ischemic infarction 31
–, Alzheimer's dementia 36
–, astrocytoma 37
–, hemidystonia 37
, high-grade stenosis, internal carotid artery 30
–, infarction 31, 32
–, ischemic insult 33
–, multi-infarction dementia 36

–, normal control subject 25
–, occlusion, internal carotid artery 31
–, –, middle cerebral artery 33
–, transient ischemic attacks 29
oxygen comsumption 22, 33, 34, 36
– –, gray matter 25
– –, regional (rCMRO$_2$) 22, 24, 76
– –, white matter 25
– extraction 76
– – rate 33, 36
– –, regional (rOER) 23
– isotope ^{15}O 22
oxygen 15, physical characteristics 6

^{31}P, magnetic resonance 115
Parkinson's disease 68, 107
– –, FDG 71
– –, glucose metabolism 68
PC384 2
perinatal asphyxia 34
permeability (PS product), blood-brain barrier 21
PET (positron emission tomography) 2
PETT II (positron emission tomograph) 2
PETT III 2
PETT IV 2
PETT V 2
PETT VI 2
pH 100, 101
–, alkaline 104
–, determination of 101
–, intracellular 101
–, measurement 3
– value, tumors 102
– –, ischemic infarctions 102
phenylalanine 95
L(1-^{11}C)-phenylalanine 96
phosphatase 50
photomultiplier 9
physical characteristics, carbon 11 6
– –, fluorine 18, 6
– –, krypton-77 6
– –, nitrogen 13 6
– –, oxygen 15 6
[^{11}C]pimozide 106
piracetam 66, 67
–, Alzheimer's dementia 66
–, infarction, middle cerebral artery 82
–, ischemic infarction 82
–, multi-infarction dementia 67
plasma concentration of glucose 51
Positome II 2
positron 4
– emission tomograph PC384 2, 9
– – – (PETT II) 2
– – tomography (PET) 2
presenile dementia of the Alzheimer type 64
processing of data 10
protein synthesis 3, 94, 100
– –, astrocytomas 98, 99
– –, cerebral rate 94
psychiatric disorders 86
pyrogens, freedom from 15

radiation exposure 12
radioactive nucleus, decay of 4
receptor density 105
receptors 105
recording of data 10

regional blood flow 62
– – –, deficiency 72
– – –, disturbances 42
– – –, healthy volunteer 40
– – –, normal values 42
– – volume 76
– brain blood flow 39, 40
– cerebral blood flow 25
– – metabolic rate for glucose
   (rCMRGl) 48, 76
– – disturbance 72
resolution 12
rotating scintillation camera 2
rubidium-82 17

scattered radiation 11
schizophrenia 100
schizophrenic patients 86
scintillation-camera, rotating 2
selective incorporation in tumor tissue
   111
senile dementia of the Alzheimer type
   64
serotonin receptors 106, 108
single breath 39

single photon emission tomography
   (SPECT) 11, 116
sleep, FDG 61
–, rCMRGl 60
SPECT with ^{133}Xe 116
speech activation, FDG 81
– stimulation, rCMRGl 59, 81
specific activity 15
[^{18}F]spiperone 106
sterility 15
stroke 72
–, ischemic 72
synthesis of [^{18}F]2-fluoro-2-deoxy-D-glu-
   cose 47

targets 7
–, gaseous 14
^{99}Tc-labeled erythrocytes 1
three-compartment model for calculation
   of rCMRGl 50
time of flight system 2
tissue acidoses 103
– pH 101
tomograph 7, 9
total doses, ^{18}FDG 13

– –, C^{15}O$_2$ 13
– –, ^{77}Kr 13
– –, ^{15}O$_2$ 13
tracer inhalation, equilibrium models
   with 22
–, production 22
– uptake, kinetic of 20
transient ischemic attacks, rCBF 29
– – –, rCBV 29
– – –, rCMRO$_2$ 29
– – –, rOER 29
tuberous sclerosis, FDG 64
tumors 84
–, cerebral, [^{68}Ga]EDTA 19
–, [^{11}C]MG uptake 93
– markers, specific 111
–, pH value 102

waking, FDG 61
Wilson's disease 68
– –, FDG 71

x-ray absorption 1
– computed tomography 115